Die Gesundküche: neuester Stand

Herausgeber Dr. Christian Harisch

Herausgeber Dr. Christian Harisch   Text Dr. med. Anne Fleck

Die Gesundküche: neuester Stand

LANS Med Concept – entwickelt von 70 Top-Medizinern und Spitzenköchen

Rezepte Claus Jenewein, Karsten Wolf   Fotos Hubertus Schüler

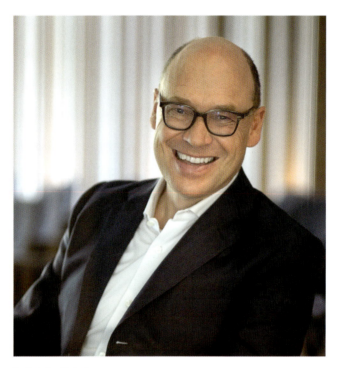

Dr. Christian Harisch
Geschäftsführer

Vorwort

Der Lanserhof beschäftigt sich seit über 30 Jahren mit Fragen der gesunden Ernährung. Den Ursprung bildete die bewährte F.-X.-Mayr-Medizin, welche am Lanserhof permanent weiterentwickelt wurde. Dabei ist unter der Mitwirkung von über 70 Ärzten, Ernährungsexperten und Sportwissenschaftlern das LANS Med Concept entstanden – eine wirksame Behandlung von Zivilisationskrankheiten wie Allergien, Schlafstörungen, Übergewicht, Verdauungsproblemen, Rückenschmerzen und viele mehr. Der Fokus liegt dabei auf der Erkennung von Abweichungen vom idealen Gesundheitszustand lange vor Ausbruch einer Erkrankung. Aufbauend auf diesem medizinischen Konzept ist die LANS Energy Cuisine entwickelt worden, welche seit vielen Jahren die Gäste des Lanserhofs genießen. Dieses Buch sollte keine Anleitung zur Durchführung einer Mayr-Kur sein und kann sie auch nicht ersetzen, sondern vielmehr einen Beitrag für gesunde Ernährung im Alltag zu Hause darstellen.

Die Gerichte in diesem Buch basieren auf dem aktuellen Stand der gesunden Küche. Die Zubereitung ist einfach und erfordert keine speziellen Fähigkeiten oder Ausbildungen. Ausschlaggebend sind die verwendeten Grundprodukte. Auf sie kommt es neben der schonenden Zubereitung entscheidend an. Die bewusste Auswahl beim Einkauf stellt den ersten wesentlichen Schritt für die maßgebliche Verbesserung Ihrer Ernährung und damit auch Ihrer Gesundheit dar. Alle weiteren Schritte werden Ihnen in diesem Buch auf Basis unserer langjährigen Erfahrung vorgestellt.

Wir freuen uns, Sie mit diesem Beitrag auf den Weg zu einer einfachen und gesunden Ernährung zu begleiten. Jede Veränderung beginnt mit dem ersten Schritt. Diesen haben Sie mit dem Kauf dieses Buches bereits gesetzt. Freuen Sie sich darauf zu entdecken, wie leicht Ihr Wohlbefinden bereits durch kleine Schritte verbessert wird.

Ihr
Christian Harisch, Lanserhof

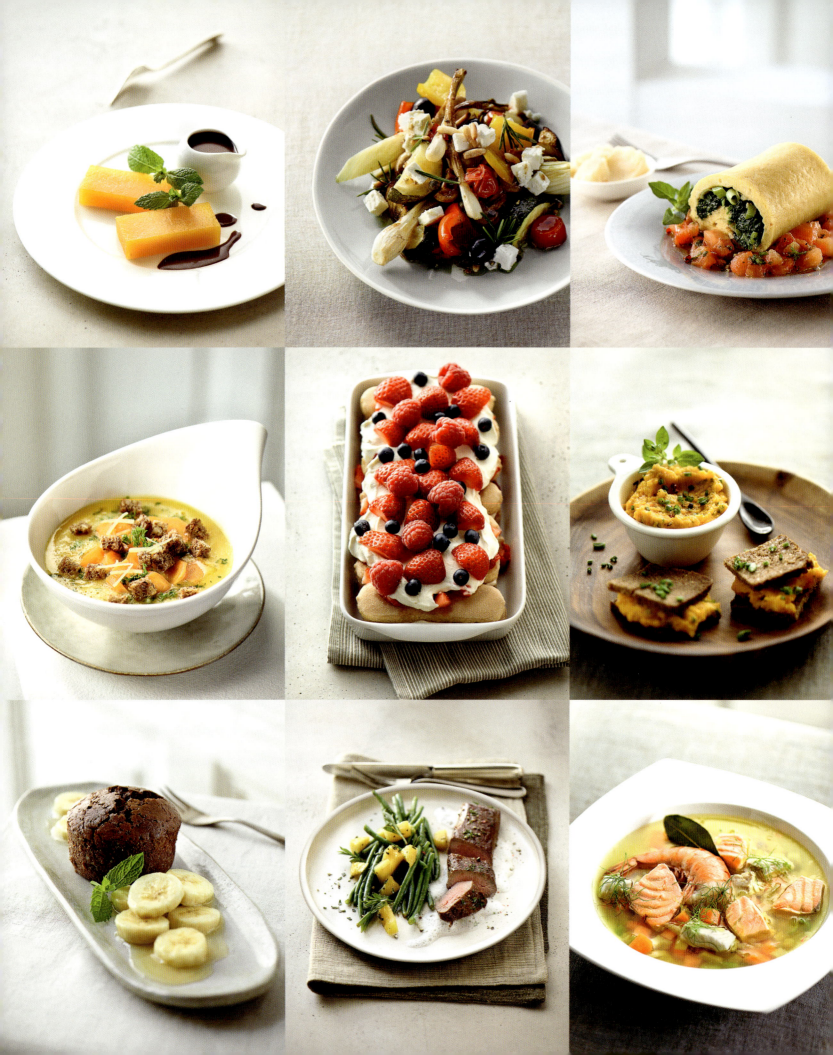

Inhalt

Praktisch: Die Einkaufslisten zu den Rezepten aus diesem Buch können Sie unter www.bjvvlinks.de/7019 für die gewünschte Personenzahl berechnen.

Die Autoren

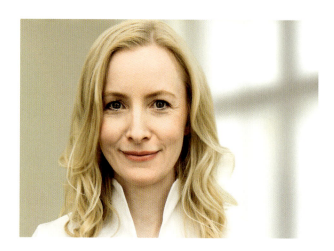

Dr. med. Anne Fleck

Chefärztin am LANS Medicum Hamburg

Die gebürtige Saarländerin und Fachärztin für Innere Medizin und Rheumatologie ist seit vielen Jahren erfolgreich in der von ihr geprägten innovativen Ernährungsmedizin und Vorsorgemedizin tätig. Als Medizinerin verfolgt sie einen ganzheitlichen Ansatz aus validen Methoden und effektiver Kombination moderner Spitzenmedizin und Naturheilkunde. Sie betreut seit Jahren vorsorgemedizinisch unter anderem Unternehmen, Botschaften und Privatpersonen aus dem In- und Ausland. Einem breiten Publikum ist sie aus der Fernsehserie „Die Ernährungsdocs" im NDR Fernsehen bekannt. Hier demonstriert sie, wie man zum Teil auch schwere Krankheiten mit einfachen Lösungen und innovativer Ernährung – ohne rigide Dogmen – lindern kann.

Anne Fleck lebt heute in Hamburg. Die begeisterte Hobby-Seglerin liebt das Meer und die Natur. Sie kocht leidenschaftlich gerne, malt und zeichnet.

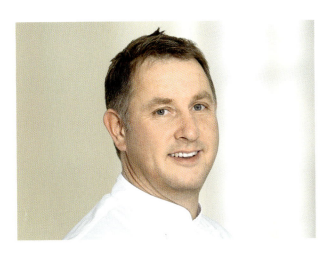 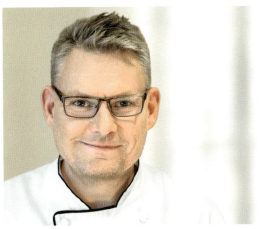

Claus Jenewein

Küchenchef am Gesundheitszentrum Lanserhof Lans

Der waschechte Tiroler absolvierte bereits seine Koch-
lehre ganz in der Nähe des Lanserhofs, im Restaurant „Wil-
der Mann" in Lans. Darauf folgten interessante Jahre des
Lernens und der Spezialisierung in renommierten Gour-
met- und Haubenrestaurants, wie zum Beispiel bei Karl
und Rudolf Obauer in Werfen oder im „Restaurant Häupl"
in Seewalchen. Doch Claus Jenewein sah seine persönliche Herausforderung als Koch nicht in einer Selbstver-
wirklichung im Feinschmecker-Tempel, sondern vielmehr
in der Zubereitung von gesundem Essen auf hohem
Niveau, das Bekömmlichkeit mit Genuss verbindet. Aus
diesem Grund kehrte er in seine Heimat zurück, um das
Küchenteam des Lanserhofs zu unterstützen. Im Laufe
seiner nunmehr zehnjährigen Tätigkeit erlangte er das
Diplom zum Diätkoch und ist täglich bemüht, das Konzept
der Energy Cuisine weiter zu optimieren und an die aktuellen Anforderungen der Gäste am Lanserhof anzupassen.

Karsten Wolf

Küchenchef am Gesundheitszentrum Lanserhof Tegernsee

Direkt nach seiner Ausbildung in Sachsen nutzte Karsten
Wolf die Chance, in seiner späteren Wahlheimat Bayern
sein Wissen und seine Fähigkeiten zu erweitern. Im renommierten Gourmetrestaurant „Landgasthof Heilinghausen"
vertieft er das kreative Kochen mit ausschließlich regionalen Produkten – unter dem damals sehr populären Einfluss
der Nouvelle Cuisine. Seine nächste Station war das Hotel
„Seeblick" auf der nordfriesischen Insel Amrum.

Ende der 90er-Jahre führte ihn sein Weg zurück nach
Bayern. In der Privatklinik „Jägerwinkel" in Bad Wiessee
lernte er mehr über die gesunde Küche, bildete sich zum
diplomierten Diätkoch weiter und arbeitete die letzten
Jahre als Küchenchef. Im neuen Lanserhof Tegernsee
sieht Karsten Wolf die hervorragende Chance, sein Know-
how und seine fachlichen Qualitäten in der modernen Diät-
küche und der Energy Cuisine einzubringen.

Das LANS Med Ernährungskonzept

INSGESAMT ÜBER 70 ÄRZTE, KÖCHE UND SPORTWISSENSCHAFTLER HABEN BISHER AN DER ENTWICKLUNG DES LANS MED CONCEPTS MITGEARBEITET. DERZEIT WIRD DIESE TRADITION U.A. VON DEN FOLGENDEN MITARBEITERN WEITERGEFÜHRT.

Die Mediziner

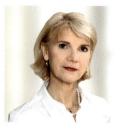
Dr. med. Elke Benedetto-Reisch

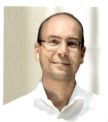
Dr. med. Jan Stritzke

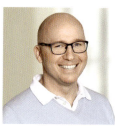
Dr. med. Georg Kettenhuber

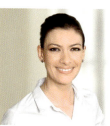
Dr. med. Katharina Sandtner

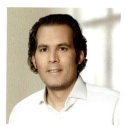
Dr. med. Philip Catalá-Lehnen

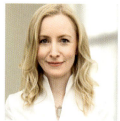
Dr. med. Anne Fleck

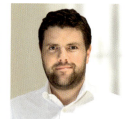
Dr. med. Andreas Schwarzl

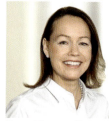
Dr. med. Perpetua Walser

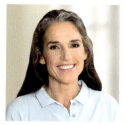
Dipl. oec. troph. Nicole Heidinger

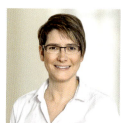
Dr. med. Patricia Eller

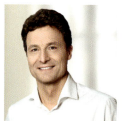
Alexander Stephan Schlampp

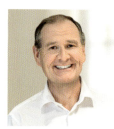
Dr. med. Matthias Greiner

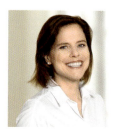
Dr. med. Pernette Schneider

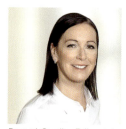
Dr. med. Caroline Falkensteiner

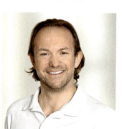
Dr. med. Roland Fuschelberger

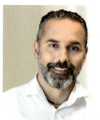
Dr. med. Darius Chovghi

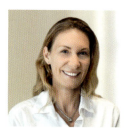
Dr. med. Cornelia Huber

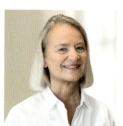
Dr. med. Christiane May-Ropers

Die Köche

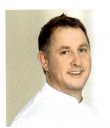
Claus Jenewein

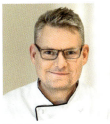
Karsten Wolf

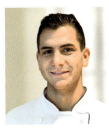
Johannes Diener

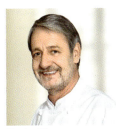
Manfred Hormann

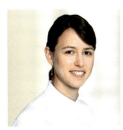
Caroline Hörschläger

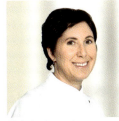
Christine Jenewein

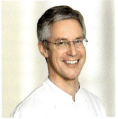
Hannes Lechner

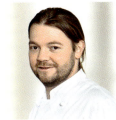
Andreas Pöll

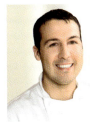
Salvatore Vivenzio

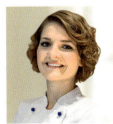
Patricia Wolter

Die Sportwissenschaftler

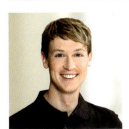
Ferdinand Bader

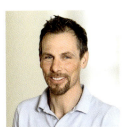
Ken Berger

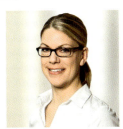
Mareike Schumacher

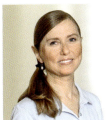
Beate Glet

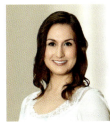
Julia Krüger

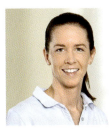
Christina Leitpold

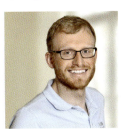
Ole Lipka

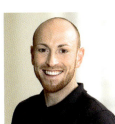
Oliver Müller

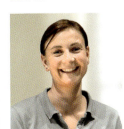
Christine Pikal

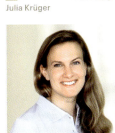
Maria Posluschny

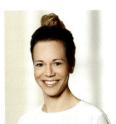
Sonja Pottebaum

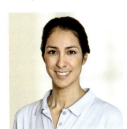
Magan Prieto

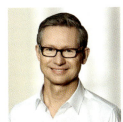
Bernhard Schlegel

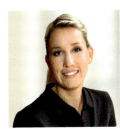
Nadine Simundic

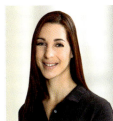
Szilvia Varga

Einleitung

Warum macht es Sinn, den Genuss bei der richtigen Ernährung einzubeziehen? Die Antwort liegt auf der Hand: Wer Freude an dem hat, was er tut, der wird es auch gern und dauerhaft umsetzen können. Bewusster Genuss ist eben auch bewusste Lebensfreude und ein perfektes Mittel gegen den Trend, die Ernährungsgewohnheiten dem hektischen Alltag anzupassen.

Viele Menschen glauben, nicht mehr die Zeit zu haben, optimale Zutaten auszuwählen, sie schonend zuzubereiten und in aller Ruhe satt werden zu können. Die Folge ist jahrzehntelange Fehlernährung mit schwerwiegenden gesundheitlichen Folgen wie Diabetes mellitus, Bluthochdruck, übermäßig hohen Cholesterinwerten und krankhaftem Übergewicht. Deswegen sind die Wiederentdeckung von Langsamkeit und Entschleunigung wichtige Grundbausteine für Genuss und Gesundheit.

Zumindest der Wunsch nach einfach funktionierenden Lösungen, wie man sich richtig gesund ernährt, ist weit verbreitet. Dagegen steht jedoch im Alltag die allgegenwärtige Hast, oft gefolgt von fast schon unbewusstem Herunterschlingen von irgendetwas Essbarem. Überraschenderweise sind es dabei oft sogar vermeintliche gesunde Dinge, die sich als eher fragwürdige Bausteine der Ernährung entpuppen.

Wenn wir zur Ernährung unserer Großeltern zurückblicken, dann zeigt sich, dass sich das Bild von einer guten Ernährung grundlegend gewandelt hat. Am beliebtesten war damals der Sonntagsbraten, dazu reichlich Bratkartoffeln, viel Brot und gern „gute" Butter. Und immer alles aufessen, was auf den Teller kommt! Das war sozusagen ungeschriebenes Gesetz. Einseitige Ernährung war damals für die Bevölkerungsmehrheit die Regel. Modernes Transportwesen und erntefrisches Tiefkühlen waren unbekannt. Anders als heute konnten sich nur eine kleine Oberschicht und Angehörige des gehobenen Bauernstandes eine ausgewogene Ernährung leisten.

Seither hat uns der Weg über viele Ernährungsweisheiten geführt – von Trennkost über Säure-Basen-Diät, Blutgruppendiät, Low-Carb, Low-Fat und Atkins bis zur Kohlsuppendiät, um nur einige zu nennen. Vieles ist nach dem neusten Stand der wissenschaftlichen Evidenz aktuell widerlegt und manche Ernährungsstrategien eher schädlich als nützlich. Unmengen an Büchern und Artikeln wurden publiziert, und die Nahrungsaufnahme wurde immer mehr zur viel diskutierten Lebenseinstellung. Der Wildwuchs an vermeintlichen Heilsbotschaften hat dabei zu sehr viel Unsicherheit geführt, nicht jedoch zur erhofften Verbesserung der Gesundheit oder zum Wunschgewicht. Was braucht mein Körper und was schadet ihm? Wie komme ich zu meinem Wohlfühlgewicht und wie kann es erhalten werden?

Es stellen sich viele Fragen, auch die, ob vielleicht früher bei der Großmutter doch nicht alles falsch war. Damals hat man sich noch zum Essen gemeinsam in Ruhe zu Tisch gesetzt. Essen in familiärer Gemeinschaft war ein Ritual, es gab eine Kultur des Essens und es wurde auch in den Haushalten noch wirklich gekocht. Convenience Food hat die Welt seitdem verändert, der allgemeinen Gesundheit jedoch nicht zwangsläufig genützt.

Niemand will die Zeit zurückdrehen, aber es ist sinnvoll, eingefahrene Wege zu hinterfragen. Aktuell wird eine wachsende „Generation der Übergewichtigen" mit Folgeerkrankungen zu kämpfen haben, und das trotz ständig verbesserter medizinischer Vorsorge. Ein deutliches Zeichen dafür, dass die allgemeinen und die individuellen Lebensgewohnheiten überprüft werden müssen.

Deswegen liegt uns vom Lanserhof dieses Buch am Herzen, an dessen Philosophie über 70 Kolleginnen und Kollegen des Ärzte- und Ernährungsspezialisten-Teams des Lanserhofes über viele Jahre mitgearbeitet und es stetig weiterentwickelt haben. Es geht darum, die richtige Auswahl

der Zutaten, die schonende Zubereitung der Gerichte und das Essen passend zu unserem Biorhythmus wieder zu erlernen. Eine respektvolle Esskultur ist uns dabei ebenso wichtig wie die Bewertung der Ernährung aus seriöser ernährungsmedizinischer Sicht, ohne Ernährungsextremismus und rigide Verbote. Dabei hat sich die Frage, „wie" man isst, als genauso bedeutsam erwiesen wie die Frage, „was" man isst. Und letztlich soll vor allem eines nicht verloren gehen: das Essen als etwas Lustvolles und Schönes, das einen besonderen Stellenwert in unserem Tagesablauf und in unserem ganzen Leben einnimmt. Ich wünsche Ihnen viel Spaß beim Lesen. Noch ein kurzer Tipp dazu: Wichtige Themen und Begrifflichkeiten, die anfangs nur kurz erwähnt werden, erfahren in weiterführenden Kapiteln eine Wiederholung und vertiefende Erklärung.

In diesem Sinne wünschen wir Ihnen Genuss beim Kochen und Essen.

Ihre

Dr. med. Anne Fleck, auch für das Lanserhof Ärzte- und Küchenteam

LANS Med: Eines der bestabgesicherten Ernährungskonzepte

„Deine Nahrungsmittel seien deine Heilmittel", diese Aussage findet sich bereits bei Hippokrates. Auch knapp 2500 Jahre danach ist es unbestritten: Die „richtige" Ernährungsweise und die „richtige" Auswahl der Nahrungsmittel sind ein entscheidender Faktor für Leistungsfähigkeit und Wohlbefinden.

Die Verunsicherung beim Thema Ernährung ist überall spürbar. Der ungebremste Wildwuchs an Ratgebern und Botschaften in den Medien trägt täglich dazu bei, dass sich daran wenig ändert. Frei nach dem Motto: „I'm still confused, but on a higher level."

Tatsächlich ist es noch nicht einmal für den praktizierenden Arzt oder Ernährungswissenschaftler ganz einfach, jeweils die neuesten Erkenntnisse zu kennen und nach den Kriterien von „good science" zu bewerten. Die schiere Fülle der Untersuchungen, Studien und daraus abgeleiteten Erkenntnissen ist beachtlich. Hinzu kommt die Frage der Bewertung einzelner Studien und der Hintergründe, unter denen sie entstanden sind. Wie waren das Studiendesign, die Studienendpunkte und die Signifikanz der Ergebnisse? Sind die Studienergebnisse überhaupt auch unbesehen anwendbar, und waren die Fragestellungen eventuell bereits ergebnisprägend?

Die optimale Ernährung, von 70 Ärzten und Ernährungsspezialisten entwickelt

Zu Recht werden Sie fragen, was denn an diesem Buch anders ist. Die wissenschaftlichen Grundlagen, davon kann man ausgehen, sind für jeden Arzt oder Ernährungswissenschaftler erst einmal gleich. Aber, und das ist einer der entscheidenden Unterschiede, für das LANS Med Concept wird neues Wissen von einem Gremium aus Spezialisten, das heißt von spezialisierten Ärzten, Ernährungswissenschaftlern, Therapeuten und Köchen durchleuchtet und bewertet. Solide Erkenntnisse fließen in individuelle Ernährungspläne ein und kommen den Gästen an den drei Standorten des Lanserhofes im österreichischen Lans, am Tegernsee und in Hamburg zugute. Jede Stufe einer Optimierung wird also nicht nur in der Theorie, sondern auch in die Praxis umgesetzt und genauestens kontrolliert. So ist über viele Jahre mithilfe eines großen, unabhängigen Ernährungsexpertenteams ein Ernährungskonzept entstanden, nach dem jährlich Tausende Gäste, darunter Unternehmer, Politiker und Prominente, leben, um in kurzer Zeit ihre Kräfte zu regenerieren.

Diese so ausgeklügelte Ernährung mündet in eine Ernährungsempfehlung, die von äußeren Einflüssen und Meinungsbildnern unabhängig ist und den Stand der

Forschung berücksichtigt. Das Ziel dieses Buches ist es, mehr Klarheit zu schaffen und konkrete Aufklärung zu liefern, was es denn nun nach Stand der Forschung wirklich mit „richtiger Ernährung" auf sich hat. Dieses Buch soll Ihr persönlicher sicherer Guide durch den Dschungel aus Ernährungstipps werden. Einiges, was heute allgemein verbreitet ist, trifft auch nach kritischer Prüfung zu, vieles sollte aber gemäß den neueren Erkenntnissen anders bewertet werden. Gut zu wissen also, was heute gilt.

Wie Ernährung heute aussieht

Jeder von uns lebt und isst anders. Jeder von uns hat andere Gene, jeder einen anderen Geschmack und jeder ist anders geprägt. Unverträglichkeiten und individuelle Einflussfaktoren, persönliche Belastungen, wirtschaftliche Faktoren, das regionale Umfeld, aber auch Herkunft und familiäre Dispositionen machen unsere Nahrungsbedürfnisse einzigartig.

Bei aller Individualität gibt es aber auch eine Vielzahl von Erkenntnissen, die für jeden empfehlenswert sind, viele davon ohne Limitationen oder Einschränkungen. Dieses Buch will sich genau darauf konzentrieren – auf das, was allgemein betrachtet sinnvoll ist: sorgfältig geprüfte Informationen in Sachen Ernährung, die dem Anspruch auf Aktualität und Evidenz standhalten. Gleichzeitig soll es mit vielen Rezepten praktische Anleitung zu einer genussvollen, alltagstauglichen Ernährung sein.

Vergleich zweier Esser – und was daraus folgt

Gesundheit steckt scheinbar in vielen Lebensmitteln; etliche Lebensmittel werben mit Vitaminen oder lebenswichtigen Inhaltsstoffen. Erstaunlich viele Menschen gehen daher heute davon aus, dass sie sich gesund oder zumindest nicht schlecht ernähren. So gilt für viele die Devise: „Ich ernähre mich bewusst! Also täglich einen Frucht-Smoothie oder Multivitaminsaft, Vollkorn- statt weißen Brötchen, ein bisschen frisches Obst und immer wieder mal etwas Gemüse, keine der vermeintlich ganz großen Sünden wie paniertes Kotelett oder Schweinshaxe." Und fertig ist das gesunde Ernährungskonzept.

Von einer optimalen Ernährung nach dem Stand der Ernährungswissenschaft, also einer Ernährung, die uns leistungsfähig macht und gesund erhält, ist man damit allerdings noch weit entfernt. Schauen wir uns doch einfach mal einen nicht untypischen Tag einer solchen „bewussten" Esserin an, die sich seit Jahrzehnten vermeintlich gesund ernährt – mit fatalen Folgen im Arztbericht.

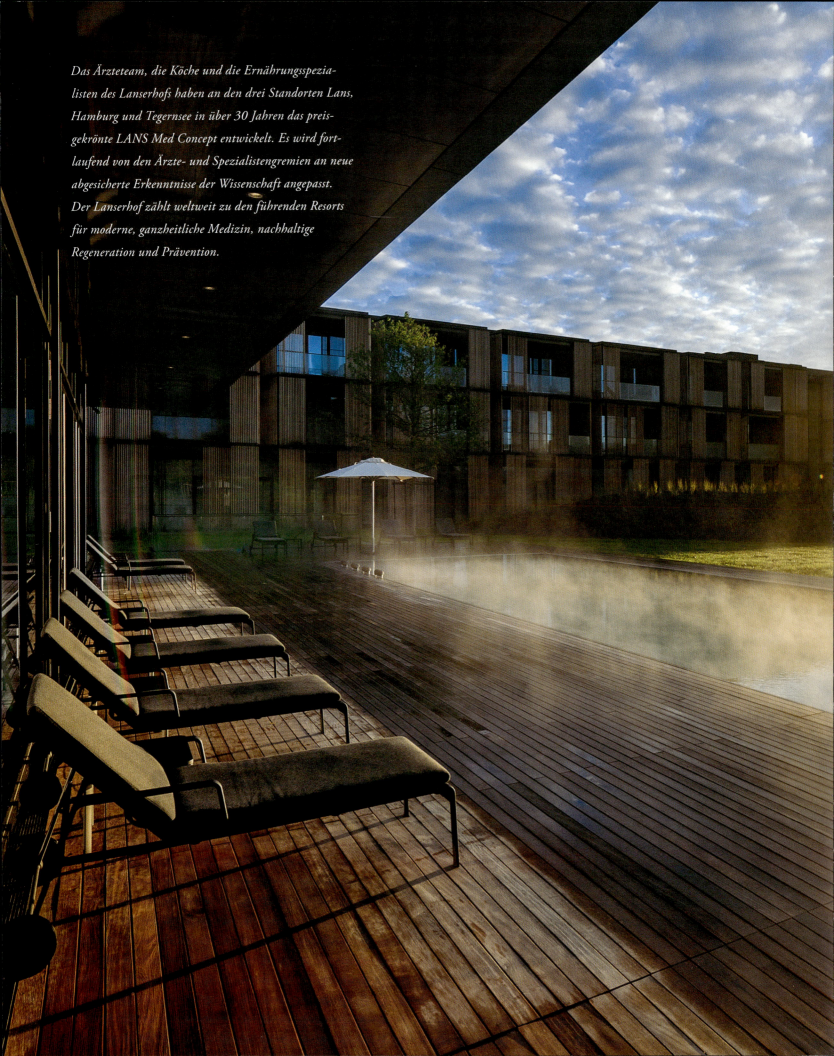

Das Ärzteteam, die Köche und die Ernährungsspezia-
listen des Lanserhofs haben an den drei Standorten Lans,
Hamburg und Tegernsee in über 30 Jahren das preis-
gekrönte LANS Med Concept entwickelt. Es wird fort-
laufend von den Ärzte- und Spezialistengremien an neue
abgesicherte Erkenntnisse der Wissenschaft angepasst.
Der Lanserhof zählt weltweit zu den führenden Resorts
für moderne, ganzheitliche Medizin, nachhaltige
Regeneration und Prävention.

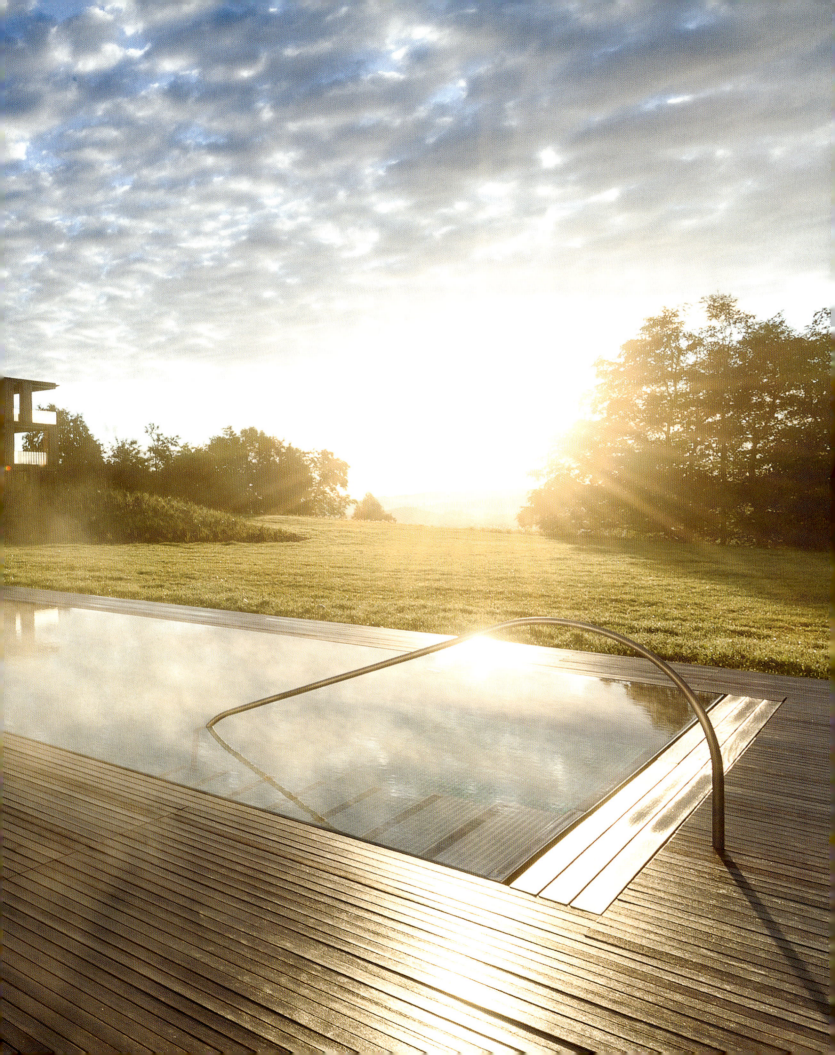

Beispiel 1 (suboptimale Ernährung)

Viktoria L. ist 55 Jahre alt und entschied sich bereits im Alter von 23 Jahren, vegetarisch zu leben. Sie ernährt sich seit über 32 Jahren weitgehend nach folgendem Muster:

Frühstück

- Schokomüsli mit 2 Handvoll frischem Obst, alternativ 2–3 Scheiben Knäckebrot mit Margarine und Marmelade oder fettarmem Käse
- 1 frisch gepresster Orangensaft
- 1 Milchkaffee (mit Süßstoff)

Zwischenmahlzeit

- 2 Portionen Obst oder 1 Müsliriegel
- 1 Lightgetränk

Mittagessen

- selbst gemachte belegte Brote, oft Vollkornbrot mit Margarine und fettarmem Käse
- Gemüse als Rohkost
- 1 Müsliriegel oder 1 Schokoladenriegel

alternativ Kantinenessen

bevorzugt Aufläufe mit Kartoffeln und Nudeln, Salat von der Theke mit Mayonnaisedressing

- 1 Dessert
- 1 Lightgetränk

Zwischenmahlzeit

- 1 Laugenbrezel, 1 Käsestange oder 1 Stück Kuchen
- 1 Milchkaffee

Abendessen

- 2–3 Scheiben Vollkornbrot mit Margarine und fettarmem Käse
- Obst als Dessert

alternativ

- mit Käse überbackener Auflauf mit Nudeln, Kartoffeln und Gemüse
- Tee (mit Süßstoff) bzw. 3–4 Mal pro Woche 1 Glas Wein oder Bier

Fazit: Dieses Beispiel zeigt eine Ernährung, die fettarm und sehr kohlenhydratbetont ist und über Jahrzehnte als gängiges Modell gelebt wird. Durch die Kombination von Kohlenhydraten und Fett, wie im Käsebrot oder Nudelauflauf, sowie mangelnder Bewegung kam es in diesem Fall zu einer stetigen Gewichtszunahme von insgesamt 25 Kilogramm, mit der Folge zunehmend eingeschränkter Leistungsfähigkeit und sekundären Folgen wie Bluthochdruck, einer Fettstoffwechselstörung und Insulinresistenz mit drohendem Diabetes mellitus, also Krankheit infolge falscher Ernährungsgewohnheiten. Zudem erfährt der Körper seit Jahren eine Vielzahl von schwer kalkulierbaren Belastungen durch Zusätze und Süßstoffe aus Lightprodukten, Fertigsoßen, Brotbeimischungen, Konservierungsstoffen, Bindemittel, wie sie in vielen Convenience-Produkten vorkommmen.

Beispiel 2 (optimierte Ernährung)

So sieht ein durchschnittlicher Tagesplan des anderen Essers, Johannes R., 47 Jahre alt, aus. Vielfalt und Genuss stehen dabei neben dem gesundheitlichen Nutzen an oberster Stelle!

Frühstück

- hochwertiges Eiweiß, beispielsweise aus Magerquark, Schafs- oder Ziegenjoghurt
- gute Fette, das heißt qualitativ gute pflanzliche Öle (Omega-3-Frühstück (Seite 62))
- komplexe ballaststoffreiche Kohlenhydrate, beispielsweise aus Hafer-, Buchweizen- oder Dinkelprodukten sowie Obst, besonders Beeren

Zwischenmahlzeit (wenn möglich vermeiden)

- nur als Ausnahme bei großem Hunger eine Portion Rohkost, Nüsse, Mandeln, Cashewkerne

Mittagessen

- Mischkost aus Eiweiß, Fetten und Kohlenhydraten, beispielsweise mediterranes Gemüse mit Feta

alternativ Kantinenessen

- Menüauswahl, das heißt eine große Portion Salat mit Öl-Essig-Dressing als Rohkost
- Fisch oder Fleisch als Eiweißgrundlage
- knackiges Gemüse
- maßvoll weitere komplexe Kohlenhydrate als Beilage, beispielsweise aus Vollkornreis, Nudeln oder Kartoffeln
- 1 Stück dunkle Schokolade mit 70 % Kakaoanteil als Dessert direkt nach der Hauptmahlzeit

Abendessen

- mediterranes Gemüse mit Feta, Käse, Fisch oder Fleisch
- keine Rohkost
- geringe Mengen komplexer Kohlenhydrate

Getränke (2 l über den Tag verteilt)

- Wasser
- ungesüßter Tee
- 1–2 Tassen Bohnenkaffee (ungesüßt) oder maximal 2–3 Mal pro Woche 1 Glas Wein (0,2 l)

Fazit: Durch das Drei-Mahlzeiten-Prinzip ohne fest vorgeplante Zwischenmahlzeiten kommt der Körper in die bestmögliche Nährstoff-, Fett- und Kalorienverwertung, bedingt durch Regelmäßigkeit und bedarfsgerechte kohlenhydratgemäßigte Mahlzeiten. So werden bereits zum Frühstück maßvoll komplexe Kohlenhydrate wie beispielsweise aus zuckerarmem Obst wie Beeren aufgenommen. Optimal ist die Kombination aus Eiweiß und hochwertigem Fett, was für lang anhaltende Sättigung und optimale Gewichtsregulation, für Energie und Wohlbefinden sorgt. Die Betrachtung eines Tages kann natürlich nicht über eine falsche oder richtige Ernährung im Ganzen Auskunft geben, aber bereits diese kurze Zeitspanne zeigt deutliche Tendenzen, die langfristig Folgen haben, im Positiven wie im Negativen. Auf den beiden Folgeseiten finden Sie die Auswertung der Nährstoffe der beiden Ernährungsformen.

Zwei Esser im Vergleich:
Die Nährstoffbilanz

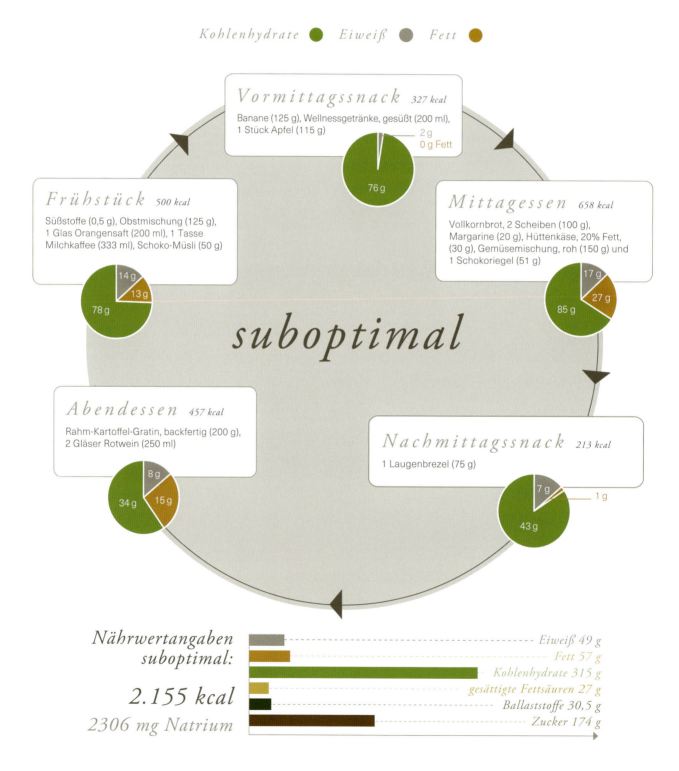

Kohlenhydrate ● Eiweiß ● Fett ●

Vormittagssnack 327 kcal

Banane (125 g), Wellnessgetränke, gesüßt (200 ml),
1 Stück Apfel (115 g)

2 g
0 g Fett

76 g

Frühstück 500 kcal

Süßstoffe (0,5 g), Obstmischung (125 g),
1 Glas Orangensaft (200 ml), 1 Tasse
Milchkaffee (333 ml), Schoko-Müsli (50 g)

14 g
13 g
78 g

Mittagessen 658 kcal

Vollkornbrot, 2 Scheiben (100 g),
Margarine (20 g), Hüttenkäse, 20% Fett,
(30 g), Gemüsemischung, roh (150 g) und
1 Schokoriegel (51 g)

17 g
27 g
85 g

suboptimal

Abendessen 457 kcal

Rahm-Kartoffel-Gratin, backfertig (200 g),
2 Gläser Rotwein (250 ml)

8 g
15 g
34 g

Nachmittagssnack 213 kcal

1 Laugenbrezel (75 g)

7 g
1 g
43 g

**Nährwertangaben
suboptimal:**

2.155 kcal

2306 mg Natrium

Eiweiß 49 g
Fett 57 g
Kohlenhydrate 315 g
gesättigte Fettsäuren 27 g
Ballaststoffe 30,5 g
Zucker 174 g

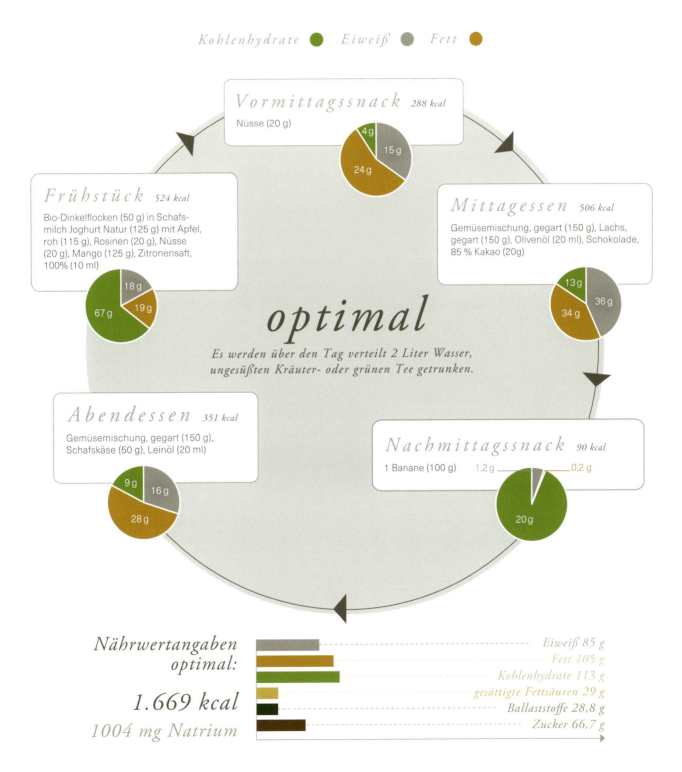

Kohlenhydrate ● Eiweiß ● Fett ●

Vormittagssnack 288 kcal

Nüsse (20 g)

4 g
15 g
24 g

Frühstück 524 kcal

Bio-Dinkelflocken (50 g) in Schafs-
milch Joghurt Natur (125 g) mit Apfel,
roh (115 g), Rosinen (20 g), Nüsse
(20 g), Mango (125 g), Zitronensaft,
100% (10 ml)

18 g
67 g
19 g

Mittagessen 506 kcal

Gemüsemischung, gegart (150 g), Lachs,
gegart (150 g), Olivenöl (20 ml), Schokolade,
85 % Kakao (20g)

13 g
36 g
34 g

optimal

*Es werden über den Tag verteilt 2 Liter Wasser,
ungesüßten Kräuter- oder grünen Tee getrunken.*

Abendessen 351 kcal

Gemüsemischung, gegart (150 g),
Schafskäse (50 g), Leinöl (20 ml)

9 g
16 g
28 g

Nachmittagssnack 90 kcal

1 Banane (100 g)   1,2 g   0,2 g

20 g

*Nährwertangaben
optimal:*

Eiweiß 85 g
Fett 105 g
Kohlenhydrate 113 g
gesättigte Fettsäuren 29 g
Ballaststoffe 28,8 g
Zucker 66,7 g

1.669 kcal
1004 mg Natrium

Was, wie oft und wie viel von was ist richtig?

Es geht bei jedem Lebensmittel um gleich mehrere Fragen:

• Was soll ich essen?

• Wie oft soll ich davon essen?

• Wie viel soll ich davon essen?

Über die Frage, wann der günstigste Zeitpunkt ist, erfahren Sie später mehr. Im Folgenden eine Übersicht nach neuesten Erkenntnissen, die Ihnen bei der Einschätzung hilft. Stellen Sie sich eine Art Ernährungspyramide vor; die einzelnen Stufen stellen Quantitäten der Lebensmittel dar, mit steigender Stufe nimmt die Menge ab.

Stufe 1

• Gemüse aller Art, gedünstet, gegart und als Rohkost (3–5 Handvoll)

• Obst (2 Handvoll), bevorzugt zuckerärmere Sorten (Beeren, Birne etc.)

• Das Verhältnis von Gemüse zu Obst sollte 3:1 betragen

• Sprossen guter Qualität

• Samen wie Leinsamen, Chiasamen; Gewürze, Wildkräuter

• Gute Öle, das heißt in Bio-Qualität* und kalt gepresst; das gilt vor allem für omega-3-reiche Öle wie Leinöl, Weizenkeimöl oder Hanföl, Ölmischungen aus Omega-safe-Herstellung

• Nüsse, Mandeln, Cashewkerne oder Paranüsse

Stufe 2

• Fleisch, möglichst aus Bio-Haltung* oder kontrollierbarem Ursprung (1–2 Mal in der Woche; bis 500 g)

• Fisch aus nachhaltigem Fang (etwa 2 Mal pro Woche)

• Fermentiertes Soja** wie Miso, Natto, Tempeh

• Hülsenfrüchte

• Eier (für gesunde Menschen ist der regelmäßige Verzehr unbedenklich, Einschränkung gelten beispielsweise für Menschen mit entzündlich-rheumatischen Erkrankungen)

Stufe 3

• In Maßen täglich erlaubt: Milch, Milchprodukte und Butter (je nach Verträglichkeit)

• Alternativen: Mandelmilch, Reismilch und Hafermilch (bei Laktoseintoleranz)

Stufe 4

• In Maßen täglich erlaubt: Bio-(Vollkorn-)Reis und (Pseudo-)Getreide: bevorzugt Vollkorn-Dinkel, Hafer, Roggen, Buchweizen, Amaranth, Quinoa, wenig Weizen und keine Weißmehlprodukte, Kartoffeln

Stufe 5

• In möglichst geringen Mengen: gehärtete Fette, Zucker und Süßigkeiten

No-Gos

• Möglichst einschränken oder vermeiden: künstliche Süßstoffe wie Aspartam, Geschmacksverstärker, Glutamat, Zusatz- und Farbstoffe, Maltodextrin, Zitronensäure und Carrageen

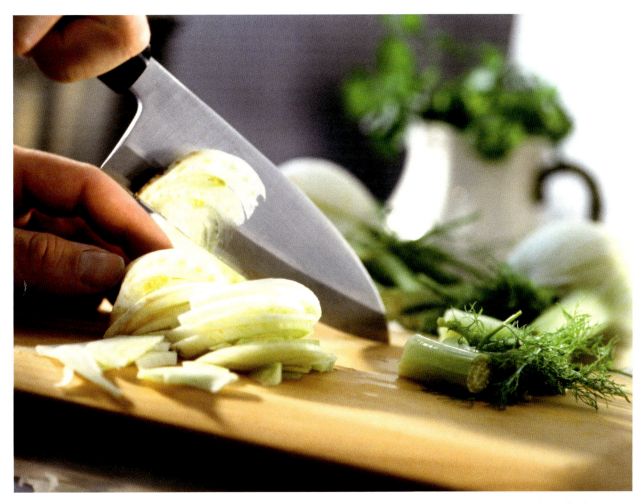

Frische Zubereitung und schonende Garmethoden tragen wesentlich zu einer besseren Versorgung mit Nährstoffen bei.

* Anmerkung zu Bio-Lebensmitteln:

Natürlich bleibt es jedem selbst überlassen, für welche Produkte er sich im Alltag entscheidet. Ob bio oder konventionell: Ein gutes Produkt stammt immer aus tatsächlich kontrollierten und vertrauenswürdigen Quellen!

** Anmerkung zu fermentiertem Soja:

Einzelne Stoffe, die in Sojaprodukten vorkommen, sind schwer verdaulich und können die Verdauung oder die Aufnahme wichtiger Vitamine behindern. Sie werden aber während des Fermentationsprozesses abgebaut. Daher sind fermentierte Sojaprodukte leichter verdaulich und in sparsamer Dosierung gesundheitlich eher empfohlen. Die Fermentation bezeichnet die Umwandlung von organischem Material durch Mikroorganismen wie Bakterien, Pilze oder auch Einzeller beziehungsweise deren Enzyme.

Energy Cuisine – elf gute Gründe für einen Ernährungswechsel

Die Leistungsfähigkeit unseres Organismus hängt direkt von den Inhaltsstoffen unserer Nahrung ab und beeinflusst unser Wohlbefinden, das Aussehen und die allgemeine Resilienz, also die Widerstandskraft und das Ressourcenpotenzial eines Menschen. Dabei ist zu viel Nahrung genauso belastend wie zu wenig. Falsche oder minderwertige Nahrung kann sogar zu Belastungsformen führen, einerseits zu Überanstrengung des Verdauungstraktes durch einen Überfluss, andererseits zu einem Schwächegefühl durch einen Mangel an notwendigen essenziellen, also lebenswichtigen Substanzen, die unser Stoffwechsel dringend benötigt.

Folgende kleine Übersicht zeigt, welches Veränderungspotenzial in einer Optimal-Ernährung steckt:

1. Das Immunsystem wird gestärkt.
2. Dem Körper steht mehr Energie zur Verfügung.
3. Der Stoffwechsel reagiert schneller.
4. Der Schlaf wird besser.
5. Eventuelle Tagesmüdigkeit verschwindet.
6. Belastendes Übergewicht wird abgebaut.
7. Heißhungerattacken reduzieren sich.
8. Der Blutdruck normalisiert sich.
9. Die Neigung zu Allergien nimmt spürbar ab.
10. Die Gedächtnisleistung nimmt zu.
11. Die Erholungsphasen nach körperlicher oder geistiger Leistung werden kürzer.

Ein wesentlicher Vorteil einer Optimal-Ernährung ist also vor allem das Plus an Lebensenergie. Deswegen trägt diese konsequent optimierte genussreiche Ernährungsform auch die Bezeichnung Energy Cuisine. Sie führt dem Körper eine ausreichende Menge an Vitaminen und Mineralstoffen und natürlichen Antioxidanzien gegen freie Radikale zu und aktiviert die körpereigenen Selbstheilungskräfte. So gestärkt, kann das Immunsystem besser arbeiten. Wie der Name bereits verrät, setzt die Energy Cuisine auf hochwertige Energielieferanten. Keine schwer verdauliche Kost, durch die wir träge werden, sondern leichte, bekömmliche Nahrungsmittel stehen auf dem Speiseplan. Sie machen uns leistungsfähig, ohne uns zu beschweren.

Allergien entstehen heute häufig durch Nahrungszusätze und Konservierungsmittel, die Lebensmitteln beigesetzt werden, um ihre Haltbarkeit zu verlängern und den Geschmack zu intensivieren. Die Energy Cuisine verzichtet darauf. Sie steht für eine frische Zubereitung und den Einsatz von köstlichen Kräutern und Gewürzen als natürliche Geschmacksverstärker.

Die Energy Cuisine kann durch sorgfältige Auswahl der Lebensmittel und Verwendung von hochwertigen Ölen zur Gesundheit beitragen, auch solchen mit DHA-Zusatz zur Senkung von Bluthochdruck, einem signifikanten Risikofaktor bei der Entstehung von Herz- und Gefäßkrankheiten. Die hier vorgestellten Gerichte beeinflussen durch ihren ausgewogenen Nährstoff- und Salzgehalt den Blutdruck positiv, wirken gegen Übergewicht und bieten dadurch Schutz vor Bluthochdruck und kardiovaskulären Erkrankungen.

Die optimale Nährstoffversorgung des Körpers zum richtigen Zeitpunkt unterstützt die natürlichen Stoffwechselphasen und beschleunigt den Stoffwechsel. Die Folgen: eine bessere Verdauung, ein höherer Energieverbrauch und eine bessere Fettverbrennung. Die ideale Zusammensetzung der ausgewählten Lebensmittel sorgt außerdem für einen ausgeglichenen Säure-Basen-Haushalt.

Gesunder Schlaf ist Voraussetzung für ein Leben in Aktivität und Gesundheit. Bei einer Ernährung nach den Prinzipien der Energy Cuisine wird darauf geachtet, die Essenszeiten und Nahrungsinhaltsstoffe optimal über den Tag zu verteilen. Eine große abendliche Belastung des Stoffwechsels wird vermieden. Wir schlafen tief und ruhig und können den nächsten Tag gut erholt beginnen.

Die Energy Cuisine ist wie guter Treibstoff für die Nerven. Die in den Gerichten enthaltenen essenziellen Fettsäuren und Spurenelemente wirken sich positiv auf das Lernen und das Gedächtnis aus, indem sie unseren Denkzellen zu mehr Leistung verhelfen. Wir können uns besser konzentrieren und merken uns vieles leichter.

Durch ihre wertvollen Nährstoffe und die schonende Zubereitung erhöhen die in diesem Buch vorgestellten Gerichte die Ausschüttung der körpereigenen Botenstoffe, die im Gehirn zu „Glückshormonen" wie Serotonin umgewandelt werden. Das macht uns optimistisch und gelassen und es wappnet uns für die Anforderungen des Alltags. Die ausgewogene Nährstoffbalance der Energy Cuisine, kombiniert mit dem Verzicht auf schwere Abendgerichte, und die klare Struktur der Mahlzeiten ohne reguläre Zwischensnacks gibt Übergewicht langfristig keine Chance. Im Zusammenspiel mit maßvoller Bewegung wird so Körperfett gegen Muskelmasse ausgetauscht. Die

Ein wesentlicher Vorteil einer Optimal-Ernährung ist vor allem das Plus an Lebensenergie.

Bewegung als Co-Faktor einer sinnvollen Ernährung ist essenziell. So werden bestimmte Aminosäuren im Körper günstiger verstoffwechselt und es wird für einen verbesserten Umbau der Aminosäure Tryptophan zu Serotonin im Gehirn gesorgt. Das steigert wiederum das Wohlbefinden und gibt Motivation.

Eine Essensumstellung mit beeindruckenden Folgen

Unser Körper ist einerseits erstaunlich robust, wenn es darum geht, extreme Anforderungen zu überstehen. Anderseits reagiert er in seltenen Fällen bereits auf winzige Gaben eines Medikamentes eventuell mit Nebenwirkungen oder auf einen chemischen Zusatz mit unerwarteter Wucht. Diese außergewöhnlichen Reaktionen finden viel Beachtung. Die kleinen, langsamen und nicht so extremen Wirkungen einer Fehlernährung blenden wir dagegen über Jahre aus. Oft werden erst im Gespräch mit dem Arzt, nachdem ernsthafte Beschwerdebilder entstanden sind, Ursachen und Wirkung realisiert und untersucht.

Die entscheidenden Ziele einer nachfolgenden Ernährungsumstellung sind eine Verbesserung der Verdauungsarbeit, das Gleichgewicht des Säure-Basen-Haushaltes und die Hemmung von niedriggradigen Entzündungen als stummer Auslöser vieler Erkrankungen.

Dass eine solide, nach neuen Erkenntnissen orientierte Ernährungsumstellung auch innerhalb weniger Tage bereits deutliche Wirkungen zeigen kann, erfährt man, wenn man sich von einem Tag auf den anderen konsequent bewusster ernährt und möglichst viele chemische Zusatzstoffe, oft zugesetzt in Fertigprodukten, hinter sich lässt. Die Wirkung ist verblüffend und motivierend zugleich.

Was passiert im Körper?

Stufenweise lassen sich durch die Ernährungsumstellung positive Veränderungen im körperlichen Befinden wahrnehmen. Schon nach wenigen Tagen sind erste Verbesserungen zu erkennen.

Nach drei Tagen

Sie bemerken erste Veränderungen in Ihrem Körper:

- Der Verdauungstrakt regeneriert sich durch die schonend zubereitete Nahrung und Regelmäßigkeit der Mahlzeiten.
- Der Schlaf bessert sich durch die Reduktion von Alkohol und Verzicht auf üppige, schlecht zusammengesetzte Mahlzeiten.
- Die Tagesmüdigkeit verschwindet bereits spürbar.
- Die Regeneration der Geschmackssinns wird stimuliert.
- Der Antioxidanzien-Spiegel steigt auf ein höheres Niveau durch die Zufuhr an Gemüse, Rohkost und hochwertigen Omega-safe gepressten Ölen.
- Durch die hohe Zufuhr an Flüssigkeiten wie Wasser und Bio-Tees werden der Stoffwechsel beschleunigt und unerwünschte Stoffwechsel-Endprodukte vermehrt ausgeschwemmt.
- Der Anteil an Schwermetallen, Hormonen und Antibiotika, die über die Nahrung unbewusst aufgenommen wurden, beginnt langsam zu sinken.

Nach zehn Tagen

Nach dem konsequenten Wechsel spürt man in der Regel erste deutliche Zeichen einer gesundheitlichen Verbesserung. Die regelmäßige und bewusste Essensweise, die Freude am Genuss und das Einplanen von Zeit für ein Essen in Gemeinschaft sind als feste Rituale etabliert. Die Geschmacksnerven entwickeln mehr Freude am Genuss und vollziehen auch über die nächsten zwölf Wochen eine

Mit kleinen Änderungen der Zutaten lassen sich bereits wesentliche Verbesserungen erzielen, zum Beispiel durch ausgewählte Öle.

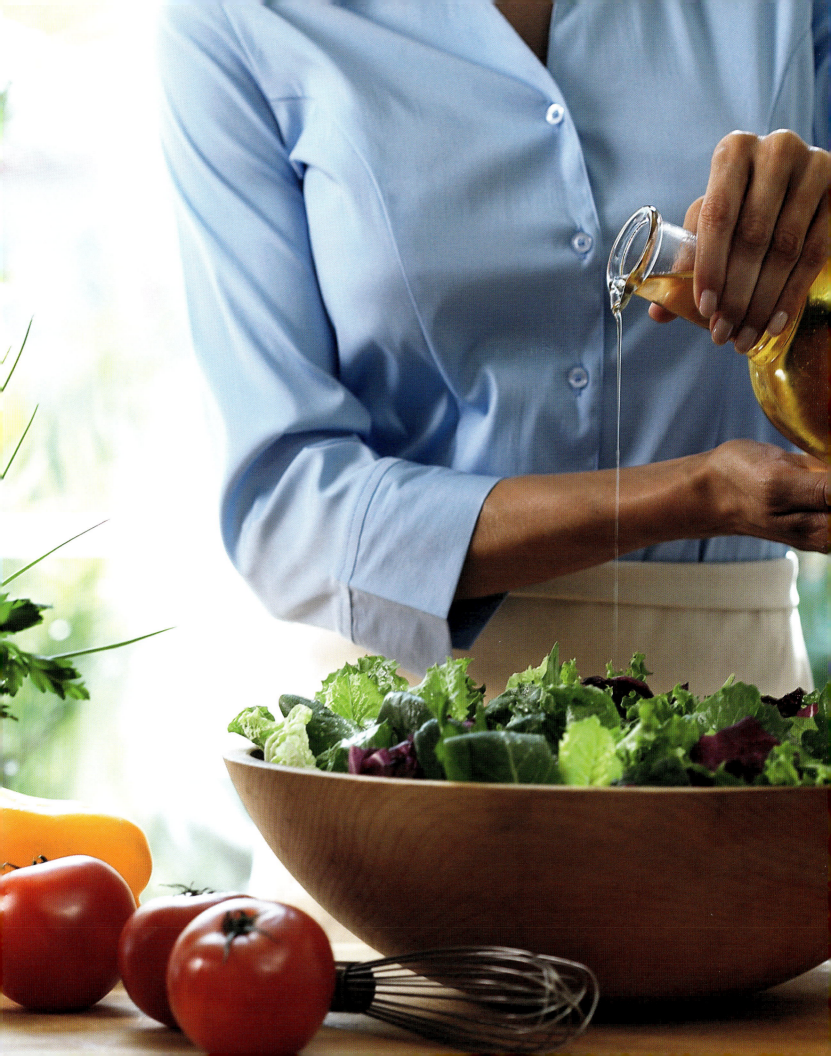

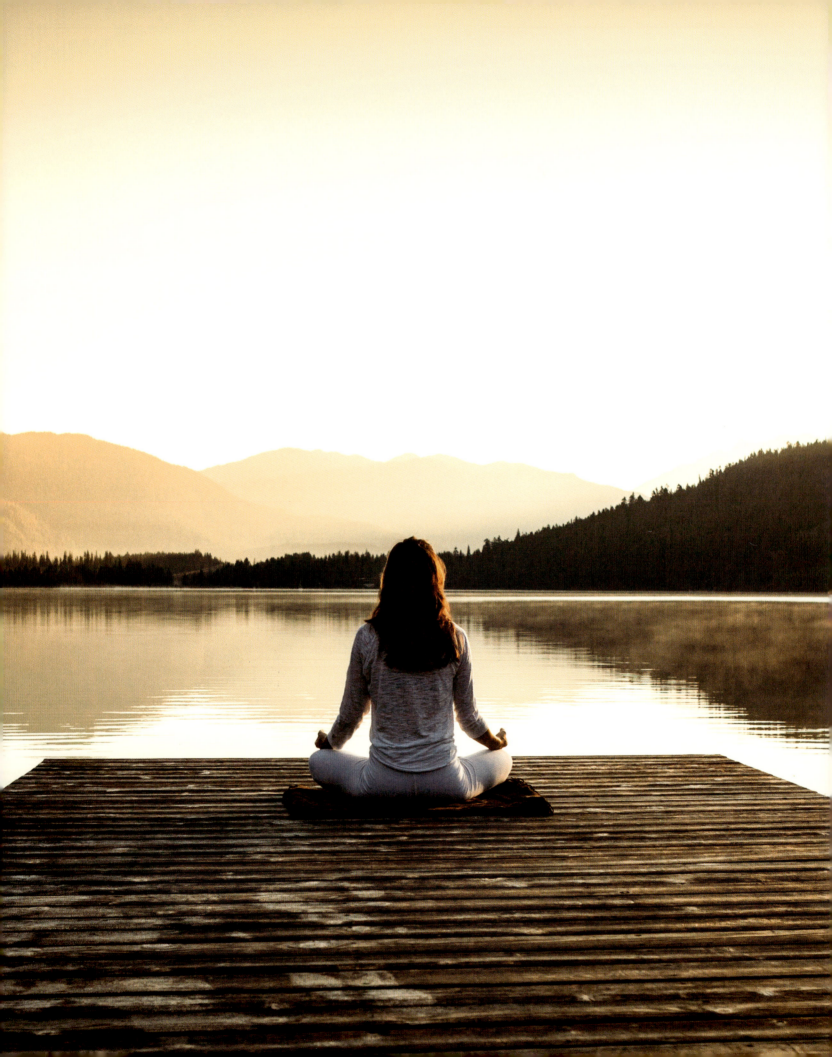

Art „Remodeling", indem sie die Lust an gesundem, nähr-stoffreichem Essen erlernen. Das erste Kilo schmilzt in vie-len Fällen – ein erfreulicher Nebeneffekt, ohne auf Genuss und Freude am Essen zu verzichten. Der Stoffwechsel ist jetzt aktiviert, die Verbrennung verbessert sich und die Verdauung fällt leichter. Nährstoffe werden durch die Regeneration der Verdauungsarbeit besser aufgenom-men. Viele fühlen sich bereits fitter und energiegeladener. Eintönigkeit in der Küche war gestern, jetzt ist kreativer Genuss ein Schlüssel zum Gesunderhalt geworden.

Das Körpergefühl ändert sich vielfältig:

- Die neuen Gewohnheiten verfestigen sich und fallen zunehmend leicht.
- Der Körper spürt mehr Energie.
- Die Regenerationsfähigkeit des Körpers bessert sich.
- Die verbesserte Erholung über Nacht optimiert die Balance der Hormone und Neurotransmitter, die für eine erfolgreiche Gewichtsabnahme verantwortlich sind.
- Die ersten Fettpolster schmelzen ohne Kalorienzählen und sorgen für weitere Motivation.
- Der Körper stellt sich um – die Verwertung von guten Nährstoffen, Vitaminen und Mineralien verbessert das Wohlbefinden.
- Die Zellgesundheit wird durch Aufnahme an hochwer-tigen Ölen gefördert, gute Fette stabilisieren die Zellmembranen.
- Die Darmarbeit und Verdauung regulieren sich weiter: Völlegefühl und Blähungen können durch die optimale Zusammenstellung der Nahrung gelindert werden.

Nach 30 Tagen

Die ersten 30 Tage sind für jeden machbar, ohne größere Hürden oder stark beeinträchtigende Verbote. Sie sind viel-leicht eher eine Reise in die Vielfalt des Essens mit Genuss. Denn der Genuss ist ein Hauptfaktor für eine langfristig funktionierende Essensumstellung. In diesen Tagen lernt man viele altbekannte Lebensmittel neu kennen, die abwechslungsreiche Küche macht Lust auf mehr. Monoto-nie war gestern und die Erfolge sind erkennbar: Den ewi-gen Kampf gegen Süß- und Heißhungerattacken lässt man hinter sich, man lebt deutlich gelassener und konsumiert bewusster. Die gesunde Essensumstellung bewirkt ein verbessertes Wohlbefinden, viele fühlen sich körperlich gut, energiegeladen. Das Bewusstsein für den Körper prägt sich weiter aus, das Gewicht reduziert sich – je nach Stoffwechselaktivität nimmt man durchschnittlich zwei Kilogramm ab – ohne Diät und ohne Jojo-Effekt! Die über-flüssigen Pfunde bleiben weg, da der Körper regelmäßig mit optimaler Nahrung versorgt wird und lernt, wieder zu verbrennen, auch ohne strenges Kalorienzählen.

Reinheit und Feuchtigkeitsgehalt der Haut können sich verbessern, Haare werden potenziell kräftiger, dafür sor-gen die bessere Zufuhr und Aufnahme von optimal kombi-nierten Nährstoffen, Mineralien und hochwertigen Fetten. Körperliche Symptome wie Verdauungsbeschwerden, Blähgefühle und Magenschmerzen werden häufig durch die Regelmäßigkeit und die ausgewogene Zusammenset-zung der Mahlzeiten entschieden verbessert. Das neue Gefühl der Leichtigkeit bringt mehr Freude an der

Auch wenn es anfangs schwerfällt: Nehmen Sie sich die Zeit, Ihren Körper bewusster zu erleben.

Bewegung – denn ein Körper, in dem man sich wohlfühlt, hat mehr Spaß, aktiv zu sein. Bewegung ist dabei ein weiterer entscheidender Faktor, zum einen für das stabile gesunde Gewicht, die Balance von Aminosäuren wie Tryptophan, das für die Glückshormonbildung im Gehirn verantwortlich ist, und den gesunden Schlaf. Ein gesunder, erholsamer Schlaf – auch dank diesem entscheidenden Plus an Bewegung – schenkt neue Lebensqualität! Nach 30 Tagen hat die körperliche und mentale Stärke zugenommen, denn auch die kognitive Leistungsstärke unseres Gehirns ist abhängig von guten Nährstoffen, vor allem guten Fetten.

Nach 30 Tagen hat die körperliche und mentale Stärke zugenommen.

Erste Änderungen zeugen jetzt von einem neuen Status:
- Die neuen Essensrituale werden zu vertrauten Gefährten
- Die Verdauung fällt leichter, der neu eingespielte Magen-Darm-Trakt nimmt die Nährstoffe der regelmäßigen Mahlzeiten besser auf.
- Die Nährstoffspeicher füllen sich auf, der Mineralhaushalt stabilisiert sich.
- Das natürliche Gefühl der Sättigung stellt sich ein, die Geschmackssensibilität ist verbessert.
- Die neue Qualität des Schlafes steigert das Energielevel zusätzlich und fördert das Idealgewicht.

- Das Wohlbefinden steigt, die körperliche und geistige Belastbarkeit ist erhöht.
- Heißhungerattacken werden zunehmend gelindert, die Verbrennung weiter aktiviert.
- Der Körper geht in den „Modus Gewichtsreduktion" ohne zu hungern.
- Die Ausscheidung von Stoffwechsel-Endprodukten und Schadstoffen optimiert die Gesundheit.
- Das Hautbild verbessert sich, durch die Versorgung an hochwertigen Fetten wird trockene Haut geschmeidiger und wirkt jünger.
- Konzentration, Merkfähigkeit und Gedächtnis verbessern sich durch die regelmäßige Zufuhr an gesunden Fetten.
- Die erfolgreiche Lebensstiländerung macht aktiv und schenkt neue Lebensqualität.

Kleine Veränderungen mit großer Wirkung

Die Auswahl der Lebensmittel ist ein ganz entscheidender Schlüssel zur Gesundheit, aber auch die Frage, welche Energie dieses Lebensmittel spendet – und ob diese Energie eine gute Quelle ist. Gesucht wird eine Alltagskost für jeden, die als allgemein gesund bewertet werden kann und die neue Energie und Schaffenskraft liefert. Die Lebensmittel sollten vollwertig sein, von guter Qualität und nachvollziehbarer Herkunft, im Säure-Basen-Gleichgewicht, ausgewogen zusammengesetzt aus Eiweiß, Fetten und individuell bemessenen Kohlenhydraten sowie ausreichenden Vitalstoffen (Vitaminen, Spurenelementen, Mineralien und sekundären Pflanzenstoffen).

„Lebensmittel" – wir sollten uns immer daran erinnern, was Lebensmittel eigentlich sind. Wie das Wort schon sagt, sind es „Mittel zum Leben". Das heißt, jede Zelle, als kleinste Einheit unseres Körpers, wird durch das, was wir essen, wie viel wir essen und wann wir essen, aufgebaut und gespeist. Umso mehr sollten wir uns selbst kritisch fragen, ob das, was wir teilweise unbedacht zu uns nehmen oder in uns „hineinstopfen", wirklich ein Teil unseres Körpers werden sollte.

Neben der Frage, was man wirklich essen will, stellt sich natürlich die Frage nach der Menge. Fakt ist, dass wir oft entschieden mehr an Energie zu uns nehmen, als wir tatsächlich brauchen, häufig mit dem entschuldigenden Nebensatz „... das ist ja gesund" gerechtfertigt. Dazu trägt vor allem auch das Trinken bei, was in der Gesamtbilanz gern ausgeblendet wird. Die „gesunde" Apfelschorle zum Mittagessen summiert sich so im Jahr zu über 30.000 Kilokalorien, was etwa vier Kilogramm zusätzlichem Gewicht entspricht. Ähnlich folgendes Beispiel: Wer täglich drei Latte macchiato mit frischer Vollmilch und einem Teelöffel Zucker trinkt (etwa 175 Kilokalorien), hat nebenbei mit 525 kcal pro Tag eine Hauptmahlzeit zusätzlich zu sich genommen. Die tägliche Praxis eines erfahrenen Ernährungsmediziners mit jahrelangem Blick auf ehrlich geführte Ernährungsprotokolle zeigt, dass dies kein Einzelfall ist. Konkret werden so fast 200.000 Kilokalorien in einem Jahr zusätzlich verzehrt, was rund 25 Kilogramm Fett entsprechen würde, nähme man diese drei Kaffees zusätzlich zu sich. Die zwei Flaschen Bier am Abend haben eine ähnliche Wirkung in der Größenordnung von fast 20 Kilogramm pro Jahr, zwei Gläser Wein immer noch von zehn Kilogramm pro Jahr. Bei sehr vielen Übergewichtigen, das zeigt sich in der ärztlichen Praxis, sind oft allein die Trinkgewohnheiten über Jahre an den belastenden Pfunden schuld.

So lassen sich viele alltägliche kleine „Sünden" hochrechnen. Die gute Nachricht: Auch kleine, bewusste Veränderungen im Alltag sind der Beginn eines gesünderen Lebens. Das Wissen darum, dass man auch mit einem kleinen Wechsel vieles bewegen kann, motiviert – und darum geht es hier!

Was macht gute Ernährung aus?

Viele weitere Aspekte machen eine gute Ernährung aus. Die Energy Cuisine sieht in der früher gelobten, extrem kohlenhydratbetonten, Ernährung aktuell nicht mehr den Königsweg. Baut man diese wissenschaftlichen Erkenntnisse durch eine einfache und kluge Auswahl an Lebensmitteln in den Alltag ein und sorgt darüber hinaus für den richtigen Zeitpunkt der Nahrungsaufnahme, sind entscheidende Weichen für einen gesunden „Lifestyle" bereits auf einfache Weise gestellt. Aber auch die Darmgesundheit, Muskeln und Bindegewebe und ein ausgeglichener Säure-Basen-Haushalt sind ein wesentlicher Teil einer gesunden Ernährung.

Kohlenhydrate reduzieren

Vor Jahren, als die Wissenschaft zur Ernährung noch jung war, maß man vor allem den Kohlenhydratquellen, die den Körper schnell mit Energie versorgen, wie Getreideprodukten, Brot, Nudeln, Reis und Kartoffeln eine besondere Bedeutung zu. „Fettarm und kohlenhydratbetont" war über Jahrzehnte das Dogma für eine gesunde Ernährungsstrategie. In der heutigen Zeit, in der der Mensch eher sitzt, als in Bewegung zu sein, bedingt eine solche kohlenhydratreiche Ernährung die Gefahr von Übergewicht und Folgekrankheiten. Der Mangel an lebensnotwendigen Fetten schadet schleichend der Gesundheit. Seit Jahren kann man den Trend der Übergewichtsepidemie beobachten, vor allem Kinder nehmen enorm zu. Daher ist es auch medizinisch notwendig, die Kohlenhydrate nach neuen Erkenntnissen zu bewerten.

Kohlenhydrate sind nicht per se zu verteufeln, denn sie sind wichtige Energiequellen, die für die Muskel- und Denkarbeit gebraucht werden. Sogar der grüne Blattsalat enthält Kohlenhydrate, wenn auch nur wenige. Braucht unser Körper Energie, hat er die Option, auf mehrere Stoffe zurückzugreifen: Zucker und Fette. Die Verbrennung der Fette braucht deutlich mehr Zeit und Sauerstoff, Zucker im Blut kann hingegen schnell Energie mobilisieren. In der Nahrung finden wir Zucker vor allem in Form von Kohlenhydraten, einer Verkettung aus Zuckermolekülen. Wichtig ist, je länger diese Molekülketten sind, umso länger dauert die Aufspaltung und die Aufnahme des Zuckers, was einen langsamen Anstieg des Blutzuckers bedingt.

Empfehlenswert ist es also, bei der Auswahl der Lebensmittel auf den Kohlenhydratgehalt zu achten. Normaler Kristallzucker enthält nur zwei Zuckermoleküle und ruft somit einen raschen Anstieg des Blutzuckers und eine starke Insulinreaktion hervor. Es ist deshalb sinnvoller, langkettige – also komplexe – Kohlenhydrate zu wählen, die den Blutzucker durch langsame Zuckerwirkung stabil halten. Wichtig ist, das Ausmaß des Blutzuckeranstiegs durch bestimmte Lebensmittel zu berücksichtigen, da auch Nahrung mit sehr gesundem Ruf unter Umständen extreme Blutzuckerspitzen hervorrufen kann, die es langfristig zu vermeiden gilt.

Aber auch die tatsächlich enthaltene Menge an Kohlenhydraten in den Produkten spielt eine Rolle. Entscheidend ist außerdem immer der individuelle Bedarf an Kohlenhydraten, der bei körperlicher Belastung und bei Sportlern deutlich erhöht sein kann. Nach aktuellem Stand empfiehlt sich die Zufuhr von sechs Gramm Kohlenhydraten pro Kilogramm Körpergewicht in Form von „guten" Kohlenhydraten wie zum Beispiel Gemüse und vor allem kohlenhydratreicher Hülsenfrüchte wie Linsen, Bohnen, Kichererbsen, die auch eine gute Quelle für Ballaststoffe sind.

Vom richtigen Zeitpunkt

Die Natur des menschlichen Körpers ist durch einen exakten Rhythmus definiert, durch Abläufe in klar strukturierten Zyklen: So bestimmen die Zyklen als Phasen von Wachsein und Schlaf die Teilung unserer Zellen, die Bildung und Ausschüttung von Hormonen, sowie Botenstoffen etc. und damit das Funktionieren unseres Körpers. Der Verdauungsapparat als sensibles System unserer Nahrungsaufnahme und Verarbeitung folgt ebenso einem Rhythmus, der, wenn man ihm Beachtung schenkt, die Verdauung optimieren kann. Daher berücksichtigt auch die Energy Cuisine eine Einteilung des Essens nach gewissen Rhythmen. Zum richtigen Zeitpunkt Nahrung zu sich zu nehmen, erleichtert die optimale Aktivität der Stoffwechselarbeit. Daher sind Frühstück, Mittag- und Abendessen als Säulen unserer Nahrungsaufnahme für einen aktiven Stoffwechsel hilfreich.

Der menschliche Organismus richtet seinen Stoffwechsel in den Zeitzyklen so ein, dass er gut für den Tag vorbereitet ist, das heißt, in den Morgenstunden ist der Körper auf Leistungsbereitschaft und Aktivität programmiert. Sämtliche Stoffwechselvorgänge arbeiten auf Hochtouren und steuern alle Abläufe, die unseren Körper aktiv werden

lassen: Die Ausschüttung der Hormone Cortisol und Adrenalin, die gesteigerte Durchblutung der Muskulatur und der Anstieg der Körpertemperatur seien als Beispiel genannt. Der Körper ist energetisch hochaktiv, daher ist das Frühstück am Vormittag essenziell, um gesunde Energie zu tanken. Ein System der regelmäßigen Nahrungsaufnahme trainiert den Körper, besser und regelmäßig zu verbrennen und beugt einer langfristigen Gewichtszunahme durch unregelmäßiges Essen vor.

Nahrung zum richtigen Zeitpunkt erleichtert den Stoffwechsel.

Im Tagesverlauf verändert sich die Aktivität des Stoffwechsels, der hochtourige Ablauf verlangsamt sich, der Körper schwenkt in den Zyklus der Regeneration. Der Energiestoffwechsel verzögert sich abends und der Verdauungsapparat geht in den Ruhemodus über. Daher werden schwere Mahlzeiten am Abend nicht optimal verdaut. Große Mengen an Rohkost werden beispielsweise von vielen Menschen am Abend schlechter vertragen und sind Ursache für Völlegefühl und Blähungen. Der Tagesablauf nach Philosophie der Energy Cuisine bietet ein energielieferndes Frühstück als Start in den Tag, ein ausgewogenes Mittagessen und ein leichtes Abendessen. Dabei gilt allgemein, das Maß der Kohlenhydrate ernährungsmedizinisch sinnvoll zu limitieren und dem individuellem Bedarf anzupassen. Es gilt, Kohlenhydrate zu wählen, die den Blutzuckerspiegel konstant halten.

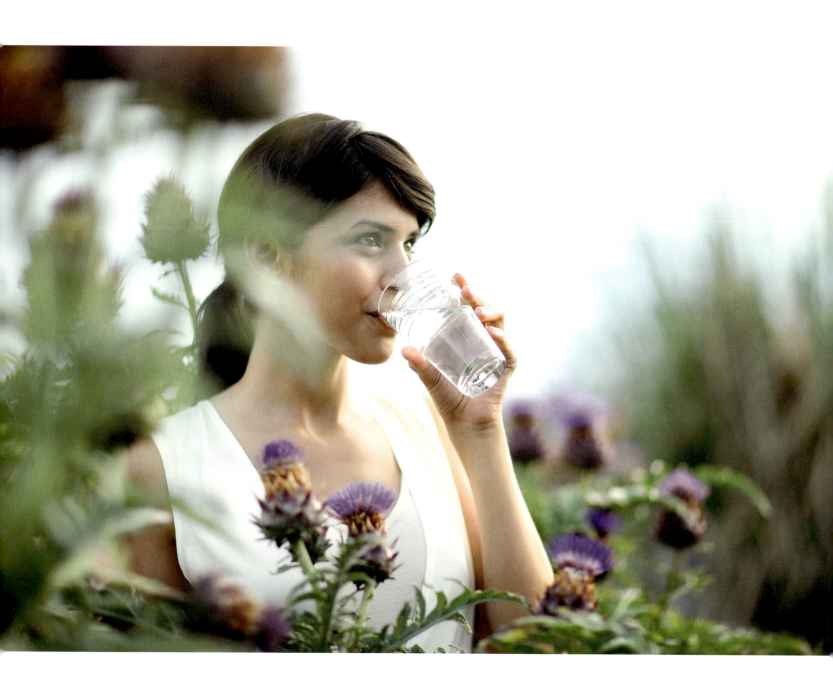

Der Einfluss von Getränken auf die Energie-Gesamtbilanz und einen leistungsfähigen Stoffwechsel wird zumeist unterschätzt.

Die ausreichenden Pausen zwischen den drei Ernährungssäulen des Tages, also Frühstück, Mittag- und Abendessen ermöglichen eine optimale Verbrennung, die möglichst lange Pause zwischen Abendessen und Frühstück optimiert das Gewicht. Daher ist es sinnvoll, sich über den richtigen Zeitpunkt und die Auswahl der Lebensmittel Gedanken zu machen.

Ernährung am Morgen

Ein optimales Frühstück gilt als das wichtigste Puzzlestück einer gesunden Ernährung und eines bestmöglichen Starts in den Tag. Die Morgenstunden sind wie ein Weckruf für unseren Stoffwechsel, alle aktivierenden Hormone und Botenstoffe sind im Fluss und steuern ihren höchsten Tagesspiegel an, wie beispielsweise Cortisol, Adrenalin oder die Schilddrüsenhormone. Der so aktivierte Stoffwechsel steht in maximaler Leistungsbereitschaft und die Nahrung, die jetzt zugeführt wird, kann gut verwertet werden. Das Frühstück ist eine Mahlzeit, bei der auch ausgewählte komplexe Kohlenhydrate, zum Beispiel in Form von Obst, am besten in Kombination mit Eiweiß wie beispielsweise aus Magerquark mit hochwertigen Ölen gut verstoffwechselt werden.

Allgemein gilt es jedoch über den Tag, das richtige, individuelle Maß an guten Kohlenhydraten zu finden und die übermäßige Zufuhr an schlechten Kohlenhydraten zu vermeiden. Als solide Grundregel für Menschen mit Gewichtsproblemen gilt: Die Kombination aus Eiweiß und Fett verhindert eine Gewichtszunahme, Kohlenhydrate gemeinsam mit Fett sind eher nachteilig für das Gewicht. Das Image der Fette ist leider noch immer sehr schlecht, oft wurden sie zu Unrecht als Dickmacher und Verursacher von Herzinfarkt und Schlaganfall verdammt. Nach neuestem Stand sind Fette, und zwar ungesättigte und sogar gesättigte Fette, ein unabdingbarer Bestandteil einer gesunden Ernährung. Sie dienen als Energielieferant und Hemmer niedriggradiger Entzündungen im Körper, die mögliche Krankheitsauslöser für koronare Herzerkrankungen und Diabetes mellitus sein können und sorgen für die Gesundheit der Zellen, deren Wände aus Fetten, den Phospholipiden bestehen. Diese positive Wirkung gilt insbesondere für hochwertig produzierte Pflanzenöle, die reich an Omega-3-Fettsäuren sind und die garantiert unter Ausschluss von Licht, Hitze und Sauerstoff, also Omega-safe, hergestellt werden. Diese Herstellung verhindert den gefährlichen Prozess der Oxidation und negative Wirkungen im Körper durch freie Radikale und sie steuert potenziellen Entzündungsprozessen entgegen.

Obst ist eine kluge Wahl an guten, das heißt komplexen Kohlenhydraten am Morgen. Es sollte bevorzugt am Morgen verzehrt werden, da es dann am besten verarbeitet wird. Die meisten Obstsorten enthalten neben vielen Vitaminen und Mineralien auch Fruktose, also Fruchtzucker. Man sollte sich immer des Zuckergehaltes auch in Obst bewusst sein. Als Obstsorten mit niedrigem Zuckergehalt empfehlen sich etwa Beerenfrüchte. Genießen Sie Ihren Bohnen- oder Getreidekaffee möglichst ohne Zucker und Süßstoffe oder kurz gebrühten Grün- oder Schwarztee: ein optimaler und genussreicher Start in den Tag.

Strategie: Geben Sie dem Tag den Start, den er verdient: den besten. Versorgen Sie den Körper bereits am Morgen mit Vitaminen und Mineralien aus frischem saisonalem Obst und Gemüse, einer Kombination aus Eiweiß und hochwertigen Ölmischungen, die die Zellgesundheit stärken, Entzündungen bekämpfen und das Gewicht optimieren. Beispiele sind das Omega-3-Frühstück (siehe Seite 62) oder Getreidebreie aus Hafer oder Mais mit Früchten der Saison (ab Seite 54) als Alternative zu Brot.

Ernährung am Mittag

In den Mittagsstunden ist unser Organismus sehr gut auf eine erneute Nahrungsaufnahme eingestellt. Leider lässt der hektische Alltag oft wenig Raum für diese ernährungsphysiologisch auch wichtige Mahlzeit als Energieversorger für den Rest des Tages.

Die innere Entscheidung, dem Körper auch im Alltag diese Versorgung zu bieten, ist essenziell. Gleichzeitig gilt es, individuelle Wege zu finden, die das einfache, gesunde Mittagessen erleichtern. Hervorragend geeignet sind beispielsweise knackige, bunte Salate mit vielen Mineralien, Vitaminen und Bitterstoffen, zusammen mit Eiweißquellen, wie frischem Fisch, Meeresfrüchten oder Fleisch. Rohkost in Form von Salat wird zur Mittagszeit optimal verdaut. Das Eiweiß sorgt für Energie, verhindert das Mittagstief nach dem Essen und sättigt. Fette sind unser wichtigster Energielieferant und werden für viele Funktionen des Körpers unabdingbar benötigt. In Form von hochwertigen Ölen, über einen Salat, gegartes Gemüse oder den gegarten Fisch geträufelt, liefern sie uns vollen Geschmack und verbessern die Aufnahme von fettlöslichen Vitaminen. Größere Mengen an Kohlenhydraten sollten vermieden werden, da sie einen raschen Blutzuckeranstieg und dadurch Heißhungerattacken hervorrufen können beziehungsweise den Leistungsabfall am Nachmittag fördern. Gegen eine moderate Portion von komplexen Kohlenhydraten aus Gemüse, Vollkorn oder Kartoffeln ist jedoch nichts einzuwenden.

Strategie: Verwöhnen Sie Ihren Körper trotz Alltagshektik mit einer kleinen Auszeit. Die Mischung aus Rohkost in Form von bunten Blatt- und Gemüsesalaten, verfeinert mit hochwertigen Ölen, frischem gegartem Gemüse als Beilage oder in Form einer köstlichen pürierten Gemüsesuppe, wertvollem Eiweiß aus Fisch oder Fleisch und Kohlenhydraten in Maßen, beispielsweise aus Vollkorn-Dinkelnudeln mit Basilikumpesto ist ideal. Auch ein kleines Dessert, das köstlich schmeckt und nur gelegentlich direkt nach dem Hauptgang verzehrt wird, macht Freude und steigert die Lebensqualität durch Genuss.

Ernährung am Nachmittag

Der Biorhythmus des Menschen erreicht am Nachmittag einen Tiefpunkt. Dieses Leistungstief und die aufkommende Müdigkeit verführen zum Naschen, gerne mit dem klassischen Kaffee und Kuchen, um dem Wunsch nachzukommen, die erschöpften Energiereserven mit Koffein, Zucker und Fett aufzufüllen. Das passiert nachfolgend in unserem Körper: Der aufgenommen Zucker lässt den Zuckerspiegel im Blutkreislauf rasch nach oben schnellen und Insulin wird nachfolgend verstärkt ausgeschüttet. Dieses Hormon senkt den Blutzuckerspiegel, die Zellen des Körpers werden rasch geöffnet, um Zucker und Fett aufzunehmen. Daher wird Insulin auch als sogenanntes Masthormon bezeichnet, da es Zucker und Fett in die Zellen schleust.

Strategie: Heißhungerattacken auf Süßes und Leistungstiefs am Nachmittag können eingedämmt werden, indem man bei der Auswahl des Mittagessens eine Kombination aus Eiweiß, guten Fetten und komplexen Kohlenhydraten anstrebt. Zum Beispiel eignen sich reichlich Gemüse mit einem niedrigen glykämischen Index nach Belieben sowie maßvoll Beilagen. Um rasche und häufige Blutzuckerspitzen zu meiden, die eine starke Insulinantwort hervorrufen und dadurch Gewichtsprobleme fördern, empfiehlt es sich, süße und fettreiche Zwischenmahlzeiten wie den Nachmittagskuchen als genussvolle Ausnahme auf einen Tag in der

Woche, wie den Sonntagnachmittag, zu beschränken. Wer grundsätzlich täglich nicht auf süße Versuchungen verzichten kann und will, dem empfiehlt es sich, diese in Form eines kleinen Nachtischs direkt nach dem Mittagessen zu sich zu nehmen. Das verhindert einen starken Zuckergipfel und es gelangt weniger Insulin in den Blutkreislauf. Alternativ kann man, falls der Abstand zwischen Mittag- und Abendessen als zu lange empfunden wird und starke „cravings" drohen, also intensives Verlangen nach Nahrung mit unkontrolliertem Essverhalten, gesunde Not-Zwischenmahlzeiten bewusst einkalkulieren, zum Beispiel in Form einer Handvoll Nüsse, Mandeln oder Samen.

Ernährung am Abend

In der heutigen Zeit hat sich bei vielen das Abendessen zur Hauptmahlzeit des Tages entwickelt, um gemeinsam mit Familie und Freunden ein Essen in sozialer Gemeinschaft zu integrieren. Für viele Menschen sind auch Geschäftsessen am Abend ein notwendiges Szenario. Wenn wir einen Blick auf den inneren Rhythmus unseres Stoffwechsels werfen, zeigt sich, dass abends der Stoffwechsel und die Verdauungsarbeit in den Ruhemodus wechseln. Wissenschaftliche Forschungen belegen für das sogenannte „dinner canceling" und eine kalorische Restriktion im Allgemeinen viele positive Ergebnisse.

Die hier empfohlene Reduktion der abendlichen Nahrungsaufnahme hat folgende Gründe: Zum einen arbeitet das Verdauungssystem nachts unzureichend. In der Nachtruhe des Dünndarms, der sogenannten intestinalen Ruhe, die durch das Schlafhormon Melatonin ausgelöst wird, können schwere Nahrungsmittel nicht adäquat verdaut werden. Darmbakterien bemächtigen sich des Speisebreis und verstoffwechseln diesen mit den Folgen von Gärung und Fäulnis. Zum anderen wird unser Wachstumshormon Somatotropin insbesondere nachts produziert und zwar nur dann, wenn wir zwölf Stunden nichts gegessen haben. Dieses Wachstumshormon ist nicht nur für das

Wachstum kleiner Kinder unabdingbar, für Erwachsene ist es eine Art Jungbrunnen. Somatotropin wirkt gegen Arteriosklerose, fördern den Fettabbau und den Muskelaufbau im Körper, verlängert die Lebenszeit der Zellen und stabilisiert die Reparaturvorgänge im Körper.

Deshalb ist das Prinzip der Nahrungsrestriktion und auch des richtigen Abstands zwischen den Mahlzeiten nach neuestem Stand der Forschung sinnvoll. Weniger ist mehr! Wer nicht auf ein Essen am Abend verzichten will und kann, sollte auf die Menge und Auswahl der Lebens-

Verwöhnen Sie Ihren Körper trotz Alltagshektik mit einer kleinen Auszeit.

mittel am Abend achten, da der Abend verdauungstechnisch bekanntermaßen ein denkbar ungünstiger Zeitpunkt ist, um Höchstleistungen zu liefern. Das Abendessen ist somit eine für unser Wohlbefinden und unseren Gesunderhalt entscheidende Mahlzeit: Ruhen zu große Mengen schwer verdaulichen Speisebreis über Nacht im Darm, führt dies zu Gärung, Fäulnis und nachfolgend auch zu Blähungen und Völlegefühl. Auch können zugeführte Fette gemeinsam mit Kohlenhydraten beziehungsweise Zucker leichter zu Übergewicht führen, da der in Verdauungsruhe befindliche Körper im Energiesparmodus ist.

Strategie: Schwer verdauliche, leicht gärende Lebensmittel, wie Obst, Gemüse als Rohkost und Salat oder komplexe Kohlenhydrate aus vollem Korn sollten statt zum Abendessen eher morgens und mittags bevorzugt werden. Grundsätzlich sollte auch beim Abendessen auf stark kohlenhydratlastige Kost verzichtet werden. Leichte, etwas eiweißbetonte Mahlzeiten sind zu bevorzugen, denn sie haben langfristig keine negativen Folgen für das Gewicht und fördern einen erholsamen Schlaf. Wer aus beruflichen Gründen häufig Geschäftsessen wahrnimmt, dem empfiehlt sich beispielsweise die Wahl einer Gemüsesuppe, geschmorter und gedämpfter Fischgerichte, eines köstlichen Filetstücks mit Gemüsebeilage oder einer leckeren vegetarischen Mahlzeit, zum Beispiel aus Quinoa und mit wenig Kohlenhydraten aus gedämpftem Gemüse, das mit geschmacklich feinen und hochwertigen Ölen aufgewertet wird. Die häufig stärkereichen Beilagen, das Baguette, sowie fett- und zuckerreiche Desserts sollten Sie öfters weglassen, im Weinglas nicht beliebig nachschenken. Optimal ist eine zwölfstündige Pause zwischen Abendessen und Frühstück in der Nahrungsaufnahme.

Die Innere Uhr – die richtige Nahrung zur richtigen Zeit

Nach Stand der Forschung der Chronobiologie (von griechisch „chronos“: die Zeit) wissen wir, dass alle Lebewesen vom Einzeller bis zum Menschen klar definierbaren biologischen Rhythmen unterworfen sind. Dieser Rhythmus wird endogen – also von innen heraus – von einem Teil des Organismus erzeugt, der sogenannten Inneren Uhr. Die äußeren Einflüsse, auf die unsere Innere Uhr reagiert, sind beispielsweise der Tag-Nacht-Zyklus, die Lichtart und -menge sowie die Temperatur.

Sich gesund und vital zu fühlen, hängt deswegen nicht nur von einer gesunden Ernährung ab, sondern auch von der Inneren Uhr. Unser Biorhythmus arbeitet nach einem klaren, von Natur aus angelegten Plan. Die Aktivität der Organe hängt wesentlich davon ab. Wer gegen diesen Rhythmus der Inneren Uhr lebt, bringt folglich viele Abläufe ins Ungleichgewicht, denn die Innere Uhr kann nicht nach dem Lifestyle gestellt werden. Jede einzelne Zelle unseres Körpers unterliegt diesem ureigenen Taktgeber, der viele wichtige Funktionen steuert und sich im Tag-Nacht-Rhythmus ändert. So hat unser Körper folglich nicht nur eine Innere Uhr, sondern Milliarden von Taktgebern in jeder einzelnen Zelle des Körpers.

Optimales Verhältnis von Kohlenhydraten, Eiweiß und Fetten

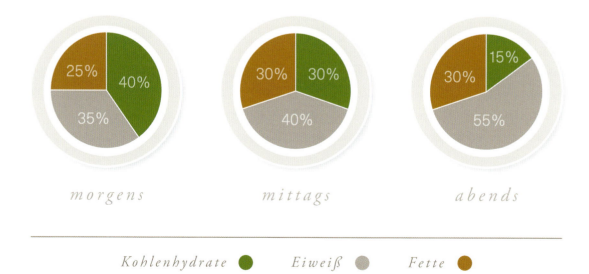

morgens   *mittags*   *abends*

Kohlenhydrate ●   *Eiweiß* ●   *Fette* ●

Wie kann man sich das vorstellen? Beispielsweise steigen Blutdruck und Herzschlagfrequenz (Puls) unmittelbar am frühen Morgen, die Körpertemperatur steigt kurz nach dem Erwachen an und fällt abends wieder ab, alle Botenstoffe des Körpers, Hormone und Immunzellen sowie die Schlafphasen unterliegen so einem klaren Stundenplan mit Hoch- und Tiefpunkten an Aktivität. Diese biologischen Phasen in uns sorgen also dafür, dass wir im Rhythmus mit unserer Umwelt bleiben. Unabdingbare Voraussetzung bleibt aber, dass wir auf das Ticken der Inneren Uhr hören und ihr die Bedeutung zumessen, die sie tatsächlich hat. Aktuelle Daten sprechen dagegen, dass der überwiegende Teil der Bevölkerung das tut: 50 Prozent der Mitteleuropäer fühlen sich chronisch müde, gleich einem dauerhaften Jetlag, die Ursache ist oft ein falscher Tagesrhythmus, zu frühes oder zu spätes Aufstehen oder Zu-Bett-Gehen, ein Leben gegen die Innere Uhr. Auch das moderne Leben mit Arbeitsplätzen in Gebäuden, fern vom Tageslicht, gleicht manchmal einem Leben in Finsternis.

Die Konsequenz ist schlechter Schlaf und schlechter Schlaf fördert, inzwischen wissenschaftlich belegt, das Übergewicht. Damit nicht genug. Fehlt das Tageslicht, produziert der Körper die schlaffördernden Hormone, denn nachts ist er auf Regeneration eingestimmt. Schichtarbeiter leiden deswegen sehr viel öfter an chronischen Verdauungsbeschwerden, Herz-Kreislauf-Symptomen, Immunschwäche und Konzentrationsstörungen bis hin zu psychischen Erkrankungen wie Depressionen. Wir Menschen sind ausgerichtet auf Tagaktivität und auf den Rhythmus, erholsam zu schlafen. Jeder, der Erfahrungen mit Schichtarbeit oder einer durchfeierten Nacht hat, kann bestätigen, dass man sich vom „nachgeholten" Schlaf bei Weitem nicht so erholt fühlt wie nach einer Nacht mit ausreichendem Schlaf. Wissenschaftlich belegt ist inzwischen, dass wir unsere Zeiten des Schlafens nicht frei wählen können, sondern jeder Körper dank der Inneren Uhr in der Nacht die Leistungsfunktion absenkt, um die notwendige Regeneration und Reparatur zu starten.

Warum ist der Schlaf so wichtig?

Die Abläufe des Schlafes sind faszinierend: Die Innere Uhr veranlasst die Bildung von Melatonin in der Zirbeldrüse. Die deutsche Bezeichnung beruht auf der Zapfenform der Zirbelkiefern, die dem kleinen Organ im Gehirn ähnelt. Das produzierte Schlafhormon Melatonin macht uns müde und seine Produktion wird sofort gestoppt, wenn helles Licht am Morgen auf die Augen trifft.

Durch Rücksicht auf die Innere Uhr ist ein Schritt in Richtung besseren Schlafs machbar.

Schlaffördernd ist auch die Substanz Tryptophan, eine Aminosäure, die auch in Nahrungsmitteln wie Fisch (etwa Thunfisch, Heilbutt, Forelle, Kabeljau), Fleisch (Rindfleisch, Huhn, Hase), Ei, Käse (Brie und Edamer), Gemüse (Spinat, Grünkohl), Getreide (Hafer, Hirse) oder auch in Buchweizen enthalten ist. Buchweizen gehört – das sei an dieser Stelle angemerkt – nicht wie die üblichen Getreidearten zu den Süßgräsern. Er ist ein Knöterichgewächs wie Sauerampfer. Folglich ist Buchweizen auch frei von Gluten und Weizenlektinen.

Doch zurück zum Tryptophan. Diese Aminosäure ist ein Vorläufer des Hirnbotenstoffs Serotonin, der für unsere Stimmung verantwortlich ist und aus dem der Körper das Melatonin aufbaut. Beim Einschlafen beginnt die Hirnanhangsdrüse, das Wachstumshormon Somatotropin herzustellen, das unsere Erholung und das Wachstum unseres gesunden Körpers bedingt. Ein anderes Hormon der Nacht ist das Sexualhormon Testosteron, dieses Hormon fördert den Muskelzuwachs im Schlaf. Das ist auch für Sportler essenziell: Es gilt, richtig zu essen, zu trainieren und zu schlafen. Für eine ausreichende Regeneration und für das Wachstum ist auch die Schilddrüse verantwortlich. Sie ist daher auch ein Organ, das nachts aktiv ist. Die lebenswichtigen Schilddrüsenhormone bereiten den gesamten Körper auf die Aktivität des Tages vor, daher führt Schlafmangel zu Mangel an Schilddrüsenhormonen, dies kann zu massiven Beeinträchtigungen der Gesundheit führen wie starke Müdigkeit, Verstimmung und schwere Depression.

Guter Schlaf ist auch enorm wichtig für ein gesundes Körpergewicht. Im Schlaf sorgt das Hormon Leptin für ein Sättigungsgefühl, sodass wir trotz eines frühen Abendessens und späten Frühstücks nach zwölf Stunden Pause nicht hungrig sind. Leptin macht uns satt, unabhängig von unserer aufgenommenen Menge an Nahrung über den Tag. Bei schlechtem oder zu geringem Schlaf stoppt die Ausschüttung von Leptin, das steigert Hungergefühle und bedingt Probleme wie Übergewicht.

Wie unabdingbar ein gesunder Schlaf für ein gesundes Funktionieren des Körpers ist, lässt sich mehr als erahnen. Durch optimale Ernährung und Rücksicht auf die Innere Uhr ist ein guter Schritt in Richtung besseren Schlafs machbar.

Dieser im Folgenden beschriebene innere Fahrplan sollte genutzt werden, um nachhaltig eine bestmögliche Gesundheit zu erreichen.

Wo sitzt unsere Innere Uhr?

Der Einfachheit halber wird oft nur verallgemeinert von einer Inneren Uhr gesprochen – in der Realität hat der Körper Milliarden von Inneren Uhren, denn jede einzelne kleine Zelle des Körpers besitzt eine eigene. Diese Milliarden von Inneren Uhren sind in stetigem Kontakt miteinander, da sie im Gleichklang ticken müssen, um einen soliden Biorhythmus zu bewahren.

Ihr geheimer Dirigent sitzt im Gehirn. Die Suche der Chronobiologen ergab, dass über der Kreuzung der beiden Sehnerven ein Areal von Nervensträngen, ein sogenannter Hirnkern, für den rhythmischen Verlauf unserer Körperfunktionen verantwortlich ist. Dieses Areal wird in der wissenschaftlichen Sprache als suprachiasmatischer Nukleus (SCN) bezeichnet. Etwa erbsengroß, leitet er das komplexe Zusammenspiel der multiplen Inneren Uhren. Durch spezielle Lichtimpulse aktiviert, sendet er Anweisungen und Signale über die Nervenleitungen an die Zirbeldrüse, diese ist auch verantwortlich für die Produktion des Hormons Melatonin. Durch Verstärkung oder Abfall des Melatoninproduktion signalisiert die Innere Uhr an alle Zellen des Körpers, welcher Rhythmus angesteuert wird, und lenkt so den gesamten Rhythmus unserer Lebensaktivität durch den Wechsel von Hell und Dunkel.

In jüngeren Tierversuchen, bei denen der SCN entfernt wurde, konnte nachgewiesen werden, dass sich nach einiger Zeit ein Rhythmus einstellte, auch wenn der Dirigent fehlte. Nachfolgend bestätigte die Chronobiologie-Forschung, dass auch einzelne Zellen unseres Körpers befähigt sind, einen Rhythmus zu geben. Daher postuliert die Fachwelt, dass wir nicht nur eine Innere Uhr, sondern tatsächlich Milliarden von Taktgebern besitzen. Der SCN bleibt aber der oberste Dirigent des Uhrenorchesters und jedes Organ unseres Körpers, wie beispielsweise die Leber, besitzt ihre eigene Uhrengruppe.

Wie tickt unsere Innere Uhr?

Unsere Leistungsfähigkeit ist zwischen zehn und zwölf Uhr sowie gegen 17 Uhr nachmittags besonders hoch. In den Mittagsstunden, gegen 14 Uhr, senkt der Körper die Leistungsbereitschaft und bei vielen stellt sich das berühmte Mittagstief ein. Das größte Tief unserer körperlichen Leistungskraft liegt nachts zwischen drei und vier Uhr, der gesamte menschliche Organismus befindet sich dann in einem Leistungstief.

Die Organuhr

Die Vorstellung von der Organuhr kommt aus der Traditionellen Chinesischen Medizin (TCM). Dass die Innere Uhr nach einem vorgegebenen biologischen Rhythmus tickt, beachtet man beispielsweise dort schon sehr viel länger.

Alles zu seiner Zeit! Diese Vorstellung beruht auf der Tatsache, dass jedes Organ zu verschiedenen Tages- und Nachtzeiten aktiv ist. Jedes Organ hat also seine Höchstleistung zu einer klar definierten Uhrzeit und eine auf der Uhr gegenüberliegende Passivzeit, in der das Organ kaum leistungsaktiv ist. Die TCM stellt sich danach ein Zifferblatt vor, das in 24 Stunden eingeteilt ist und so einen ganzen Tag und eine ganze Nacht repräsentiert. Nach dieser Lehre fließt die Energie, das sogenannte Qi, auf festgelegten „Straßen", den Meridianen, in unseren Körper. Dabei wird alle zwei Stunden ein Meridian und damit ein bestimmtes Organ besonders gut mit Energie durchströmt. Die Organuhr tickt: von fünf bis sieben Uhr ist dies der Dickdarm, von sieben bis neun Uhr der Magen, von neun bis elf Uhr die Milz, von elf bis 13 Uhr das Herz etc. Zu diesen Zeiten, vermutet man, hat das Organ ein Maximum an Lebensenergie und damit an Leistung. Die TCM nutzt diese Organuhr zur Diagnostik. Werden Beschwerden zu einer aktiven Organzeit manifest, so könnte dies ein Zeichen für eine Störung an exakt diesem Organsystem sein.

Der optimale Biorhythmus für unsere Ernährung

Die unterschiedlichen Aktivitäten der Organe zu verschiedenen Tageszeiten können wir uns in der Ernährung zunutze machen, indem wir unsere Ernährung daran anpassen. Der Tagesablauf lässt sich in folgende Phasen aufteilen:

7 bis 9 Uhr

Während wir schlafen, verbrauchen wir auch Energie. Das heißt, am frühen Morgen sind unsere Energiereserven meist aufgebraucht, die Kohlehydratspeicher fast geleert – daher ist leichte Bewegung am frühen Morgen, nachfolgend kombiniert mit einem optimalen Frühstück ideal, um langfristig Gewicht abzubauen und nachhaltige gesunde Energie für den Tag zu tanken. Von sieben bis neun Uhr geht der Magen in seine aktive Phase über. Das spricht dafür, den Tag mit einem guten ausgiebigen Frühstück zu beginnen, damit diese Aktivitätsbereitschaft bestmöglich ausgenutzt wird.

11 bis 13 Uhr

Der Körper stellt sich auf Verdauungsarbeit ein, der Magen-Darm-Trakt ist voll in Gang, eine gut gewählte Auswahl des Essens hilft, dem häufig verspürten Mittagstief vorzubeugen. Optimal ist es nach der Organuhr, jetzt einen Lunch einzunehmen.

17 Uhr

Am späten Nachmittag läuft unsere Innere Uhr auf Hochtouren, der Körper und sein Stoffwechsel sind in voller Aktivität. Vor allem die Verarbeitung und Umsetzung der Nährstoffe im Körper steht jetzt an. Die Nieren und Ausscheidungsorgane sind aktiv und sorgen für das Ausscheiden von Stoffwechselprodukten und Schadstoffen. Sinnvoll ist es daher, diese Zeit für eine Auszeit zu nutzen, etwa mit einem Tee, der die Ausscheidungsarbeit der Nieren unterstützt und Leber und Galle als aktive „Kraftwerke" der Verdauung regelt. In Großbritannien liegt man mit der Tea Time gegen 17 Uhr nach diesem Verständnis goldrichtig.

19 Uhr bis 21 Uhr

Das Ticken der Inneren Uhr wird etwas leiser, von hochaktiver Leistung stellt sich der biologische Rhythmus des Körpers um auf die wertvolle Regeneration. Ein leichtes Abendessen mit erneutem Verzicht auf einfache, schnell verbrennbare Kohlenhydrate wie aus Weißmehl verhilft dem Körper zur bestmöglichen Regeneration und zum Abschmelzen der Fettdepots. Die ausgeklügelte Hormonbalance des Körpers sorgt für eine vermehrte Ausschüttung von Melatonin, das als Schlafhormon für Müdigkeit und den Wunsch nach Ruhe sorgt. Gleichzeitig aktiviert der Körper die innere Reparatur beispielsweise durch den Botenstoff Somatotropin. Der Magen hat inzwischen seine geringste Aktivität, deshalb möchte und sollte er nach den Regeln der Organuhr von neuer Verdauungsarbeit möglichst verschont werden.

23 bis 1 Uhr

Ein zu üppiges und schweres Abendessen kann vor allem in dieser Zeit Beschwerden bei disponierten Menschen auslösen, da die Galle dann in der aktiven Leistungsphase ist. In der Tat treten Gallenkoliken gehäuft in dieser Zeitspanne auf.

1 bis 3 Uhr

Viele Faktoren verhindern ein schnelles Einschlafen und ein erholsames Durchschlafen. Die Insomnie, also die Schlaflosigkeit, wird als Volkskrankheit bekanntermaßen durch genetische Einflüsse, Umwelt, Lebens- und Wohnsituation, Medikamente oder aber auch Stress, Alkohol, zu viel Kaffee- sowie Teekonsum begünstigt. Der Blick auf die Innere Uhr zeigt aber auch, dass es hier einen spannenden Zusammenhang zu Störungen der Organfunktionen, insbesondere einer limitierten Leberfunktion, gibt.

Die Leber, unser zentrales Stoffwechselorgan, ist in diesem Zeitfenster hochaktiv. Wer denkt schon bei Ein- und Durchschlafstörungen an ein Alarmsignal der Leber? Ein- und Durchschlafprobleme in den späten Abend- und frühen Nachtstunden, vor allem zwischen ein und drei Uhr, können also darauf hinweisen, dass die Leber überaktiv ist. Dies kann ein wichtiges Warnsignal für eine Störung im Leber- oder Gallenstoffwechsel sein. Diese Art der

Leberstörungen durch fortlaufende falsche Lebens- und Ernährungsgewohnheiten sind weit verbreitet. Leider wird die Symptomatik häufig nicht richtig interpretiert und ihr auch nicht entsprechend entgegengewirkt.

Die Diagnostik nach der chinesischen Organuhr in unserem Verständnis zur Gesundheit zu etablieren, ist kein leichtes Unterfangen. Die Grundlagen dieser Idee haben sich aktuell nach Stand der neuesten Daten über die biologischen Rhythmen des Tagesablaufs im menschlichen Körper bestätigt. Ein Blick auf die Organuhr kann bei gehäuft vorkommenden, aber bislang unklaren Beschwerden wenigstens einen neuen Aspekt für die Suche nach möglichen Ursachen bieten.

Gute Verdauung beginnt im Schlaf

Ein tiefer, erholsamer Schlaf setzt den Startschuss für einen neuen Tag mit Energie und vitalem Schwung. Ohne unseren Schlaf hätten wir Menschen massive Beschwerden mit unserer Verdauung. Die Verdauung beginnt unmittelbar mit dem ersten Bissen und dauert vier bis sechs Stunden. Unser Verdauungssystem von Magen und Darm kommt in Schwung, Verdauungssekrete werden ausgeschüttet. Ein guter Rhythmus der Verdauung berücksichtigt auch wertvolle Pausen zwischen den Mahlzeiten. Am Tag gibt es selten Zeiten ohne Nahrungsaufnahme, die länger als vier bis fünf Stunden sind. Diese Phasen ohne Nahrungsaufnahme sind für die Endverdauung und Ausscheidung wichtig. Mit jedem neuen Essen behindern wir die ersten Verdauungsschritte und die Endverdauung.

Daher ist unser Schlaf, die Ruhezeit, essenziell wichtig für eine korrekte Verdauung der Nahrung und bestmögliche Aufnahme der Nährstoffe.

Schlaf-und-Wach-Rhythmus und die Verdauung sind über unsere Innere Uhr geregelt. Die Rhythmen der Verdauung wirken auf unseren Schlaf und umgekehrt wirkt der Schlaf auf unsere Verdauungsleistung. Ein überfordertes Verdauungssystem am Abend macht den gesunden Schlaf potenziell zunichte. Wer für relativ regelmäßige Essenszeiten sorgt, beeinflusst auch die Innere Uhr und damit auch den Schlaf. Der ideale Zeitpunkt für ein Abendessen ist etwa drei bis vier Stunden vor dem Schlafengehen, dann können wir die ersten Verdauungsschritte noch in der Wachphase leisten und die wichtige Endverdauung in Ruhe. Es gibt einige kleine, aber wirkungsvolle Ratschläge für das Abendessen, um Schlafqualität und damit Verdauungsarbeit positiv zu beeinflussen.

Keine Rohkost am Abend!

Der Salat oder die Rohkost am Abend erfreuen sich großer Beliebtheit, im festen Vertrauen darauf, dass dies besonders gesund sei. Dieser kleine Irrtum kann aber bereits unseren inneren Rhythmus und die Organuhr des Leber-Galle-Systems irritieren. Warum ist das so? In der Nacht produzieren die Darmbakterien im Körper keine Zellulase im Verdauungssystem, somit fängt die abends verzehrte Rohkost unverarbeitet an, im Darm zu gären. Dadurch entstehen giftige Alkohole wie Methanol, Butanol und Propanol, die nichts mit dem Ethylalkohol zu tun haben, den wir gerne freiwillig in Form eines Glases Weins genießen. Diese Gärungsalkohole müssen von der Leber abgebaut werden. Das macht die Leber bekanntermaßen vorzugsweise zwischen ein und drei Uhr nachts, sodass unser Körper aufgrund des „Giftalarms" potenziell geweckt wird. Eine sehr ähnliche Wirkung haben natürlich auch andere Formen des Alkohols, also auch die vom Wein und Bier. Bei Wein und Bier ist zumindest vielen Menschen bewusst, dass die Schlafqualität leidet, Rohkost hat dagegen kaum jemand im Verdacht.

Wer unter Einschlaf- oder Durchschlafproblemen leidet, sollte auf abendliche Rohkost wie auch auf zu viel Alkohol verzichten. Vermutlich vermag er durch eine kleine Ernährungsumstellung das Ticken der Inneren Uhr wieder auf einen soliden Grundrhythmus zu programmieren.

Der Darm – das unterschätzte Organ

Unser Darm ist ein echtes Wunderwerk und von imposanter Größe: Auseinandergerollt würde er etwa die Größe eines Tennisplatzes einnehmen, denn seine Anatomie mit Ein- und Ausstülpungen, Zotten und Falten bedingt eine enorme Vergrößerung seiner Oberfläche. Wissenschaft und Medizin entwickeln sich stetig weiter, langsam rückt auch die Gesundheit des Darms zunehmend in den Fokus der allgemeinen Aufmerksamkeit.

Ein für die Arbeit des Lanserhofs wegweisender Ansatz, der die Leistungsfähigkeit des Darms ins Zentrum der Diagnostik und Therapie stellt, ist die Medizin nach Dr. Franz Xaver Mayr. Diese begründete Philosophie misst dem Magen-Darm-Trakt eine Schlüsselfunktion für das menschliche Wohlbefinden zu und stellt eine Milieuänderung, also besonders eine Entsäuerung des Körpers in den Mittelpunkt. Man zählt vor allem fehlerhafte Verdauungsabläufe zu den Faktoren, die Krankheiten begünstigen können. In diesen potenziell frühen Prozess der Krankheitsgenese versucht die moderne Mayr-Medizin bereits im Vorfeld einzugreifen und vor allem ernährungsbedingte Zivilisationskrankheiten günstig zu beeinflussen. Ziel ist es dabei, durch eine Verbesserung der Darmgesundheit den gesamten Organismus und seine vielfältigen Organsysteme positiv zu beeinflussen. Die klassisch in der sogenannten Mayr-Kur eingesetzte Schonung und Säuberung des Darms ist dabei von entscheidender Bedeutung, mit dem Ziel, seine Selbstreinigungs- und Entgiftungsfunktionen zu regenerieren. Gleichermaßen wird auch der Schulung eine besondere Bedeutung zugemessen, das heißt der Art, wie man isst. Langsames Essen in entspannter Atmosphäre wie auch zum Beispiel ein intensives Kautraining zählen dazu. Und es heißt auch „Essen will gelernt sein", denn zu schnelles, überreichliches, zu häufiges, zu schweres und zu spätes Essen können langfristig unserer Darmarbeit schaden. Die Esskultur als neue Art der Nahrungsaufnahme ist deswegen aus moderner Sicht ein Schlüssel zum gesunden Darm.

Der Darm als wesentliches Verdauungsinstrument kommt mit unserer Ernährung, also auch der direkten Lebensweise in Berührung. In ihm steckt eine wichtige Quelle zum Gesundsein – aber wer kümmert sich schon vorsorglich um den Darm? Dabei gibt es viele Faktoren, die zu einem kranken Darm führen können. Sie werden von dem Effekt dieser zum Teil sehr simplen Veränderungen überrascht sein. Stress, vor allem auch Bewegungsmangel und Leben im Ungleichgewicht bringen den Darm schnell aus der Balance. Die fühlbaren Konsequenzen sind ein bunter Strauß an Symptomen: Völlegefühl, Blähungen, Bauchschmerzen bis hin zu wiederkehrenden Durchfällen oder Verstopfungen. Pauschale Ratschläge wie „Iss doch mal gesund und entspanne mal öfter" hört man überall. Was wir aber brauchen, sind praxiserprobte Tipps, die im Alltag als nutzbringende Rituale eingebaut werden, da sie einfach, effektiv und ohne Nebenwirkungen sind.

Fünf Regeln für die Darmgesundheit

Eine Vielzahl von Beschwerdebildern verschwindet bereits, wenn folgende fünf Regeln für einen Darm in Balance eingehalten werden. Bereits eine Woche sollte genügen, um hier wirklich einen deutlichen Unterschied zu fühlen.

1. Vielfalt der Nahrung

Ein gesunder Darm ist im Alltag dankbar für Vielfalt, auch in Sachen Brot und Getreide. Einfacher Tipp: Im Alltag auch anstatt auf gängige Getreidesorten wie Weizen, Gerste oder Roggen auf andere Getreidearten wie Reis, Mais und Hirse und die sogenannten Pseudogetreide wie Quinoa, Buchweizen und Amaranth setzen.

2. Freude an dem „richtigen" Ballast

Ballaststoffe sind wichtig, aber wenn, dann bitte die „richtigen". Vollkornprodukte sind in aller Munde, bei Menschen mit einem empfindlichen Darm hilft es oft, grobes Korn zu reduzieren und stattdessen auf fein gemahlenes volles Korn zu setzen. Viele Vollkornprodukte sind wegen der starken Körnung nicht für jeden zum Verzehr geeignet und ein schärferer Blick bei der Auswahl der Produkte lässt so manchen Blähbauch verschwinden. Sehr gesunde, gut verträgliche Ballaststoffe stammen zum Beispiel aus Chia- und Leinsamen, aber auch aus gegartem Gemüse wie Erbsen, Brokkoli, Grünkohl, Rosenkohl, Pilzen sowie Nüssen, Mandeln und Pekannüssen und Obst wie Himbeeren, schwarzen Johannisbeeren, Birnen und Äpfeln in bunter Variation. Die richtige Ballaststoffwahl und der regelmäßige wohldosierte Verzehr helfen, den Darm in optimaler Funktion und Gesundheit zu erhalten.

3. Bewegung für den Darm

Die durchschnittliche Bewegung eines Menschen in der heutigen Zeit liegt bei nur 400 Schritten pro Tag – wen wundert da die Volkskrankheit Darmträgheit? Bewegung ist für den Darm besonders wichtig: Die Verdauung wird stimuliert, der weit verbreiteten Darmträgheit wird vorgebeugt. Wer keinen Sport mag, dem empfiehlt sich wenigstens ein kleiner Ausflug in die Bewegung, vielleicht ein kurzer Spaziergang, ein bisschen Radfahren oder Gartenarbeit, am besten jeden Tag mindestens 30 Minuten.

4. Wasser für den Darm

Mit dem Trinken des ersten Schluckes Wasser wird die gesamte Verdauung aktiviert. Eine ausreichende Versorgung mit Wasser steuert nicht nur eine optimale Verdauung, sondern hilft auch der Ausscheidungsarbeit der Nieren und dem Abtransport von Stoffwechselendprodukten. Für gesunde Menschen sind mindestens zwei Liter hochwertiges Quellwasser empfehlenswert. Aber auch zu viel trinken ist nicht gut, da wertvolle Mineralien leicht ausgeschwemmt werden können. Bevorzugen Sie das regelmäßige Trinken, insbesondere außerhalb der Mahlzeiten, damit die Verdauungsenzyme optimal arbeiten können.

5. Kauen ist Verdauen!

Je besser wir die Nahrung kauen, umso leichter ist die Arbeit für den Darm. Mit dem Kauen vergrößert sich die Oberfläche der Nahrung, und die Verdauungsenzyme, die bereits der Speichel liefert, können besser und stärker angreifen. Jeder Bissen sollte mit Genuss und ausreichend gekaut werden – eine kleine Maßnahme mit großer Wirkung! Ganz nebenbei wird dabei auch bei geringerer Kalorienaufnahme eine Sättigung erreicht.

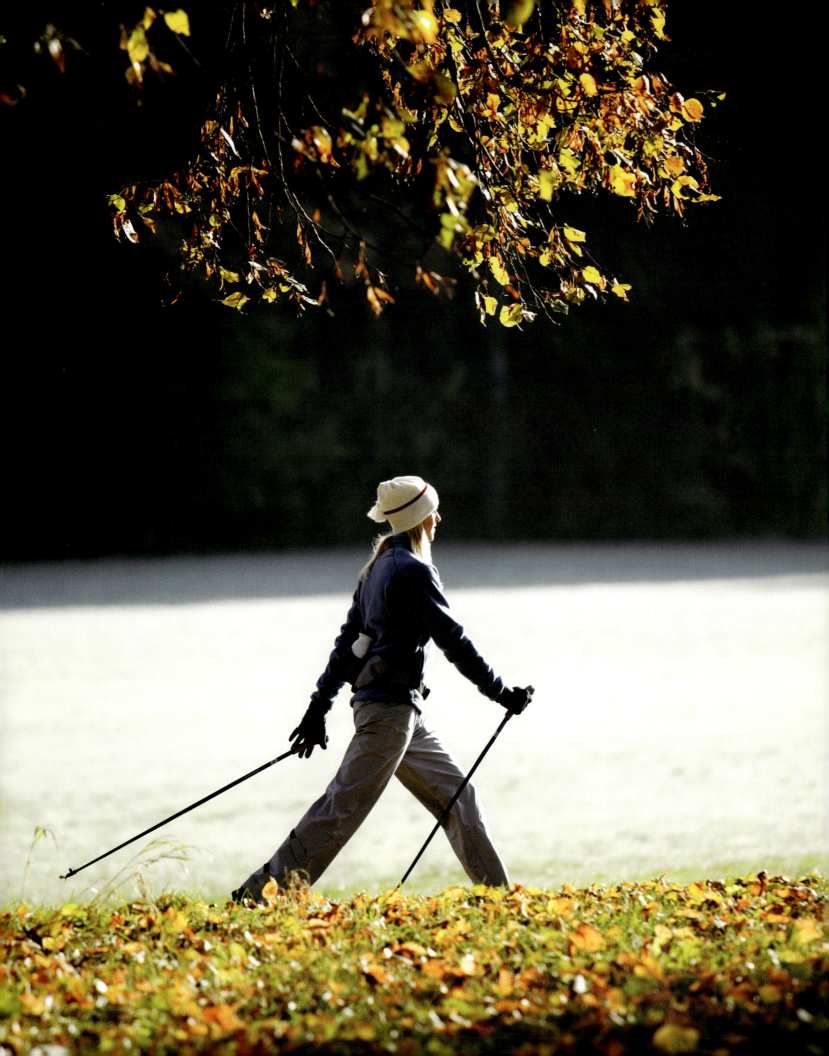

Muskeln, Sehnen, Faszien, Bindegewebe

Ein komplexes Zusammenspiel im gesunden Körper: Muskeln sind für jeden wichtige Bausteine des Körpers. Die Faszien, das Bindegewebe um den Muskel, werden viel zu selten berücksichtigt und in ihrer Funktion für einen vitalen Körper unterschätzt. Dieses körperweite Netzwerk erhält die strukturelle Integrität des Organismus. Es befindet sich überall im Körper und ist maßgeblich für die Gesundheit, vor allem die des Bewegungsapparates bedeutsam. Das Bindegewebe ist ein einzigartig komplexes Gewebe, das alle Teile des Körpers fixiert, miteinander verbindet und den Körper so systematisch in Ordnung und in Form hält. Sind die Faszien verklebt oder verhärtet, bedingt das ein Portfolio an Symptomen – von Gelenk- über Nacken-, Schulter- und Rückenschmerzen bis hin zu unspezifischen Beschwerden, die oft lange ungeklärt bleiben.

Doch das ist nicht alles: Als wichtiger Wasserspeicher und Barrieresystem dient das Fasziengewebe dem Stoffwechsel und der Immunabwehr. Auch Blutgefäße und Lymphgefäße führen durch das Bindegewebe, dadurch werden Nährstoffe zu der Zelle und Stoffwechselendprodukte und Schadstoffe aus der Zelle abtransportiert. Der Lymphfluss wird durch die Aktivität unserer Muskeln gesteuert, daher ist das System des Lymphtransports auf eine ausreichende und gesunde Aktivität der Muskulatur angewiesen. Bei länger anhaltender Muskelverspannung, beispielsweise im Nackenbereich, kann wegen fehlender Muskelbewegung der Fluss der Lymphe gehindert werden, dadurch kommt es zu einer Art Lymphstau und zu einer Fibrinablagerung im Gewebe. Fibrin, ein körpereigener Klebstoff, der sonst für „gesunde Reparaturen" zuständig ist, verklebt das umliegende Binde- oder Fasziengewebe. Verklebte Faszien schränken die Bewegung der Muskelfasern massiv ein und können Nerven in diesem Areal irritieren, was zum Teil empfindliche Schmerzen hervorrufen kann.

Aktuell vermuten Mediziner, dass bei unklaren Rückenschmerzen in nur 20 Prozent der Fälle eine Bandscheibenläsion verantwortlich ist, man geht davon aus, dass in den übrigen 80 Prozent andere Ursachen existieren, vor allem das Phänomen der verklebten Faszien.

Dass ein Mangel an regelmäßiger Bewegung Fasziengewebe pathologisch verändert und verklebt, ist naheliegend. Ungesundes Bindegewebe ist nicht nur eine Frage der Haltung und Überlastung des Gewebes, sondern man sieht auch einen Zusammenhang mit anhaltendem negativem Stress, was ebenfalls nicht verwundert – und mit der Ernährung. Schon seit Jahren wird ein Zusammenhang zwischen der Übersäuerung des Körpers und muskuloskelettalen Beschwerden sowie Veränderungen des Faszien-Milieus angenommen.

Regelmäßige Bewegung und Dehnübungen beugen wirksam Verklebungen und Verhärtungen der Faszien vor.

Säure-Basen-Haushalt

Der Säure-Basen-Haushalt ist der entscheidende Regulator des gesamten Stoffwechsels. Der pH-Wert unseres Organismus liegt bei 7,4. Bereits geringe Veränderungen sind gefährlich und werden daher vom Körper wirkungsvoll vermieden. Deswegen gibt es ausgefeilte Puffersysteme im Körper, die den pH-Wert in einer Schwankungsbreite von maximal 0,05 halten. Eine zu saure oder zu basische Ernährung vermindert die Kapazität dieser Puffer. So entsteht beispielsweise auch die gefährliche Höhenkrankheit durch ein Ansteigen des pH-Wertes infolge des verstärkten Abatmens von CO_2 in großer Höhe, einem Stoff, der im Blut, dem wichtigsten Puffer, wesentlich für das Gleichgewicht von Basen und Säuren verantwortlich ist.

Der Verzehr von Getreideprodukten aus Auszugsmehlen, Fertigmüslis, Cornflakes, zuckerhaltigen Limonaden und Fertigprodukten liefert dem Bindegewebe Nahrung mit Säureüberschuss, der für den Körper auf Dauer schwer auszugleichen ist. Dies wirkt sich irgendwann auf die Struktur des Bindegewebes aus, Zellwandstrukturen werden verändert und die Membrandurchlässigkeit verringert. Mögliche Folgen sind die Neigung zu Gelenkschmerzen und eine Zunahme von Beschwerden des Bewegungsapparates.

Dabei ist es relativ einfach, über eine basisch geprägte Ernährung solche Probleme positiv zu beeinflussen. Die regelmäßige und ausreichende Zufuhr von Gemüse jeglicher Art sowie von bitterstoffreichen Salaten (wie Radicchio und Chicorée) erhöht den Basenanteil signifikant und fördert die Ausscheidung von überflüssigen Säuren. Davon profitieren nicht nur Bindegewebe und Muskulatur, sondern der gesamte Organismus.

Dabei ist eine Übersäuerung nicht automatisch als solche zu erkennen und nicht vergleichbar mit spontan auftretenden Beschwerden wie bei einem akuten Schnupfen. Sie zeigt sich eher in unspezifischen Symptomen wie Müdigkeit und Energielosigkeit über einen langen Zeitraum, Konzentrationsstörungen und einer schnellen Überlastung des Bewegungsapparates.

Ein ausgewogenes Verhältnis erreichen

Wählen Sie viel Gemüse als optimalen Basenspender. Zu den basischen Lebensmitteln zählen außerdem fast alle Obstsorten, Säfte, Salate, Sprossen, Gewürzkräuter, Wildkräuter und vor allem auch die Kartoffel. Zwar ist die Kartoffel einerseits sehr stärkehaltig, hat aber eine starke basische Wirkung. Es gibt auch weitere Überraschungen: Die Zitrone, auch wenn sie sauer schmeckt, weil sie viel Fruchtsäure enthält, wird im Körper zu Basen verstoffwechselt und ist als eines der besonders basisch wirkenden Lebensmittel sehr empfehlenswert. Daher wird beispielsweise im Omega-3-Frühstück zur Abrundung des Geschmackes und wegen der basischen Wirkung auch ein kräftiger Spritzer Zitrone empfohlen.

Vorsicht bei den Säurelieferanten

Einen Säureüberschuss liefern vor allem Zucker und Süßigkeiten, aber auch die meisten Getreideprodukte aus Weißmehl, Wurstwaren, Fleisch, Fisch, Eier, Milchprodukte, Kaffee, Tee und Alkohol. Alles ist wie immer eine Frage des Dosis und Häufigkeit. Und was ein gesunder Körper noch ohne Beschwerden von selbst regelt, kann beim Kranken bereits zum spürbaren Problem werden.

Übersäuerung ist mit optimaler Ernährung unmöglich

Bei der Verdauung der Nahrung fallen immer einige wenige unbrauchbare oder auch schädliche Stoffe an. Diese Abfallprodukte werden meist neutralisiert und erfolgreich ausgeschieden. Eine optimale Ernährung verhindert, dass ein Überschuss an schädlichen Stoffen anfällt. Auf diese Art bleibt der Körper in einer gesunden Balance. Wichtig ist: Säurebildende Lebensmittel sind nicht per se ungesund, sondern es kommt auf die Balance an. Bei den Rezepten und Ernährungstipps in diesem Buch ist sie bereits berücksichtigt, trotzdem ist es empfehlenswert, die Zusammenhänge zu verstehen und sich kurz mit den Eigenschaften der verwendeten Lebensmittel zu beschäftigen.

Entsäuerung durch optimales Essen: die 70:30-Regel

Mit einem einfachen Blick auf die täglichen Essensrituale lässt sich mittelfristig der Säure-Basen-Haushalt recht einfach wiederherstellen und einer chronischen Übersäuerung entgegenwirken.

Bereits nach ein bis drei Monaten konsequenter Umstellung werden Sie sich gesünder und vitaler fühlen, denn der Anfall an überflüssigen Säuren wird durch eine ausgewogene und basenorientierte Ernährung gezielt gestoppt. Ein gutes Verhältnis zwischen basischen und säurebildenden Lebensmitteln auf dem Teller beträgt durchschnittlich 70:30.

Was in der Theorie recht kompliziert klingt, lässt sich in der Praxis recht einfach umsetzen: einfach vermehrt basische Produkte einsetzen und Säurebildner weglassen.

Ein schneller Überblick

Besonders empfohlene Lebensmittel als Grundlage einer gesunden basenbetonten Ernährung sind zum Beispiel:

- Gemüse, Kartoffeln, Wildkräuter und Obst
- Nüsse und Mandeln
- Samen und Kerne wie Leinsamen, Sesam, Hanfsamen, Sonnenblumenkerne und Kürbiskerne
- Hülsenfrüchte wie Linsen, Kichererbsen und Bohnen
- Mais in kleinen Mengen, auch Polenta und Maisteigwaren
- Pseudogetreide: Amaranth, Quinoa und Buchweizen
- Getreideprodukte aus Dinkel, aber nicht aus Weizen
- Eier, Fleisch oder Fisch in Maßen aus bekannter Herkunft

Als weniger geeignete Nahrungsmittel und Säurebildner gelten folgende Faktoren:

- Fleisch und Wurst aus konventioneller Herstellung
- Getreideprodukte aus Auszugsmehlen, Teig- und Backwaren, Fertigcerealien
- mehr als 500 ml lange haltbare Milchprodukte pro Tag
- fette Süßspeisen
- kohlensäurehaltiges Mineralwasser
- Cola, Softdrinks und Lightgetränke
- extremer Kaffeekonsum
- zu viel Alkohol
- Nikotin
- synthetische Lebensmittelzusatzstoffe wie Konservierungsstoffe, Farbstoffe, Geschmacksverstärker, Glutamat, Süßstoffe, Zitronensäure
- starke körperliche und psychische Beanspruchung

Neueste wissenschaftliche Erkenntnisse: Eier, Fette, Kohlenhydrate

Seit Jahrzehnten waren Eier und Fette in Ungnade gefallen, standen sogar im Verruf, Herzkrankheiten und Übergewicht zu fördern. Vor nicht allzu langer Zeit aber wurde das Ei freigesprochen, was auch in neuen Leitlinien Zugang finden wird. Die Angst, dass das Nahrungscholesterin direkt zu Herzkrankheiten führt und als Herzinfarkt-Auslöser sein Unwesen treibt, ist folglich als unbegründet zu werten. Obwohl es keine klaren Evidenzen dafür gab, hat sich dieser Ernährungsirrtum über Jahrzehnte sogar bis zum heutigen Datum forterzählt. Noch heutzutage ist die Verunsicherung in der Bevölkerung groß.

Wir brauchen gesunde, hochwertig verarbeitete Fette, um gesund zu bleiben und auch, um das Idealgewicht zu halten.

Fazit: Dem moderaten Verzehr von Eiern steht ernährungsmedizinisch nach dem Stand der Wissenschaft nichts im Wege! Eine Einschränkung gilt: Menschen mit entzündlichen oder rheumatischen Erkrankungen sollten Eier nur in Maßen genießen, zum Beispiel als sonntägliches Frühstücksei, da das Eigelb die entzündungsfördernde Arachidonsäure enthält.

Ähnlich wie die Diskussion um das Ei verhält es sich mit den seit Jahren eingefahrenen Vorstellungen, dass eine fettarme Ernährung der Weg zu besserer Gesundheit und zum Wohlfühlgewicht ist. Inzwischen ist belegt, dass wir gesunde, hochwertig verarbeitete Fette brauchen, um gesund zu bleiben und auch, um das Idealgewicht zu halten. Fett hat auch andere Vorteile beim Essen: Es dient als Geschmacksträger, Energielieferant und es sättigt deutlich nachhaltiger als Eiweiß und Kohlenhydrate. Da jede Zelle des Körpers in ihrer Membran aus einer Vielzahl aus Phospholipiden, also Fetten besteht, macht es Sinn, genau auf dieser Ebene den Körper zu stärken.

Inzwischen hat die aktuelle Studienlage auch in Sachen Gewichtsverlust einen Vorteil gegenüber den Low-Fat-Ernährungsformen erwiesen und demonstriert eine Ernährung mit ausgeglichener Balance von Eiweiß, guten Kohlenhydraten und mit ausgewogenen Fettanteil als vorteilhaft. Auch die gesättigten Fette aus Fleisch, die über Jahre als herzschädigend galten, sind nach neuestem Stand der Wissenschaft als für die Herzgesundheit unbedenklich zu werten, da sie zwar den Cholesterinspiegel erhöhen, aber, wenn man es genau analysiert, nicht die Cholesterinfraktionen, die Arteriosklerose verursachen. Wie wichtig die Ernährung mit hochwertigen Fetten ist, zeigt auch der vermutete Zusammenhang zwischen Fettmangel in der Ernährung und körperlichen wie psychischen Einschränkungen wie beispielsweise Depressionen. Außerdem wirken hochwertige Fette aus der Nahrung gemeinsam mit Bewegung der Entstehung von niedriggradigen Entzündungen im Körper entgegen, die nach neuestem Wissen auch zur Krankheitsentstehung von Krebs, Diabetes und koronarer Herzerkrankung beisteuern.

Die Qualität der Fette

Die Qualität der ausgewählten Fette und Öle ist dabei von entscheidender Bedeutung: Gesunde Öle sollten immer folgende Kriterien erfüllen: Sie sollten kalt gepresst sein, aus biologischem Anbau stammen und – wenn sie sehr reich an ungesättigten Fettsäuren (beispielsweise Leinöl, Weizenkeimöl, Hanföl) sind – vor allem vor Licht, Hitze und Sauerstoff geschützt sein. Erst ein so „Omega-safe" hergestelltes wertvolles Produkt verdient es, in einer dunklen Flasche abgefüllt zu werden.

Ein Auge auf die Kohlenhydrate

Aktuell stehen vor allem die Kohlenhydrate in der Kritik. Auch hier lohnt ein genauer Blick: Theoretisch können wir ohne äußere Zufuhr von Kohlenhydraten überleben, das heißt, der Körper kann sich aus Eiweiß und Fett energetisch speisen und selbst Kohlenhydrate produzieren. Kohlenhydrate sind demnach keine essenziellen, also lebensnotwendigen Nährstoffe wie Eiweiß und Fett, die wir zuführen müssen, um am Leben zu bleiben.

Wie geht unser Körper mit Kohlenhydraten um? Im Gegensatz zu Fett können wir Kohlenhydrate nicht umfassend und lange auf Vorrat in der Leber und der Muskulatur speichern. Um den Körper zuverlässig mit Energie versorgen zu können, sollten wir mit den Kohlenhydraten behutsam und auch immer individuell umgehen. Ein Sportler braucht definitiv etwas mehr Kohlenhydrate als ein Bewegungsmuffel. Anders gesprochen, Kohlenhydrate sind in moderatem Maß vor allem bei körperlicher Leistung wichtig.

Entscheidend sind jedoch die Auswahl und die Qualität der gewählten Kohlenhydrate. Ein absolutes Tabu gegenüber Kohlenhydraten auszusprechen, wäre nicht sinnvoll, das gesunde Maß jedoch schon. Daher berücksichtigt die Energy Cuisine bevorzugt die „richtigen", komplexen Kohlenhydrate, die einen langsamen Blutzuckeranstieg bewirken und starken Schwankungen vorbeugen, wie Beeren, Gemüse oder Vollkorngetreide.

„In den Morgenstunden ist der Körper auf Leistungsbereitschaft und Aktivität programmiert. Sämtliche Stoffwechselvorgänge arbeiten auf Hochtouren und steuern alle Abläufe, die unseren Körper aktiv werden lassen. Der Körper ist energetisch hochaktiv. Mit dem Frühstück tankt man gesunde Energie."

Frühstück

Der gesunde Start in den Tag

mit Müslis, warmen Breien oder fruchtigen

Joghurt- und Quarkspeisen

Frischkornmüsli

ZUBEREITUNGSZEIT:

ca. 8 Minuten plus Einweichen über Nacht

Für 2 Portionen
3 EL Dinkel
4 Walnusskerne
1 EL Rosinen
1 Apfel
1 Banane
25 g Sahne oder 50 g Naturjoghurt
½ TL Honig (je nach Süße der Früchte)
frisch gepresster Zitronensaft
nach Wunsch
Früchte der Saison zum Garnieren

Den **Dinkel** am Vortag grießartig mahlen, dann mit 60 ml Wasser, **Walnüssen** und **Rosinen** zu einem flüssigen Brei verrühren. Im Kühlschrank über Nacht quellen lassen.

Am nächsten Morgen den **Apfel** schälen, das Kerngehäuse entfernen und das Fruchtfleisch grob raspeln. Die **Banane** schälen und in feine Scheiben schneiden. Das Obst mit **Sahne** oder **Joghurt** und dem eingeweichten Dinkel vermischen. Je nach Süße der Früchte mit **Honig** nachsüßen und nach Wunsch mit etwas **Zitronensaft** verfeinern.

Mit frischen **Früchten der Saison** garnieren.

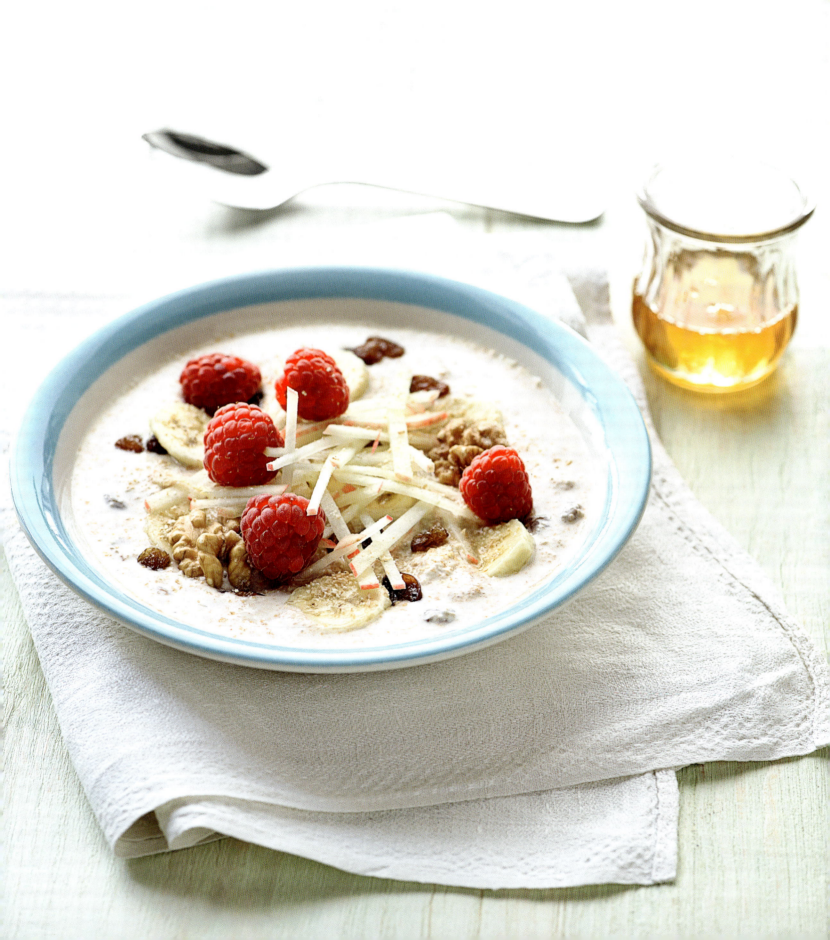

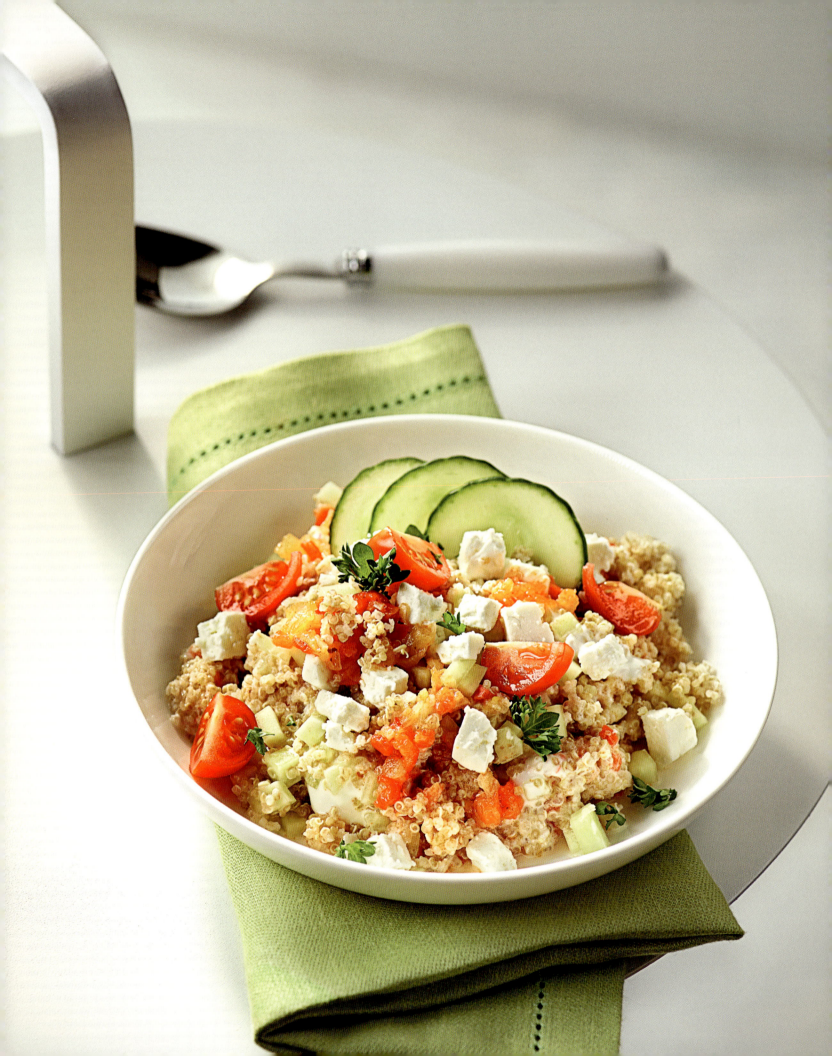

Süßes oder pikantes Quinoa-Müsli

ZUBEREITUNGSZEIT:

ca. 10 Minuten plus 25 Minuten Kochzeit am Vortag

Für 2 Portionen

50 g Quinoa

1 Prise Salz

süße Variante:

1 Apfel

1 Banane

½ TL Leinöl

½ EL grob gehackte Trockenfrüchte
nach Wahl (z. B. Aprikosen,
Pflaumen, Sultaninen)

125 g Naturjoghurt

½ TL Honig (je nach Süße der Früchte)

Früchte der Saison zum Garnieren

pikante Variante:

80 g magerer Schinken

50 g Schafskäse

60 g Salatgurke

40 g gelbe Paprikaschote

40 g rote Paprikaschote

1 EL gehackte frische Kräuter
(z. B. Petersilie, Schnittlauch)

125 g Naturjoghurt

1 EL Leinöl

Salz

frisch gemahlener schwarzer Pfeffer

Quinoa am Vortag in 125 ml Wasser mit **Salz** in einem kleinen Topf aufkochen, dann die Hitze reduzieren und die Quinoa etwa 20 Minuten bei schwacher Hitze quellen lassen. Im Kühlschrank über Nacht quellen lassen.

Für die süße Variante am nächsten Morgen den **Apfel** schälen, das Kerngehäuse entfernen und das Fruchtfleisch grob raspeln. Die **Banane** schälen und in feine Scheiben schneiden. Das Obst mit **Leinöl, Trockenfrüchten, Joghurt** und der ausgekühlten Quinoa vermengen. Je nach Süße der Früchte mit **Honig** nachsüßen. Mit frischen **Früchten der Saison** garnieren.

Für die pikante Variante den **Schinken** klein schneiden und den **Schafskäse** zerbröseln. **Gurke** schälen und **Paprika** putzen und waschen. Das Gemüse fein schneiden. Alles zusammen mit den **Kräutern** mit der ausgekühlten Quinoa, **Joghurt** und **Leinöl** vermengen. Mit **Salz** und **Pfeffer** abschmecken.

Leinsamen-Hafer-Dinkel-Müsli

ZUBEREITUNGSZEIT:

ca. 8 Minuten plus Einweichen über Nacht

Für 2 Portionen

1 ½ EL Dinkel (30 g)

½ EL Leinsamen (10 g)

1 ½ EL Haferflocken

1 Apfel

1 Banane

½ EL grob gehackte Trockenfrüchte nach Wahl

½ TL Leinöl

75 g Naturjoghurt

½ EL Honig (je nach Süße der Früchte)

Früchte der Saison zum Garnieren

Den **Dinkel** und den **Leinsamen** zusammen grießartig mahlen und mit 125 ml Wasser und den **Haferflocken** zu einem flüssigen Brei verrühren. Im Kühlschrank über Nacht quellen lassen. Am nächsten Morgen den **Apfel** schälen, das Kerngehäuse entfernen und das Fruchtfleisch grob raspeln. Die **Banane** schälen und in feine Scheiben schneiden. Das Obst mit **Trockenfrüchten, Leinöl** und **Joghurt** vermischen. Je nach Süße der Früchte mit **Honig** nachsüßen. Mit frischen **Früchten der Saison** garnieren.

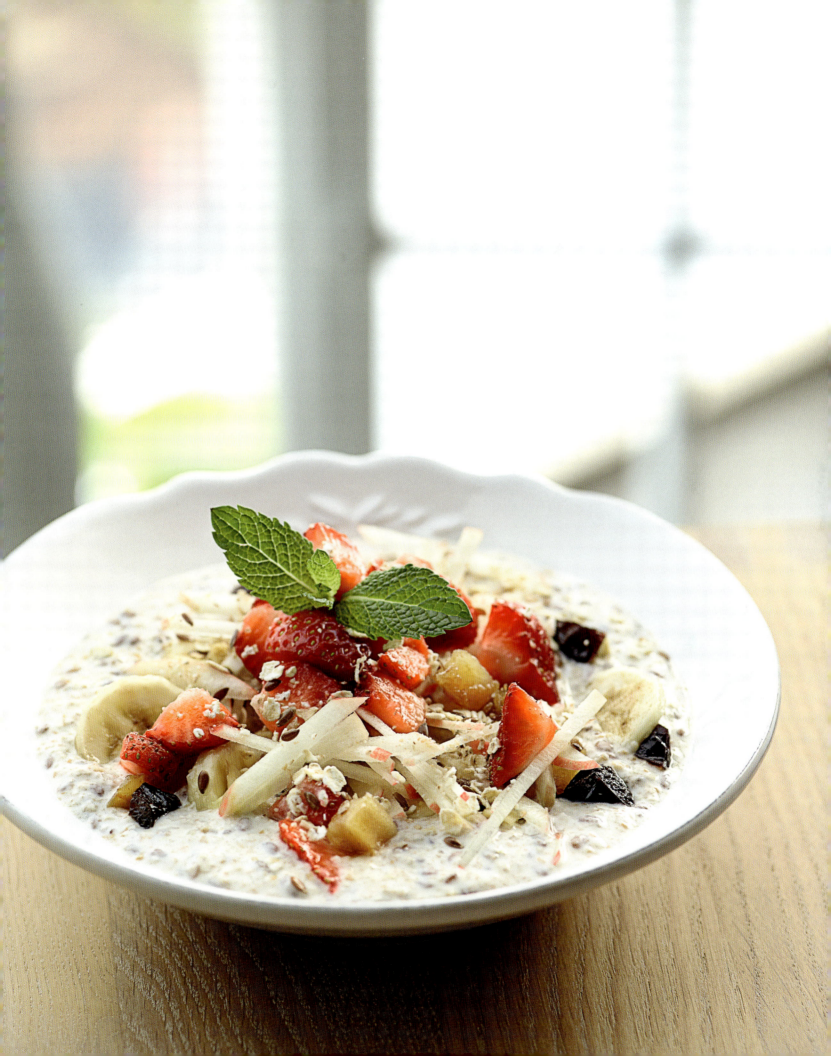

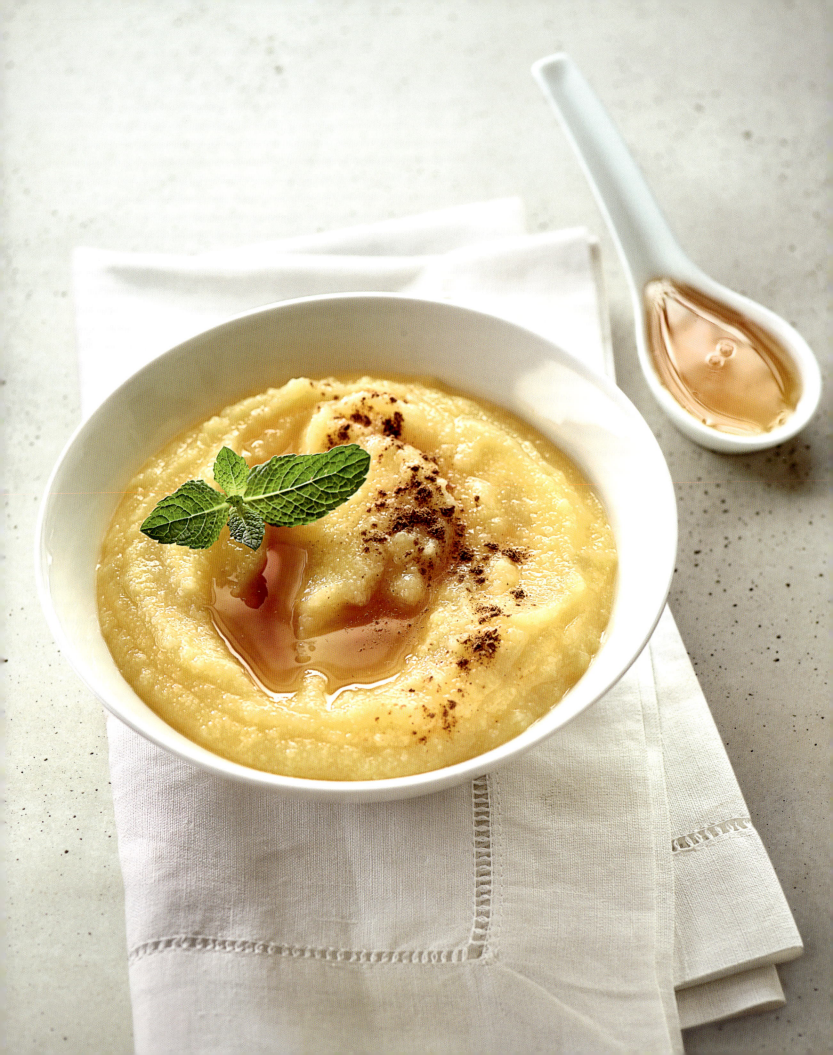

Glutenfreier Getreide-Frühstücksbrei

ZUBEREITUNGSZEIT:
ca. 15 Minuten

Für 2 Portionen

40 g Quinoa, Hirse, Reis oder
Mais nach Wahl
1 Prise Salz
Honig oder Ahornsirup nach Geschmack
Zimt, gemahlener Ingwer oder
Kardamom zum Würzen
nach Geschmack

Die **Körner** fein mahlen und mit 400 ml lauwarmem Wasser und dem **Salz** in einem kleinen Topf verrühren. Unter ständigem Rühren aufkochen. Anschließend noch ca. 10 Minuten bei schwächster Hitze quellen lassen. Mit **Honig** oder **Ahornsirup** nach Belieben süßen und mit **Zimt,** gemahlenem **Ingwer** oder **Kardamom** bestreuen.

Tipp: Statt mit Honig oder Ahornsirup kann auch mit einem Fruchtpüree oder frischen Früchten gesüßt werden, z. B. mit Apfel- oder Pfirsichmus, Früchten und Beeren der Saison.

Omega-3-Frühstück

ZUBEREITUNGSZEIT:
ca. 10 Minuten

Für 2 Portionen
200 g Magerquark
75–90 ml Milch
2 Fläschchen ENNA care ®-Ölmischung
(alternativ 40 ml Bio-Leinöl aus
Omega-Safe-Herstellung)
1–2 TL Honig nach Geschmack
einige Spritzer frisch gepresster
Zitronensaft
Früchte nach Wahl (z. B. Banane,
Mango, Himbeeren, Erdbeeren,
Heidelbeeren, Äpfel)
Nüsse und Samen nach Wahl
(z. B. gehackte Walnusskerne,
Mandelsplitter)

Quark, Milch, Öl, Honig nach Geschmack und **Zitronensaft** im Mixer oder mit dem Pürierstab mixen. Die **Früchte** waschen, gegebenenfalls schälen und klein schneiden. Das Müsli mit Früchten und **Nüssen** oder **Samen** servieren.

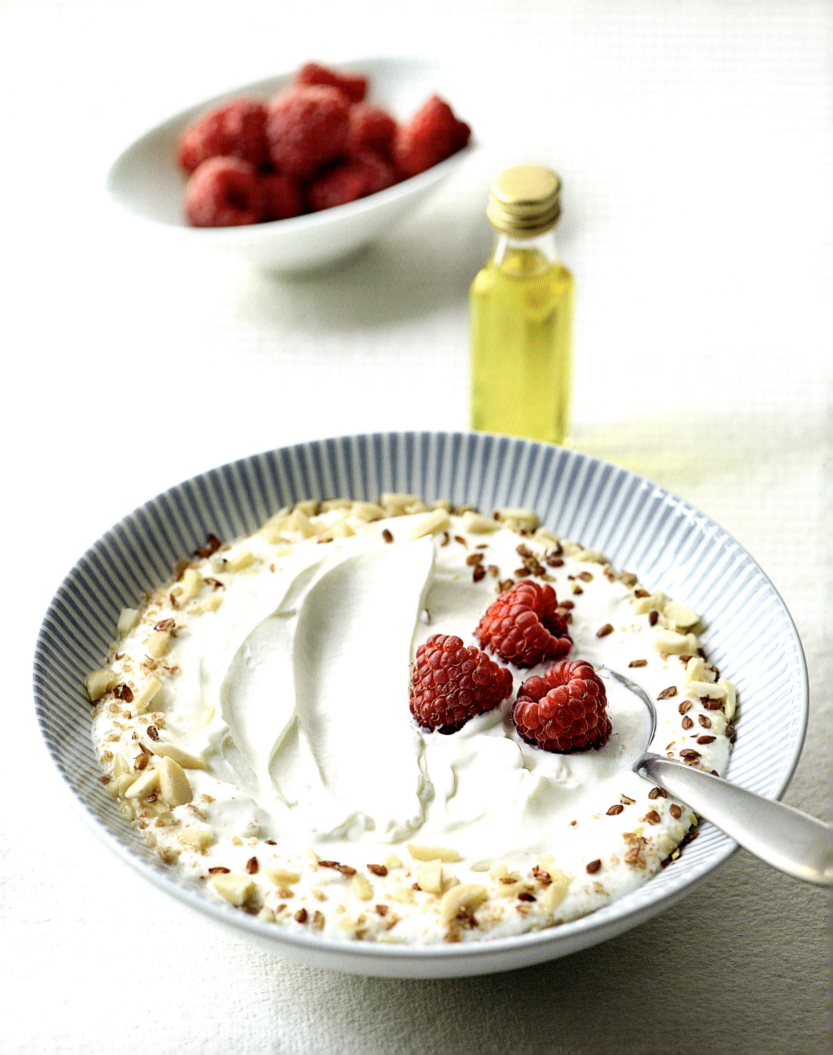

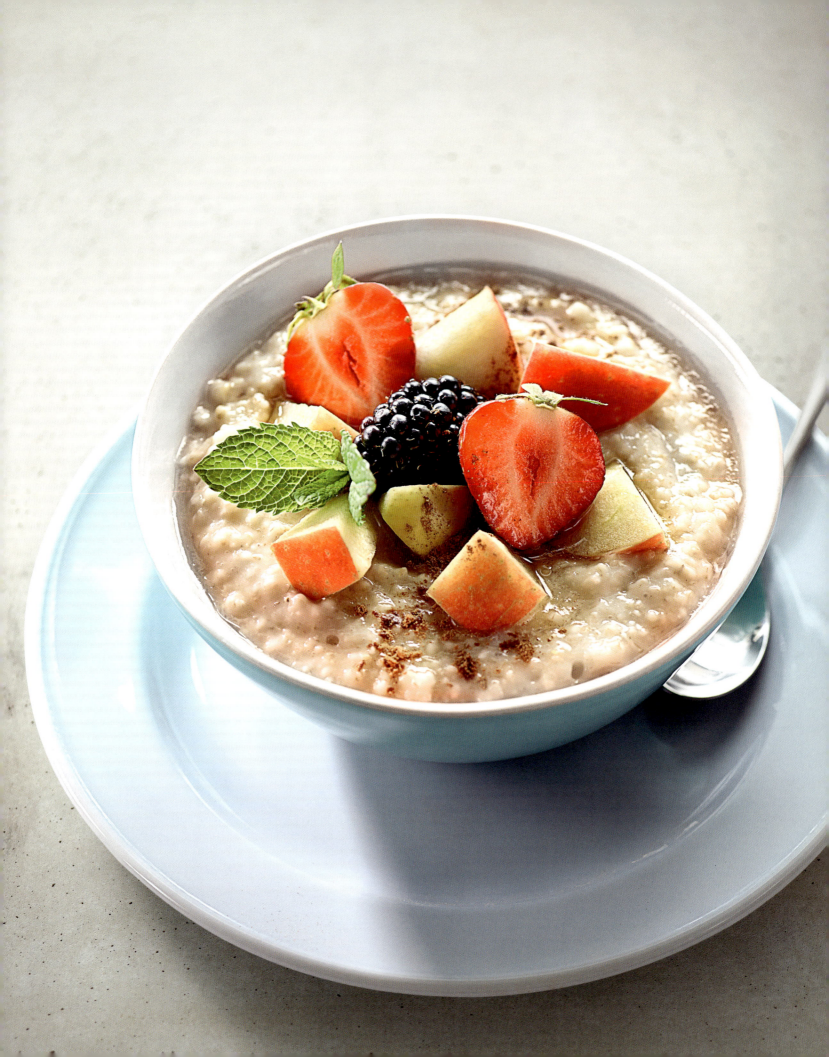

Haferbrei

ZUBEREITUNGSZEIT:
ca. 15 Minuten

Für 2 Portionen

400 ml Reismilch oder Wasser

1 Prise Salz

50 g Haferschrot

1 Prise Zimt

2 EL Ahornsirup

Die **Reismilch** oder das Wasser mit dem **Salz** aufkochen. Den **Haferschrot** unter ständigem Rühren einrieseln lassen und 10 Minuten bei schwacher Hitze quellen lassen, dabei häufiger umrühren.
Den Brei in Schalen oder Tassen servieren, mit **Zimt** bestreuen und den **Ahornsirup** darüberträufeln.

Tipp: Der Brei kann in den verschiedensten Varianten zubereitet werden: Statt mit Zimt mit Kardamom oder frisch geriebenen Ingwer würzen, 2 EL Apfelmus und Sultaninen einrühren oder mit Bananenscheiben und Früchten der Saison servieren.

Joghurt mit Beeren und geröstetem Crunchy

ZUBEREITUNGSZEIT:

ca. 8 Minuten (plus Vorbereiten des Crunchy 30 Minuten)

Für 2 Portionen

Für das Crunchy (reicht für etwa 15 Portionen):

50 g Walnusskerne

50 g Dinkelflocken

50 g Haferflocken

25 g fein gemahlener Dinkel oder Vollkorn-Dinkelmehl

50 g Rohrzucker

50 g Butter oder pflanzliche Margarine

Zimt nach Geschmack

Vanillezucker nach Geschmack

Für den Joghurt:

200 g Beeren oder andere Früchte der Saison

400 g Naturjoghurt

½ EL Leinöl

Honig oder Ahornsirup nach Geschmack

Saft von ½ Orange oder Zitrone

Vanillezucker nach Geschmack

Für das Crunchy den Backofen auf 160 °C Umluft vorheizen. Die **Walnüsse** grob hacken, mit allen anderen **Zutaten** verkneten und in groben Streuseln auf einem Backblech verteilen. Etwa 20 Minuten im Ofen knusprig backen.

Frische **Beeren** oder andere **Früchte** putzen, waschen, wenn nötig mundgerecht schneiden und mit den restlichen **Zutaten** für den Joghurt verrühren. In Schüsseln oder Gläser füllen und mit etwas Crunchy bestreuen.

Tipp: Das Crunchy hält sich kühl und trocken gelagert 2–3 Wochen.

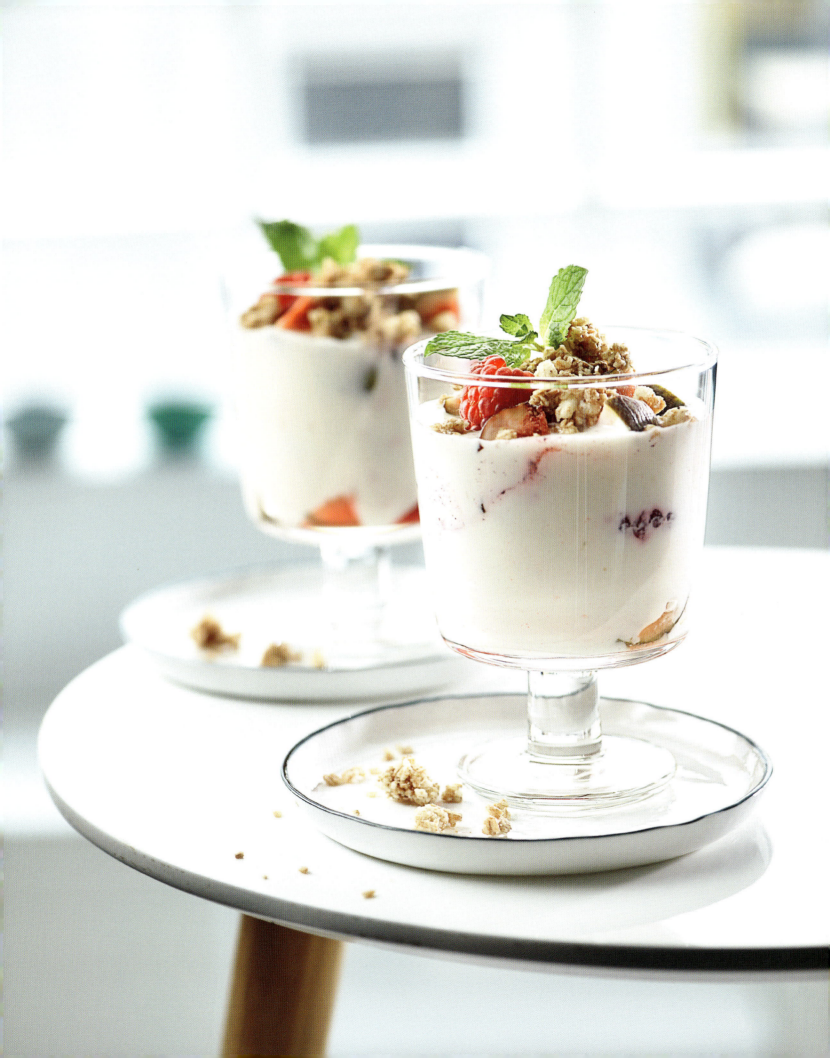

„Ungesättigte und sogar gesättigte Fette sind ein unabdingbarer Bestandteil einer gesunden Ernährung. Sie dienen als Energielieferant und Hemmer von Krankheitsauslösern. Das gilt insbesondere für hochwertig produzierte Pflanzenöle, die reich an Omega-3-Fettsäuren sind und Omega-safe hergestellt werden."

Aufstriche und Dips

Abwechslung auf dem Brot oder
ein würziges Extra auf dem Teller – und eine
Quelle guter Fettsäuren

Fruchtaufstrich

ZUBEREITUNGSZEIT:
ca. 35 Minuten

Für 4 Gläser à 300 ml

1 kg Früchte nach Wahl (z. B. Aprikosen,
Äpfel, Himbeeren, Erdbeeren, Pfirsiche)

Saft von 2 Zitronen

ca. 60 ml Agavensirup (je nach
Süße der Früchte)

120 g Traubenzucker

Gewürze nach Wahl (z. B. gemahlener
Ingwer, Zimt, Lavendel, Minze, Nelken,
Kardamom, Chili)

1–2 TL Agar-Agar

Früchte waschen, eventuell schälen und putzen.
Dann in Spalten oder Scheiben scheiden. In einem
Topf mit dem **Zitronensaft** mischen, dann mit dem
Agavensirup ca. 20 Minuten unter häufigem Rühren
bei mittlerer Hitze köcheln lassen. **Gewürze** und
Agar-Agar einrühren und nochmals aufkochen.
Gelierprobe machen und den heißen Fruchtaufstrich
in Gläser füllen. Gläser gut verschließen und etwa
5 Minuten umgedreht leicht abkühlen lassen – damit
ist der Fruchtaufstrich vor Schimmel geschützt, da
die Bakterien, die im Deckel sitzen könnten, durch
die Hitze abgetötet werden.

Tipp: Hübsch verpackt ist ein Glas mit selbst gemachter
Marmelade immer ein schönes Geschenk.

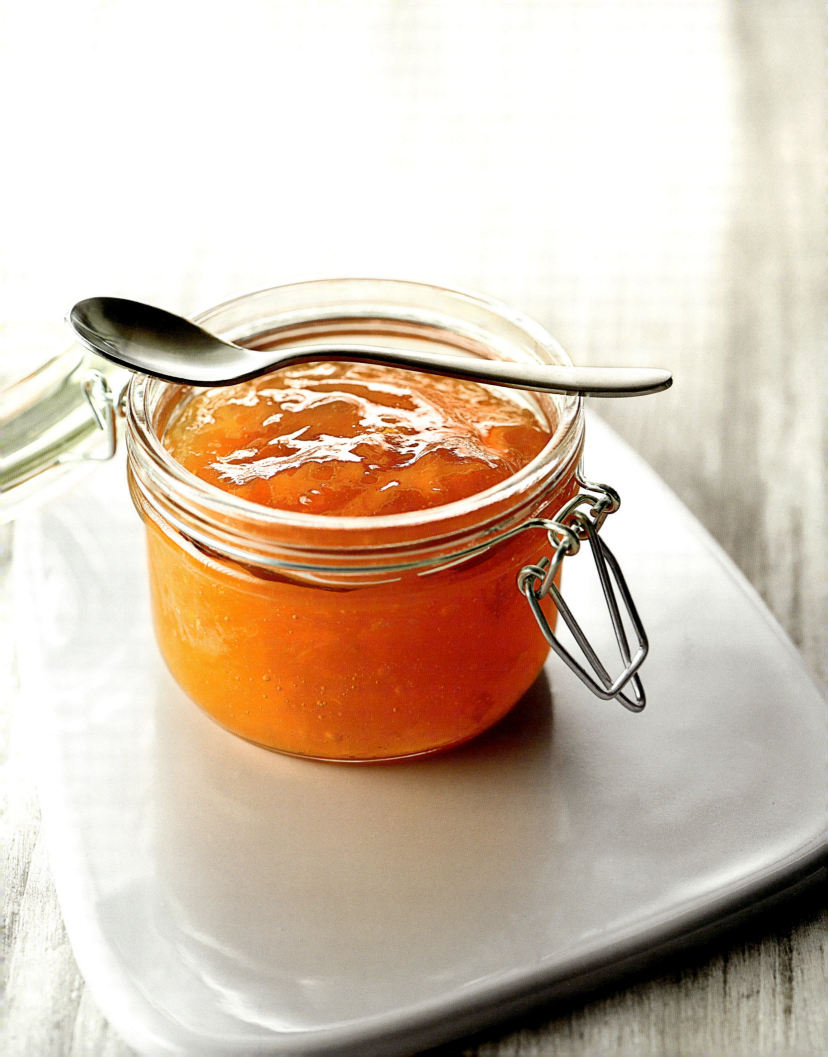

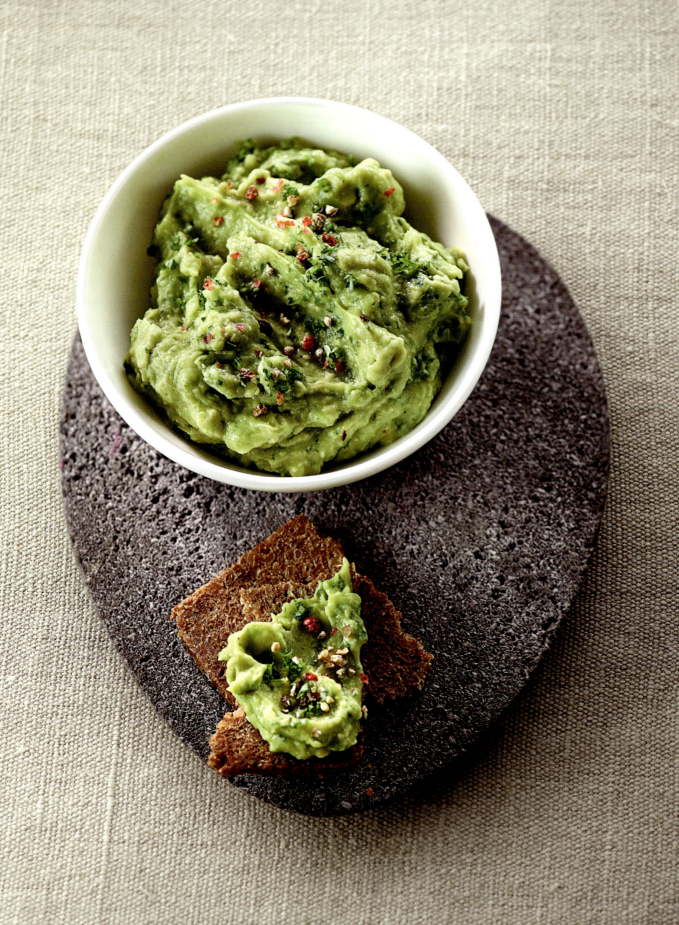

Avocadoaufstrich

ZUBEREITUNGSZEIT:

ca. 5 Minuten

Für 4 Portionen

2 reife Avocados

Salz

frisch gepresster Zitronensaft

gehackte Petersilie oder gehackter

frischer Koriander

ein Spritzer guter weißer

Balsamico-Essig

Die **Avocados** schälen, die Kerne entfernen und das Fruchtfleisch mit einer Gabel fein zerdrücken. Mit den restlichen **Zutaten** abschmecken.

Tipp: Curry, frischer Bärlauch oder frischer Koriander verleihen dem Aufstrich eine asiatische Note. Etwas Speisequark und Leinöl sorgen für Abwechslung.

Schafsfrischkäse-Oliven-Aufstrich mit Leinöl

ZUBEREITUNGSZEIT:
ca. 10 Minuten

Für 4 Portionen

250 g milder Schafsfrischkäse

50 g Oliven

1 EL Leinöl

2 EL gehackte Kräuter (Bärlauch, Petersilie oder Schnittlauch)

Salz

frisch gemahlener schwarzer Pfeffer

Schafsfrischkäse mit einem Mixer cremig mixen. Die **Oliven** entsteinen, hacken und zusammen mit **Leinöl, Kräutern** und **Gewürzen** unterrühren.

Tipp: Wenn der Schafsfrischkäse salzig und fett ist, ersetzen Sie ein Drittel durch passierten Tofu, das senkt den Fettgehalt. Ist der Aufstrich noch zu fest, rühren Sie noch etwas Schafsjoghurt ein.

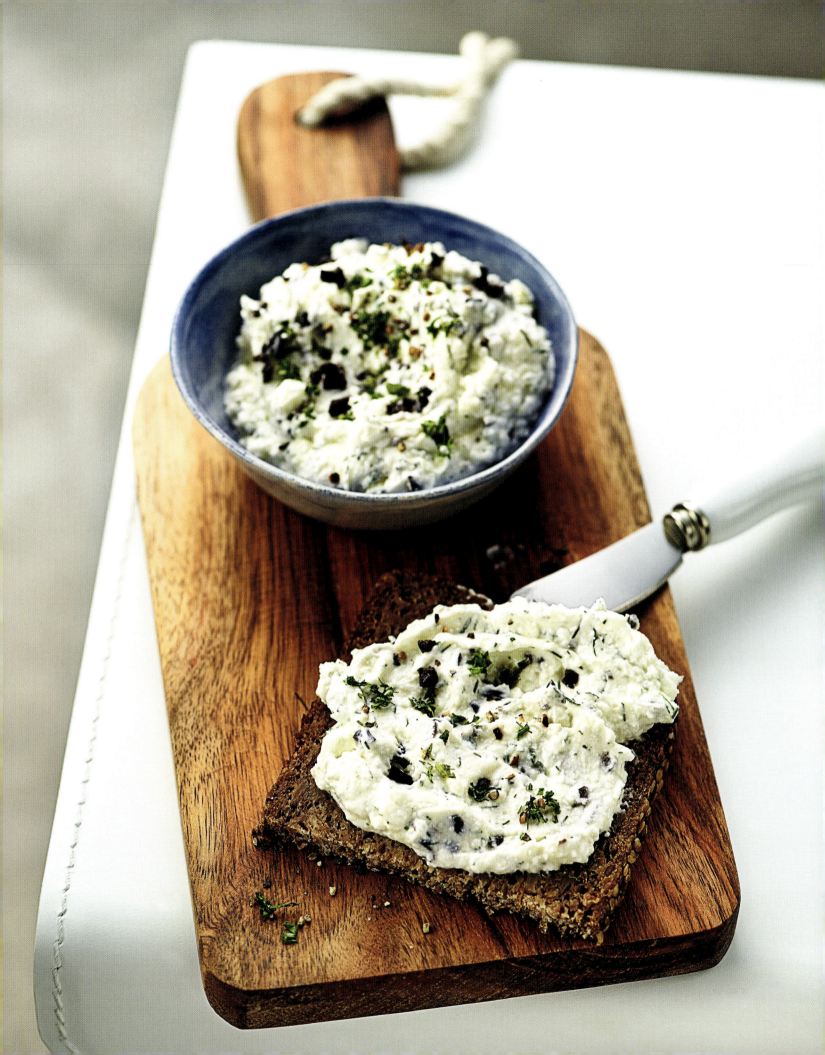

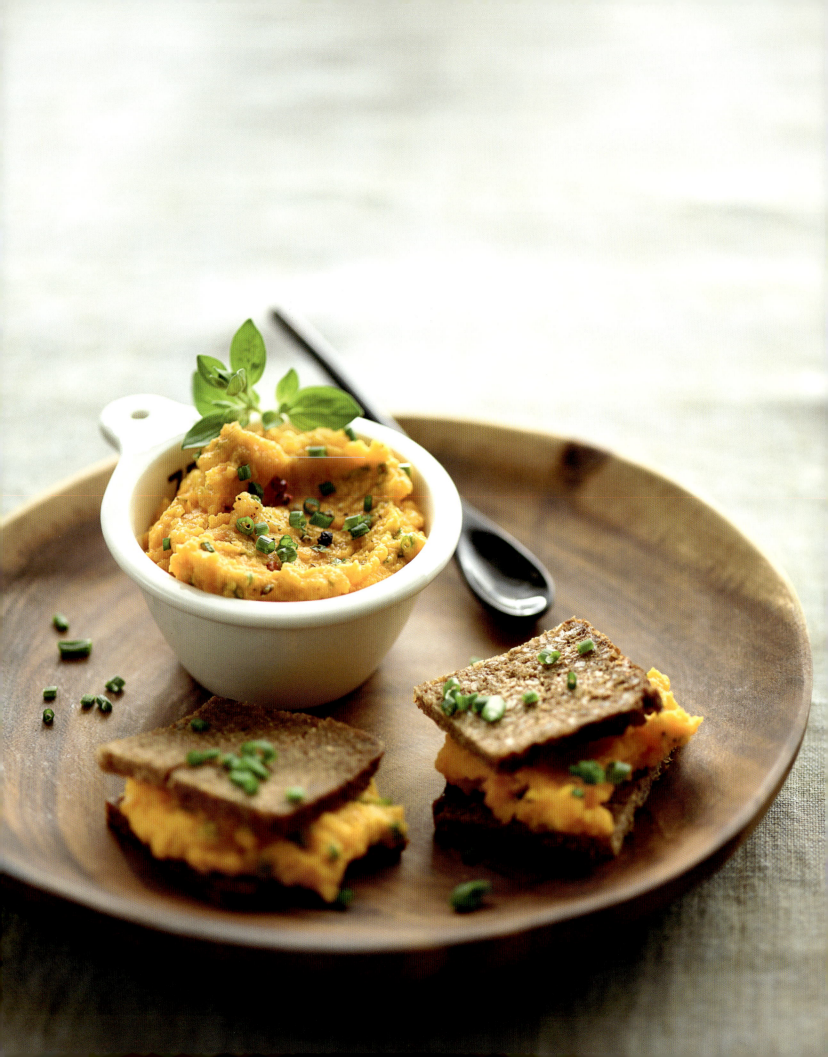

Möhren-Kräuter-Aufstrich

ZUBEREITUNGSZEIT:
ca. 20 Minuten

Für 4 Portionen à 100 g

300 g Möhren

20 g Hefeflocken

Salz

1 TL Sesamöl

gehackte Petersilie oder

Schnittlauchröllchen nach Belieben

Die **Möhren** schälen, klein schneiden, weich dämpfen und anschließend fein pürieren. Mit **Hefeflocken, Salz** und **Öl** vermengen und auskühlen lassen. Nach Belieben etwas gehackte **Petersilie** oder **Schnittlauch** unterrühren.

Tipp: Mit frisch geriebenem Ingwer wird daraus ein wärmender Aufstrich mit interessanter Geschmacksnote.

Wildlachsaufstrich

ZUBEREITUNGSZEIT:
ca. 10 Minuten

Für 4 Portionen
250 g frischer roher Wildlachs
Salz
frisch gemahlener weißer Pfeffer
frisch gepresster Zitronensaft
1 EL gehackter Dill oder gehackter
frischer Koriander

Den **Lachs** mit einem scharfen Messer fein hacken und mit **Salz, Pfeffer, Zitronensaft** und den **Kräutern** abschmecken.

Tipp: Dieser Aufstrich kann auch mit anderem frischen Fischfleisch, beispielsweise von Forelle, Saibling, Thunfisch oder Steinbutt, zubereitet werden.

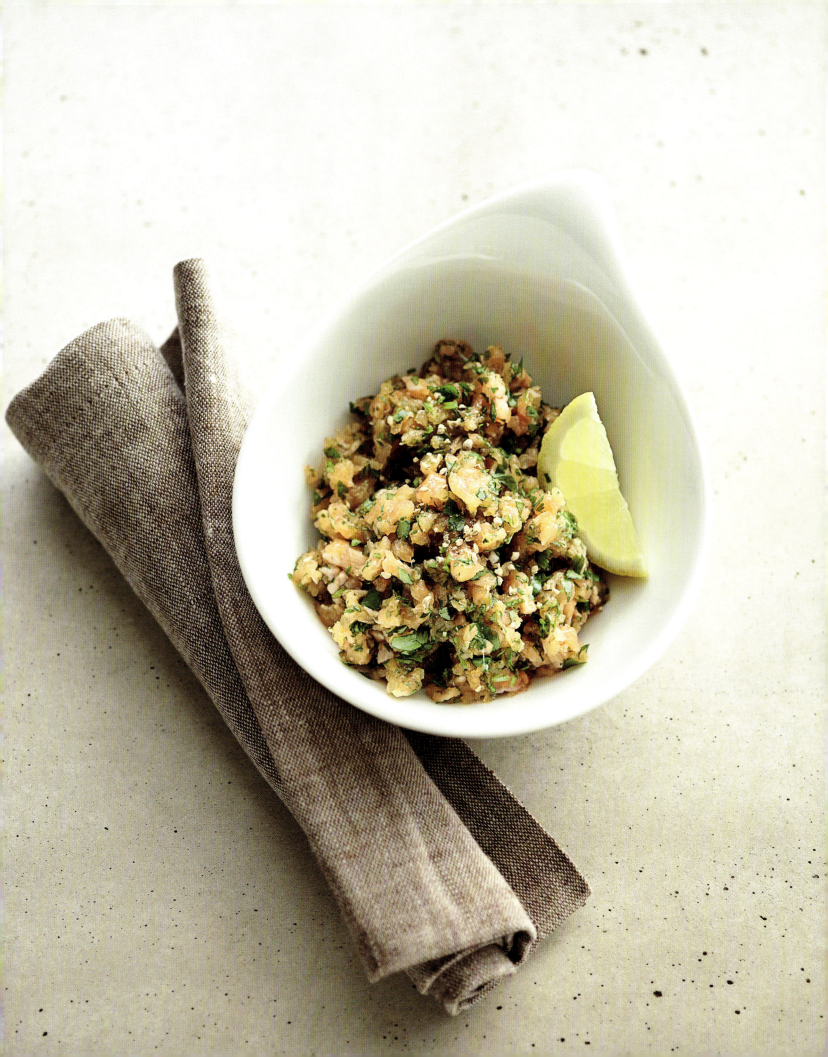

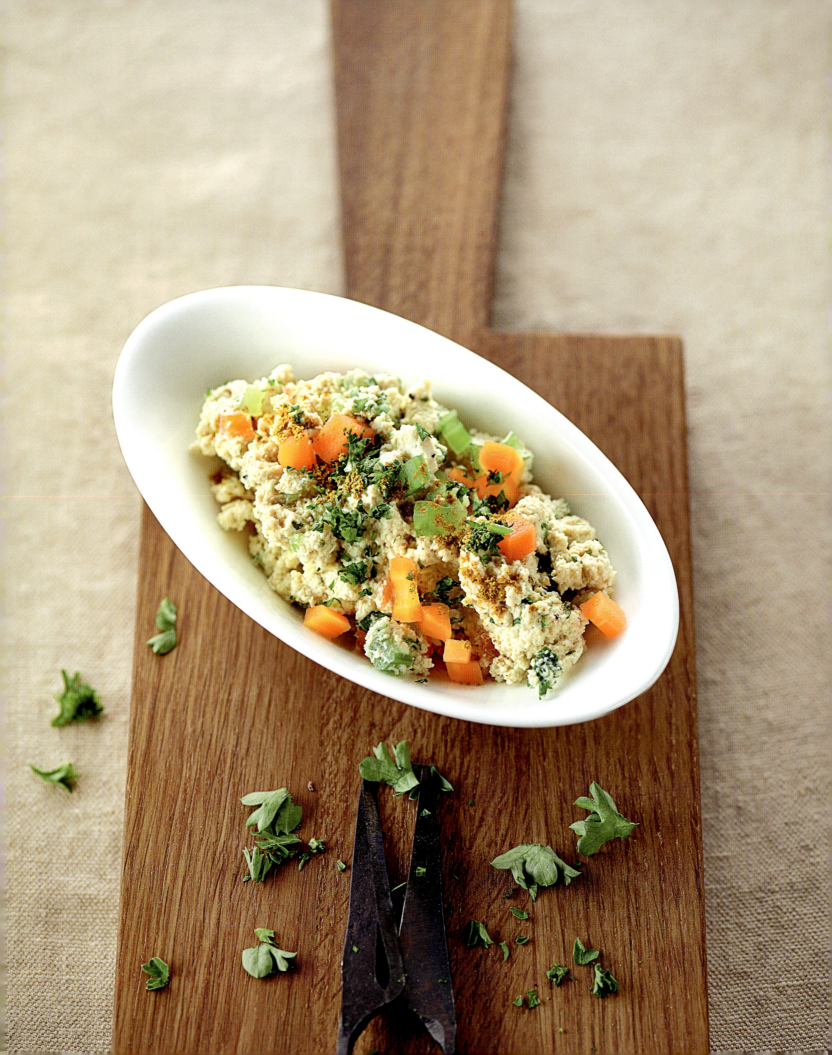

Tofu-Gemüse-Aufstrich

ZUBEREITUNGSZEIT:

ca. 20 Minuten

Für 4 Portionen

120 g Gemüse (z. B. Möhren,
Fenchel, Lauch)
250 g Tofu natur
1 EL gehackte Kräuter
(z. B. Liebstöckel, Petersilie)
1 Msp. scharfer Curry
Salz
frisch gemahlener schwarzer Pfeffer

Das **Gemüse** waschen, putzen, fein würfeln und weich dämpfen. Den **Tofu** fein passieren oder pürieren und mit den restlichen **Zutaten** und dem Gemüse verrühren.

Tipp: Statt Salz kann Sojasoße verwendet werden.

Mediterraner Aufstrich

ZUBEREITUNGSZEIT:

ca. 30 Minuten

Für 6 Portionen

1 mittelgroße Aubergine

1 kleine Zucchini (ca. 250 g)

50 g getrocknete Tomaten in Öl

½ TL getrockneter Rosmarin

½ TL getrockneter Zitronenthymian

1 TL Olivenöl

½ TL Salz

frisch gemahlener schwarzer Pfeffer

1 Msp. gemahlener Anis

Den Ofen auf 180 °C Umluft vorheizen. Die **Aubergine** waschen, längs halbieren und das Fruchtfleisch mehrmals einschneiden. Die **Zucchini** waschen und in walnussgroße Stücke schneiden. Beides im Ofen auf einem mit Backpapier belegten Blech 15 Minuten garen. Dann aus dem Ofen nehmen und das Auberginenfruchtfleisch mit einem Löffel aus der Schale lösen. Die eingelegten **Tomaten** fein hacken.

Auberginen und Zucchini zusammen in einem Mixglas fein mixen, dabei nach und nach die gehackten Tomaten zugeben. Anschließend die **Kräuter** und das **Olivenöl** unterheben. Mit **Salz, Pfeffer** und **Anis** abschmecken.

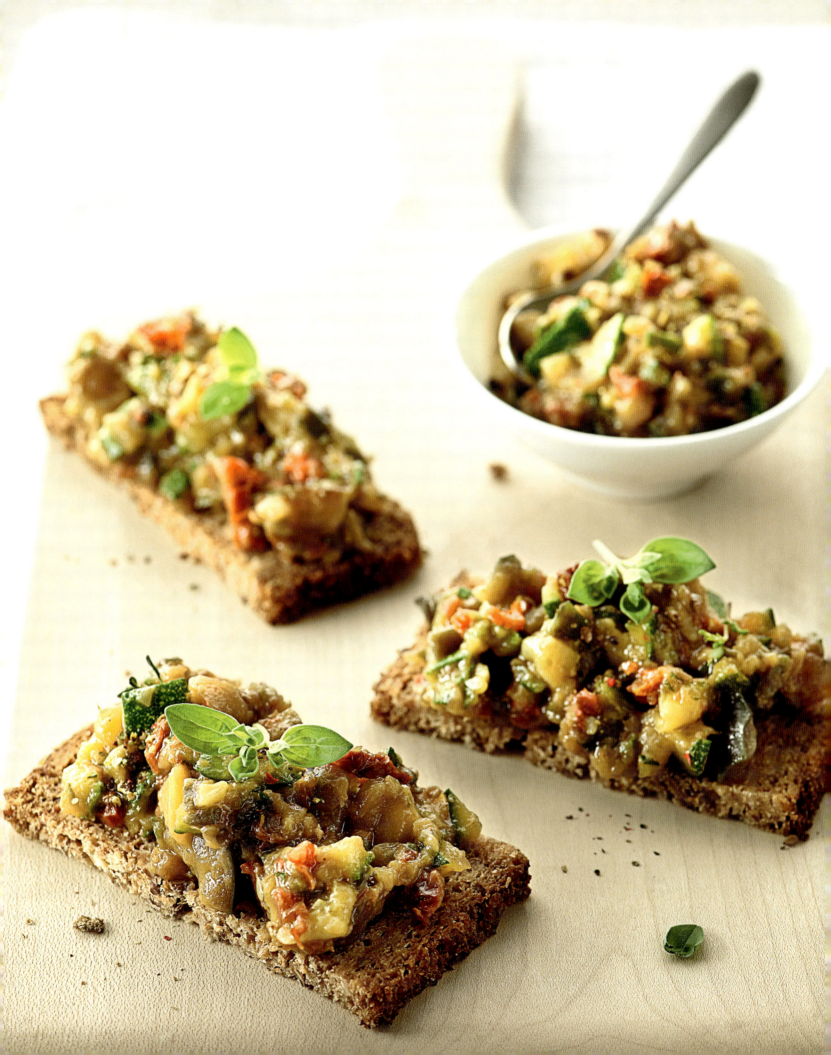

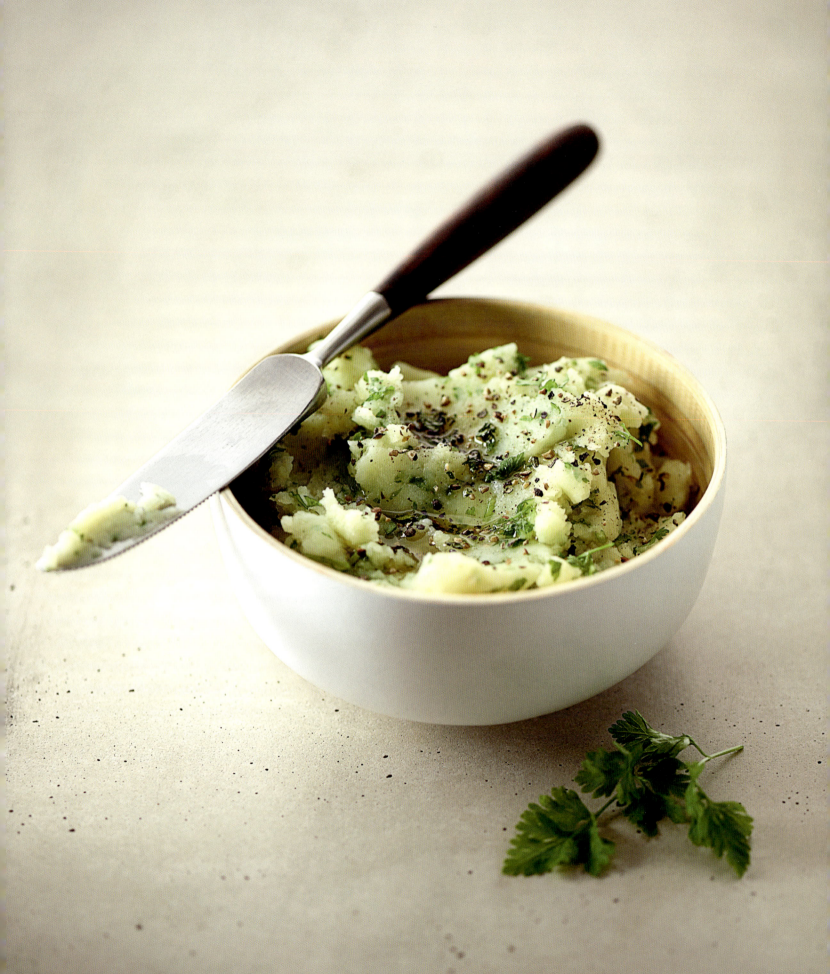

Kartoffel-Kerbel-Trüffel-Aufstrich

ZUBEREITUNGSZEIT:
ca. 15 Minuten

Für 6 Portionen

2 faustgroße mehlig kochende Kartoffeln

1 EL gehackter frischer Kerbel

1 TL Trüffelöl

1 EL Sonnenblumenöl

1 Prise frisch geriebene Muskatnuss

½ TL Salz

frisch gemahlener schwarzer Pfeffer

Die **Kartoffeln** gründlich sauber schrubben, weich dämpfen, abkühlen lassen und anschließend pellen. Mit dem Kartoffelstampfer fein zerdrücken. Den gehackten **Kerbel,** das **Öl** und den **Muskat** unterrühren. Mit **Salz** und **Pfeffer** abschmecken.

Dips

Schafsjoghurt-Leinöl-Dip

ZUBEREITUNGSZEIT:

ca. 5 Minuten

Für 4 Portionen

200 g Schafsjoghurt

50 ml Leinöl

50 ml frisch gepresster Zitronensaft

frisch gemahlener schwarzer Pfeffer

2 EL gehackte frische Kräuter nach Wahl

Salz

Alle **Zutaten** miteinander verrühren und mit **Salz** abschmecken.

Schafsfrischkäsedip

ZUBEREITUNGSZEIT:

ca. 7 Minuten

Für 4 Portionen

150 g Schafsfrischkäse

20 g entsteinte Oliven

150 g Schafsjoghurt

2 EL Leinöl

½ TL Paprikapulver

Salz

2 EL gehackte frische Kräuter nach Wahl

Den **Schafsfrischkäse** mit einer Gabel zerdrücken, die **Oliven** fein hacken. Den Schafsfrischkäse mit dem **Joghurt** cremig rühren, dann alle anderen **Zutaten** unterrühren und mit **Salz** und **Kräutern** abschmecken.

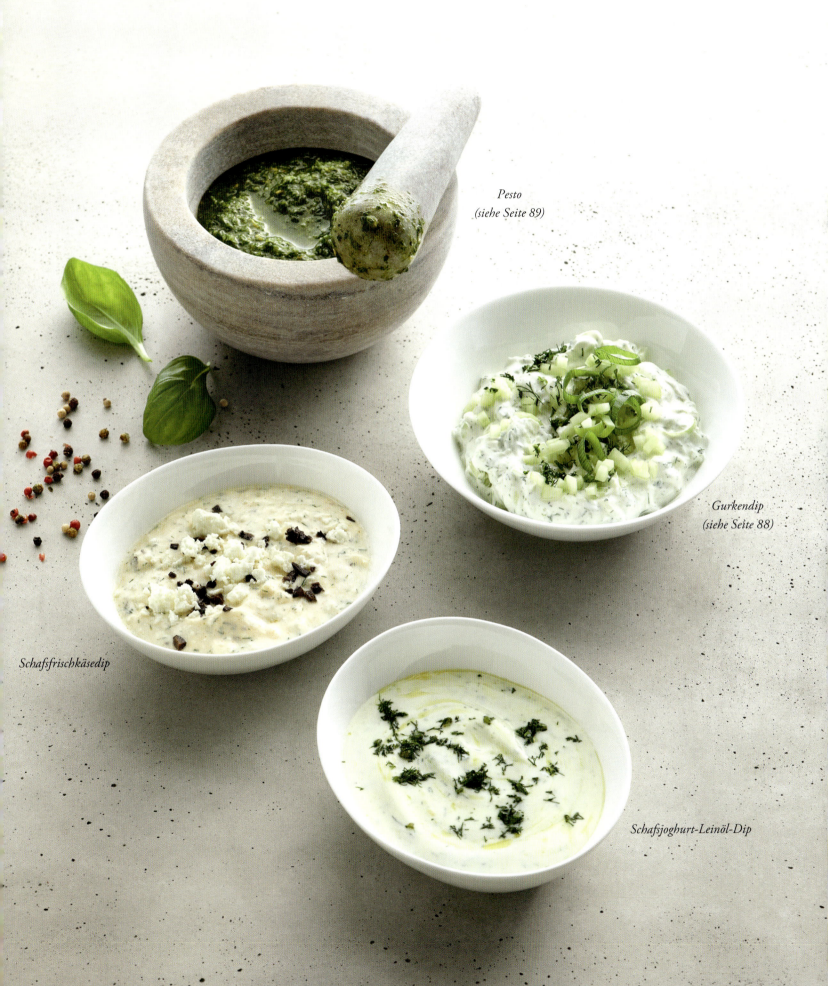

Pesto
(siehe Seite 89)

Gurkendip
(siehe Seite 88)

Schafsfrischkäsedip

Schafsjoghurt-Leinöl-Dip

Gurkendip

ZUBEREITUNGSZEIT:
ca. 10 Minuten

Für 4 Portionen

1 Salatgurke

250 g Quark (20 % Fett)

100 g Schafsjoghurt

2 EL gehackter Dill

1 EL gehackte Petersilie

2 Frühlingszwiebeln

1 Knoblauchzehe

2 EL frisch gepresster Zitronensaft

Salz

frisch gemahlener schwarzer Pfeffer

Die **Gurke** schälen, der Länge nach halbieren und die Kerne mit einem Löffel entfernen. Zwei Drittel fein raspeln und mit **Quark** und **Joghurt** verrühren, dann auch **Dill** und **Petersilie** unterheben.

Die **Frühlingszwiebeln** putzen, waschen und in feine Ringe schneiden. Die **Knoblauchzehe** schälen und fein hacken. Beides ebenfalls in die Joghurt-Quark-Masse rühren. Mit **Zitronensaft, Salz** und **Pfeffer** abschmecken.

Den Rest der Gurke fein würfeln und vor dem Servieren auf den Dip streuen.

Hausgemachtes Pesto

ZUBEREITUNGSZEIT:
ca. 15 Minuten

Für 1 Glas mit 300 ml

100 g frische Kräuter (Basilikum, Rucola,
Petersilie, Bärlauch oder Oregano)

60 g Pinienkerne (alternativ Mandeln)

40 g Parmesan (alternativ Pecorino)

1–2 Knoblauchzehen

150 ml kalt gepresstes Olivenöl

½ TL Salz

Die **Kräuter** waschen, trocken schütteln, Blättchen abzupfen und fein hacken. **Pinienkerne** in einer Pfanne oder dem Ofen trocken rösten, bis sie zu duften beginnen, etwas abkühlen lassen und fein hacken. **Parmesan** fein reiben, **Knoblauch** schälen und fein hacken.

Alle zerkleinerten Zutaten im Mörser fein zerstoßen, dabei nach und nach das **Öl** einfließen lassen. Oder alles in der Küchenmaschine oder dem Mixer zerkleinern. Kräftig mit **Salz** abschmecken.

In einem geschlossenen Glas hält sich das Pesto im Kühlschrank 4 bis 6 Wochen.

Tipp: Für einen ausgefalleneren Geschmack bieten sich Rosmarin, Salbei, Lavendel, Thymian oder Minze an. Wegen ihres intensiven Aromas aber weniger nehmen und mit Petersilie kombinieren. Für veganes Pesto den Käse durch mehr Kerne bzw. Nüsse oder Samen ersetzen.

„Wer ausreichend und aus guten biologischen Quellen Vollkorn, Gemüse, Obst, Salate, Hülsenfrüchte, Getreide, hochwertige Öle, Nüsse, Samen, Keimlinge, Gewürze und Kräuter zu sich nimmt und gemäßigt Milchprodukte, Eier, Fleisch und Fisch verzehrt, braucht sich um eine gute Basisversorgung keine Sorgen zu machen."

Suppen

Basische Suppen-Grundlage für leckere

Einlagen, Gemüsebrühe auch als Tee-Ersatz

sowie Suppen mit viel Gemüse und anderen

guten Zutaten

Basische Gemüse-Grundsuppe

ZUBEREITUNGSZEIT:

ca. 40 Minuten

Für 4–6 Portionen

100 g Kartoffeln

100 g Knollensellerie

300 g Fenchel

60 g Frühlingszwiebeln

4 EL Olivenöl

1 Lorbeerblatt

Kümmelsamen

Salz

Kräuter und Gewürze (z. B. Liebstöckel, Petersilie, Bärlauch, Kerbel, Rucola oder Ingwer) oder gekochtes Gemüse (Blattspinat, Brokkoli, Möhren, Spargel, Rote Bete) nach Wahl

80 g Sahne, 150 ml Kokosmilch oder 2 EL kalt gepresstes Öl (Nuss-, Sesam- oder Olivenöl) zum Verfeinern und als geschmackliche Variante

Kartoffeln und **Sellerie** waschen und schälen. **Fenchel** und **Frühlingszwiebeln** waschen. Das Gemüse klein schneiden. In einem Topf das **Olivenöl** und 100 ml Wasser erhitzen und das Gemüse einige Minuten darin dünsten.

Knapp 1 l Wasser sowie **Lorbeerblatt, Kümmel** und **Salz** zugeben und das Gemüse weich kochen. Das Lorbeerblatt entfernen und die Suppe cremig pürieren. Dann die **Kräuter** und **Gewürze** nach Wahl oder das weitere **Gemüse** dazugeben und nochmals mixen. Eventuell mit **Sahne, Kokosmilch** oder kalt gepresstem **Öl** verfeinern.

Tipp: Das Gemüse recht weich kochen, da sich die Suppe sonst nicht fein und cremig pürieren lässt. Die frischen Kräuter erst kurz vor dem Servieren mitmixen oder hacken und darüberstreuen.

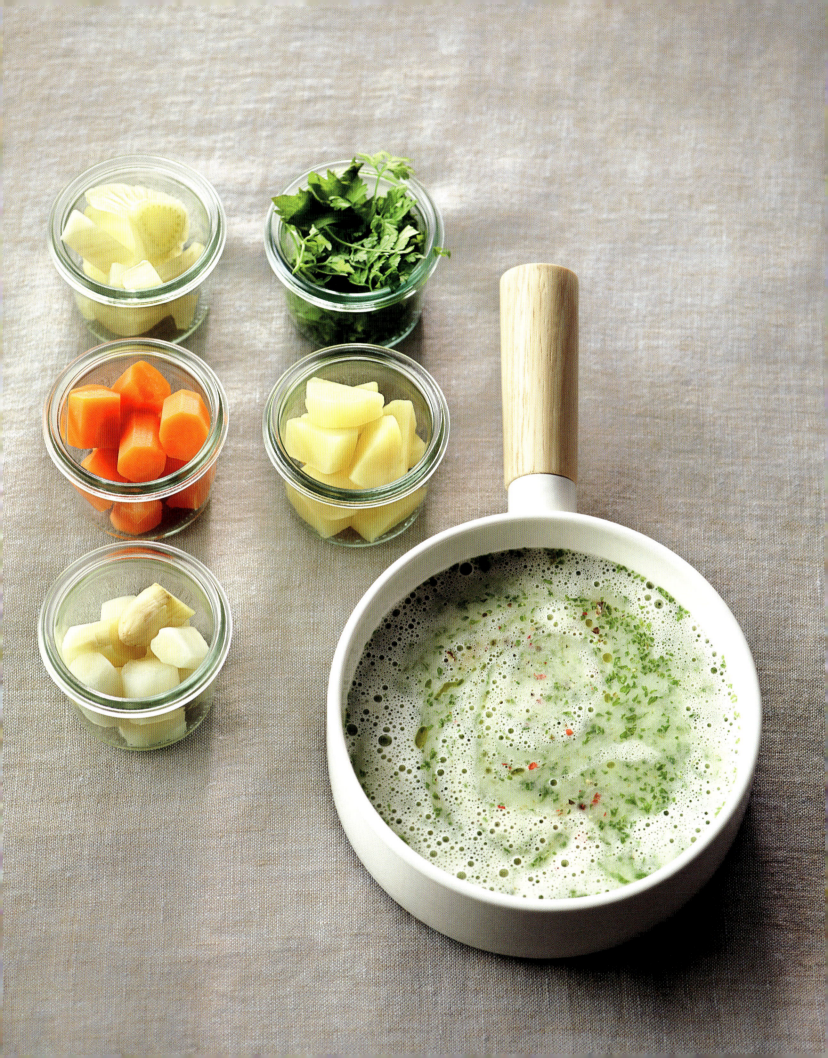

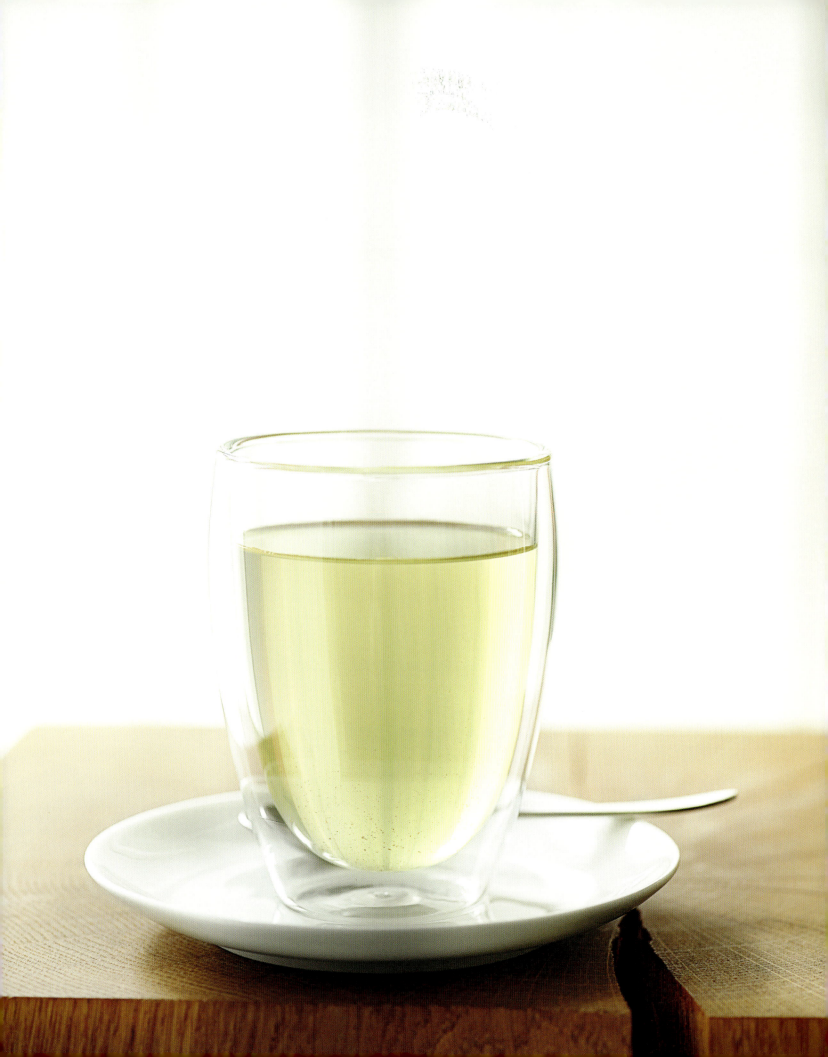

Klare Gemüsebrühe

Für 10 Portionen

60 g Lauch

350 g Fenchel

100 g Möhren

100 g Petersilienwurzeln

100 g Knollensellerie

5 Wacholderbeeren

¼ TL gehackter frischer Ingwer

1 EL getrockneter Liebstöckel

1 Bund Kräuter (z. B. Petersilie, Thymian)

frisch geriebene Muskatnuss

1 Lorbeerblatt

Salz

Lauch und **Fenchel** waschen und putzen, übriges Gemüse schälen. Alles in kleine Stücke schneiden und zusammen mit 2 l Wasser und allen übrigen **Zutaten** in einen Topf geben. Aufkochen, Hitze reduzieren und die Brühe ca. 1 Stunde leicht köcheln lassen. Anschließend durch ein mit einem Passiertuch ausgelegtes Sieb gießen und mit **Salz** abschmecken.

Tipps: Es können auch Gemüseabschnitte verwendet werden, die beim Putzen und Schälen von Gemüse anfallen. Kräuter werden mit den Stängeln verwendet. Die Brühe ist, mild gewürzt und über den Tag getrunken, ein schöner Tee-Ersatz.

Einlagen für Gemüsebrühe

Hirseschöberl

ZUBEREITUNGSZEIT:
ca. 20 Minuten

Für 2 Portionen

60 g Sahne

1 Ei

50 g Hirse

Salz

frisch geriebene Muskatnuss

1 EL gehackte Petersilie

Den Backofen auf 160 °C Umluft vorheizen. Die **Sahne** steif schlagen, das **Ei** trennen und die **Hirse** fein mahlen. Das Eigelb mit gemahlener Hirse, **Salz, Muskat** und **Petersilie** unter die Sahne heben. Das Eiweiß steif schlagen und unter die Masse heben. Ein Backblech mit Backpapier belegen und die Hirsemasse etwa 1 cm dick aufstreichen. Etwa 9 Minuten goldgelb backen, dann 15 Minuten auskühlen lassen und in 2 cm große Rauten schneiden.

Tipp: Vor dem Backen mit etwas geriebenem Parmesan bestreuen, das sorgt für eine schöne Abwechslung.

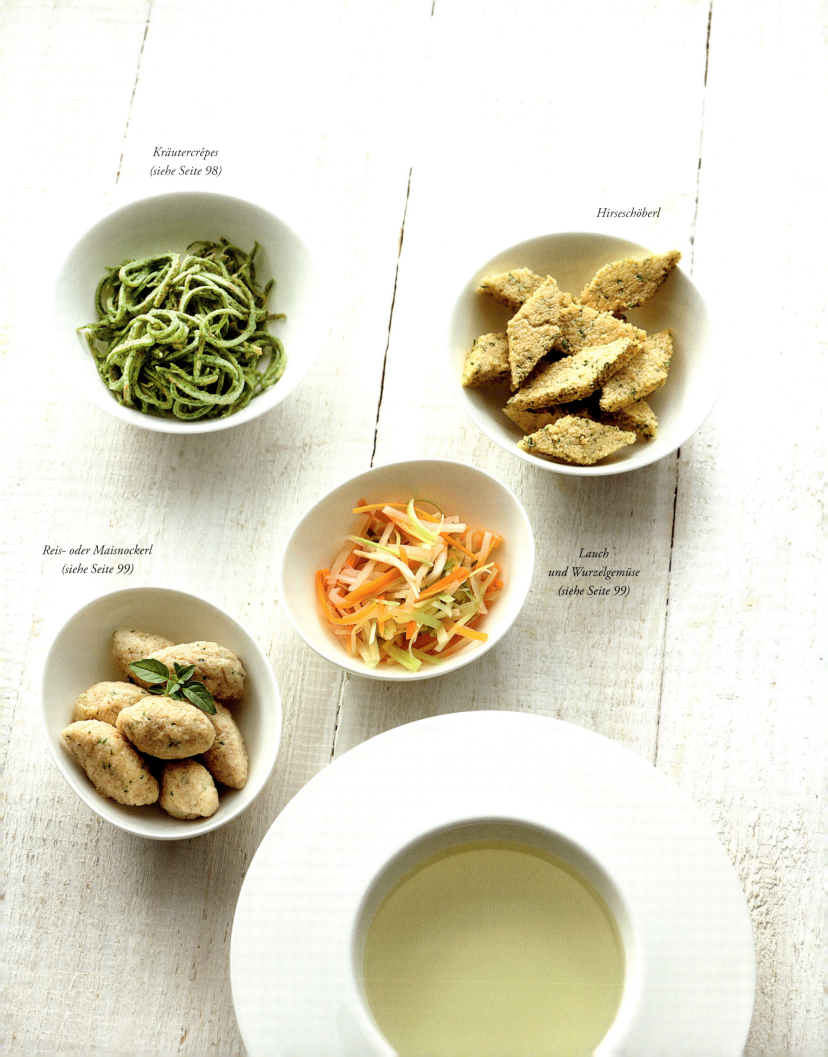

Kräutercrêpes
(siehe Seite 98)

Hirseschöberl

Reis- oder Maisnockerl
(siehe Seite 99)

Lauch
und Wurzelgemüse
(siehe Seite 99)

Kräutercrêpes

ZUBEREITUNGSZEIT:

ca. 30 Minuten

Für 2 Portionen

100 ml Milch

1 EL gehackte frische Kräuter

(z. B. Petersilie, Schnittlauch, Bärlauch)

Salz

frisch geriebene Muskatnuss

1 Msp. Curry

40 g Dinkelmehl (Type 630)

1 Ei

Öl zum Braten

Die **Milch** in einem Mixglas mit den **Kräutern** und **Gewürzen** fein mixen. Dann die Kräutermilch in eine Schüssel geben, **Mehl** und **Ei** mit einem Schneebesen einrühren und 15 Minuten quellen lassen.

Etwas **Öl** in einer beschichteten Pfanne erhitzen und den Teig beidseitig zu dünnen Crêpes backen. Die Crêpes in dünne Streifen schneiden.

Tipp: Die Kräutercrêpes können auch mit Gemüse oder Getreide gefüllt als vegetarisches Gericht serviert werden.

Lauch und Wurzelgemüse

ZUBEREITUNGSZEIT:
ca. 15 Minuten

Für 2 Portionen
25 g Möhren
25 g Petersilienwurzeln
25 g Knollensellerie
25 g Lauch

Möhren, Petersilienwurzeln und **Sellerie** schälen, den **Lauch** putzen und waschen. Das Gemüse in dünne Streifen schneiden und im Dampfgarer oder Dämpfsieb weich dämpfen.

Reis- oder Maisnockerl

ZUBEREITUNGSZEIT:
ca. 35 Minuten

Für 7–8 Stück
2 Eier
20 g weiche Butter
15 ml Olivenöl
35 g Mais- oder Reiswaffeln
30 g Dinkelmehl (Type 630)
Salz
frisch geriebene Muskatnuss
gehackte frische Kräuter (z. B. Basilikum, Petersilie) nach Belieben

Die **Eier** trennen. Die **Butter** mit dem **Olivenöl** und den Eigelben schaumig rühren. Die **Mais- oder Reiswaffeln** fein zerbröseln und zusammen mit dem **Dinkelmehl** unter die Buttermasse rühren. Die Eiweiße mit **Salz** und **Muskat** steif schlagen und vorsichtig unter die Masse heben. Eventuell mit **Kräutern** verfeinern.
Kleine Nockerl formen, in leicht kochendes **Salzwasser** geben und bei schwacher Hitze 20 Minuten zugedeckt gar ziehen lassen.

Kalte Gurkensuppe mit Chili

ZUBEREITUNGSZEIT:
ca. 15 Minuten

Für 2 Portionen

325 g Salatgurken

200 g Naturjoghurt (0,1 % Fett)

Salz

frisch gepresster Saft von 1 Zitrone

1 kleine Knoblauchzehe

1 EL gehackter Dill

1 Prise Chiliflocken

1 Pfefferminzblatt

Die **Gurken** schälen, die Kerne mit einem Löffel entfernen und das Fruchtfleisch in kleine Stücke schneiden. Kurz im Dampfgarer dämpfen und auskühlen lassen. Dann mit den restlichen **Zutaten** in ein Mixglas geben und zu einer glatten Suppe pürieren.

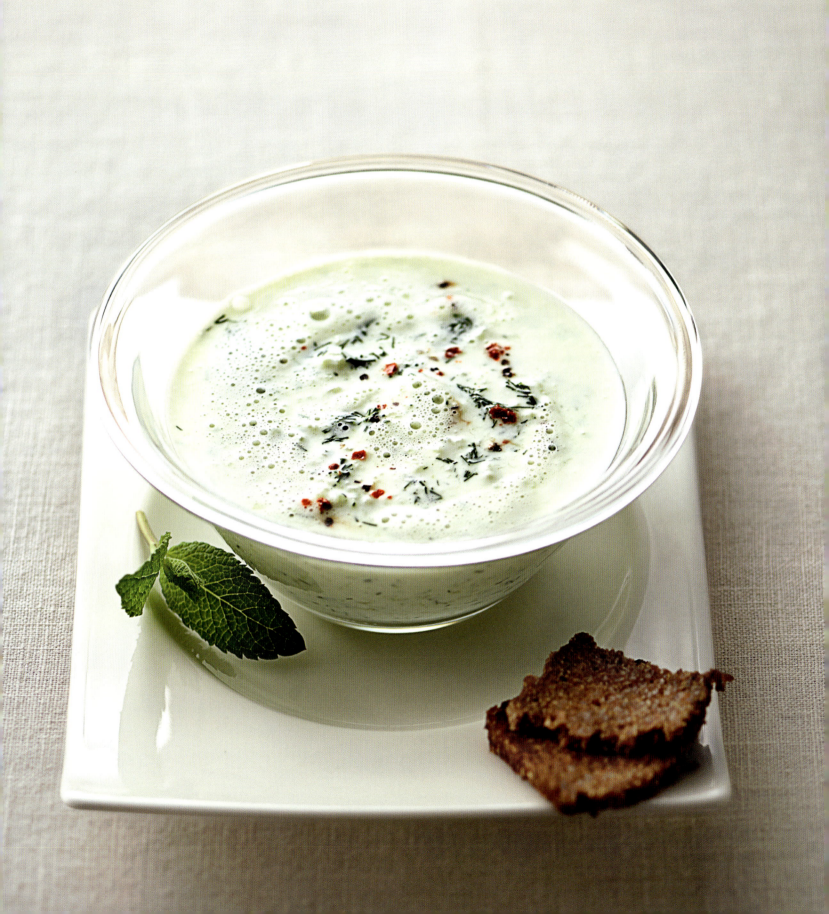

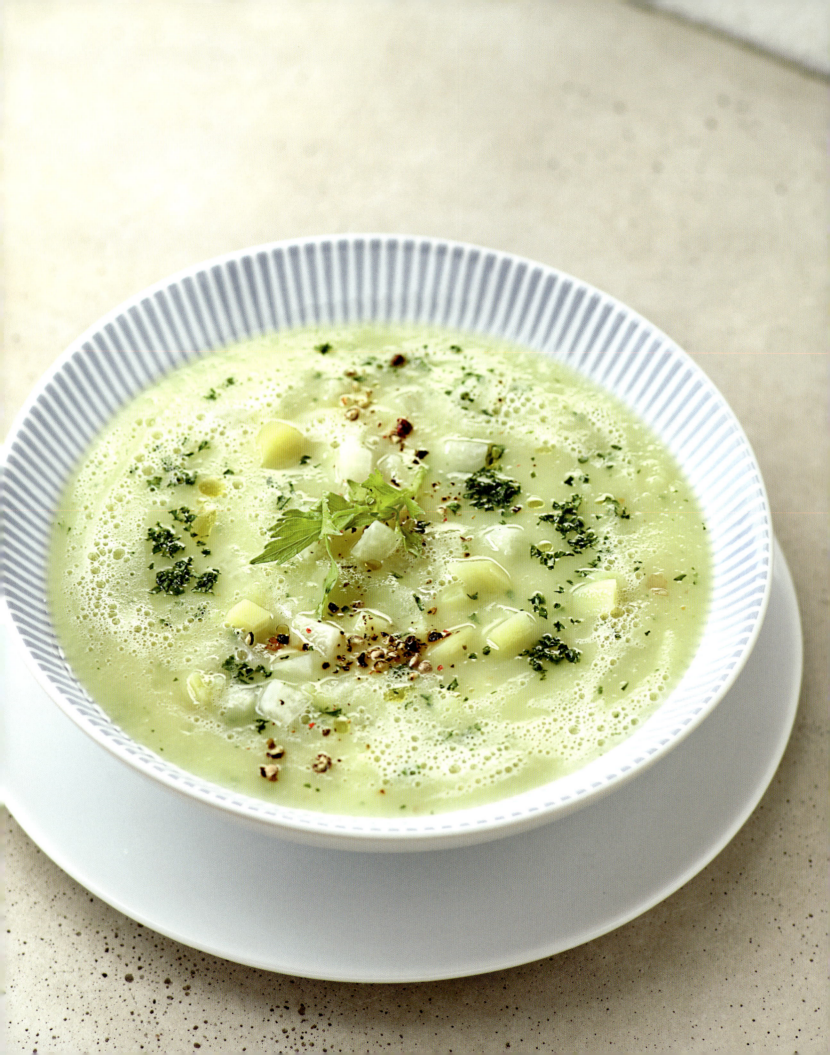

Kohlrabi-Kartoffel-Suppe

Für 2 Portionen

75 g Kartoffeln

2 Schalotten

150 g Kohlrabi (geputzt gewogen)

20 ml Olivenöl

1 Lorbeerblatt

1 TL gehackter Liebstöckel oder

gehackte Petersilie

Salz

frisch geriebene Muskatnuss

Kartoffeln, Schalotten und **Kohlrabi** schälen und in kleine Würfel schneiden. Das **Öl** in einem Topf leicht erhitzen und die Gemüsewürfel zusammen mit einem Schuss Wasser einige Minuten andünsten. Dann etwa 350 ml Wasser aufgießen, das **Lorbeerblatt** zugeben und das Gemüse bei schwacher Hitze ca. 20 Minuten weich kochen.

Lorbeerblatt wieder herausnehmen. Einen Teil der Suppe in einem Mixglas pürieren, dann wieder zu der restlichen Suppe geben. Die Suppe mit **Kräutern, Salz** und **Muskat** abschmecken.

Tipp: Mit gebratenen Fischstücken kann die Suppe auch als Hauptmahlzeit am Abend serviert werden.

Grünkern-Gemüse-Suppe

ZUBEREITUNGSZEIT:

ca. 45 Minuten

Für 2 Portionen

50 g Möhren

50 g Kohlrabi oder Fenchel

50 g Topinambur

25 g Grünkern

1 EL Olivenöl

1 Lorbeerblatt

500 ml Gemüsebrühe oder Wasser

1 Frühlingszwiebel

30 g Sahne

1 EL gehackte Kräuter (z. B. Liebstöckel, Borretsch, Rucola oder Bärlauch)

Salz

frisch gemahlener schwarzer Pfeffer

Möhren, Kohlrabi und **Topinambur** schälen, **Fenchel** waschen und putzen. Das Gemüse in kleine Würfel schneiden. Den **Grünkern** grob mahlen. Das **Olivenöl** in einem Topf erhitzen und den Grünkern darin rösten, bis er zu duften beginnt. Dann Gemüse und **Lorbeerblatt** dazugeben und mit **Gemüsebrühe** oder Wasser aufgießen.

Aufkochen, den Topf mit dem Deckel schließen und die Suppe 30 Minuten bei schwacher Hitze leicht köcheln lassen. Zwischendurch hin und wieder umrühren. Währenddessen die **Frühlingszwiebel** waschen, putzen und in feine Ringe schneiden. Zum Ende der Kochzeit mit **Sahne** und gehackten **Kräutern** in die Suppe rühren.

Mit **Salz** und **Pfeffer** abschmecken. 3–4 Minuten ziehen lassen und servieren.

Tipp: Es muss nicht immer Grünkern sein, der mit seinem nussigen Aroma besonders kräftig schmeckt. Auch Dinkel, Hafer, Gerste und Quinoa schmecken fein. (Quinoa nicht schroten.)

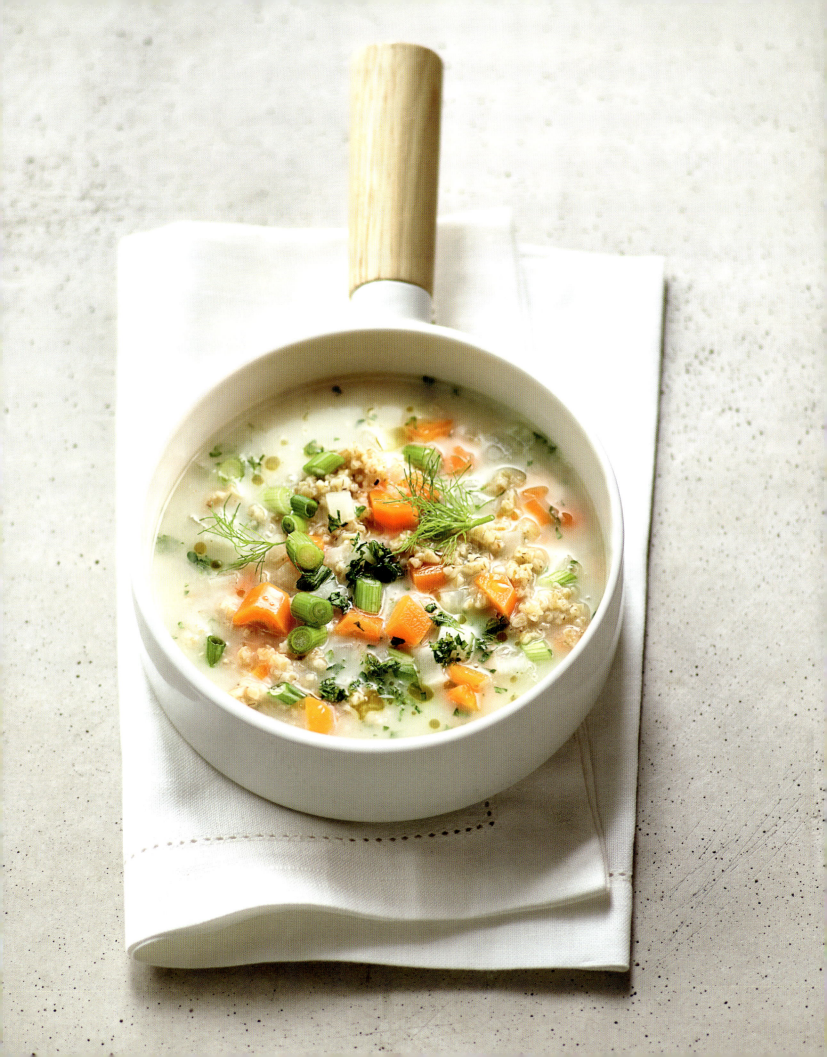

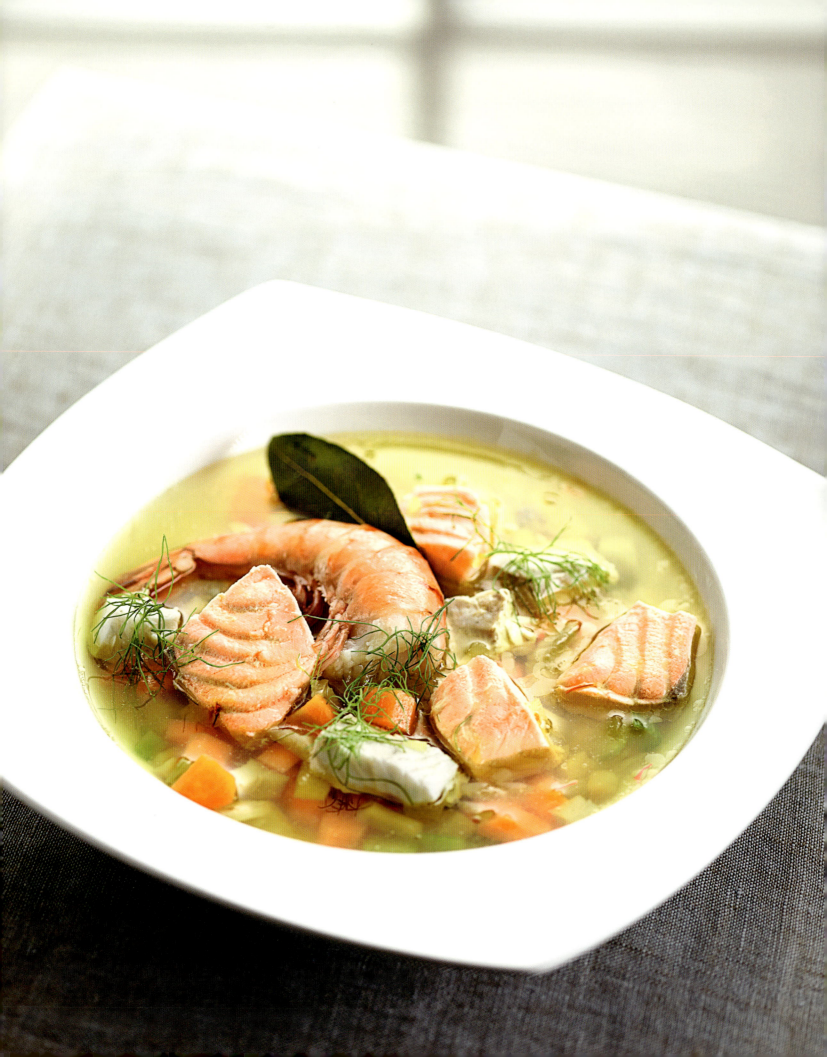

Safransuppe mit Meeresfischen

ZUBEREITUNGSZEIT:

ca. 40 Minuten

Für 4 Portionen

60 g Schalotten

2 Knoblauchzehen

80 g Möhren

60 g Petersilienwurzeln

120 g Fenchel

80 g Stangensellerie

40 g Champignons

4 EL Olivenöl

4 cl Pernod

4 cl Noilly Prat

1 l Fischfond, Gemüsebrühe oder Wasser

1 Msp. Safran

1 Lorbeerblatt

Salz

300 g küchenfertige Edelfische oder
Meeresfrüchte (z. B. Lachs, Wolfsbarsch,
Seezunge, Steinbutt, Garnelen,
Muscheln)

frisch gemahlener weißer Pfeffer

gemahlener Koriander

frisch gepresster Zitronensaft

frisches Basilikum oder Dill

Schalotten, Knoblauch, Möhren und **Petersilienwurzeln** schälen, restliches **Gemüse** waschen und putzen und alles in kleine Würfel schneiden.

Das **Olivenöl** in einem Topf erhitzen und die Schalotten darin andünsten. Dann das Gemüse zu den Schalotten geben und kurz mitdünsten. Mit **Pernod** und **Noilly Prat** ablöschen und etwas reduzieren lassen. Dann mit **Fischfond, Gemüsebrühe** oder Wasser aufgießen, **Safran, Lorbeerblatt** und **Salz** dazugeben und bei schwacher Hitze leicht köcheln lassen, bis das Gemüse al dente ist.

In der Zwischenzeit die **Fische** in kleine Stücke schneiden und mit **Salz, Pfeffer, Koriander** und **Zitronensaft** würzen. Wenn das Gemüse fertig gegart ist, die Fische dazugeben, noch einmal kurz aufkochen und 2 Minuten auf der ausgeschalteten Platte ziehen lassen. Das Lorbeerblatt entfernen und die Suppe mit frisch gehacktem **Dill** oder **Basilikum** bestreuen.

Tipp: Mit knusprigem Vollkornbrot, bestrichen mit Tomatenkonfit, servieren.

Minestrone

ZUBEREITUNGSZEIT:

ca. 40 Minuten

Für 2 Portionen

40 g Möhren

25 g Petersilienwurzeln

40 g Fenchel

25 g Stangensellerie

25 g Champignons

25 g Zucchini

10 g Frühlingszwiebeln

½ EL Olivenöl

50 g Tomaten

½ EL Tomatenmark

Salz

1 Lorbeerblatt

375 ml Gemüsebrühe oder Wasser

2 TL geriebener Parmesan

1 EL gehacktes Basilikum

Möhren und **Petersilienwurzeln** schälen, **Fenchel, Sellerie, Champignons, Zucchini** und **Frühlingszwiebeln** waschen und putzen. Alles in schmale Stücke schneiden.

Das **Öl** mit 1 EL Wasser in einem Topf erhitzen und das Gemüse darin leicht anrösten. Die **Tomaten** kreuzweise einritzen, mit heißem Wasser überbrühen, schälen und die Kerne entfernen. Das Fruchtfleisch in Würfel schneiden.

Tomatenfruchtfleisch zusammen mit dem **Tomatenmark** zu dem Gemüse geben und kurz mitrösten. Dann **Salz** und **Lorbeerblatt** hinzufügen, mit **Gemüsebrühe** oder Wasser aufgießen und ca. 20 Minuten leise köcheln lassen.

Vor dem Servieren das Lorbeerblatt entfernen und die Suppe mit geriebenem **Parmesan** und **Basilikum** bestreuen.

Tipp: Statt Basilikum kann zur Abwechslung Oregano oder Bärlauch verwendet werden. Zusätzlich können noch Fadennudeln als Einlage beigefügt werden.

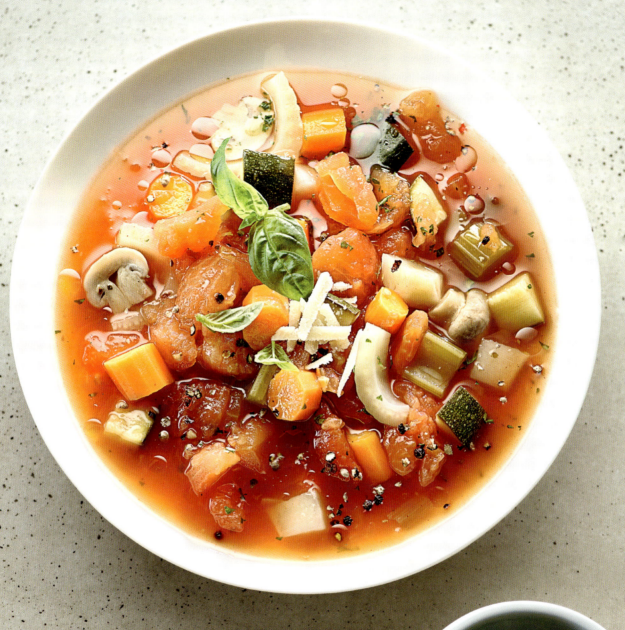
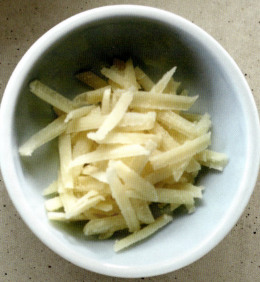

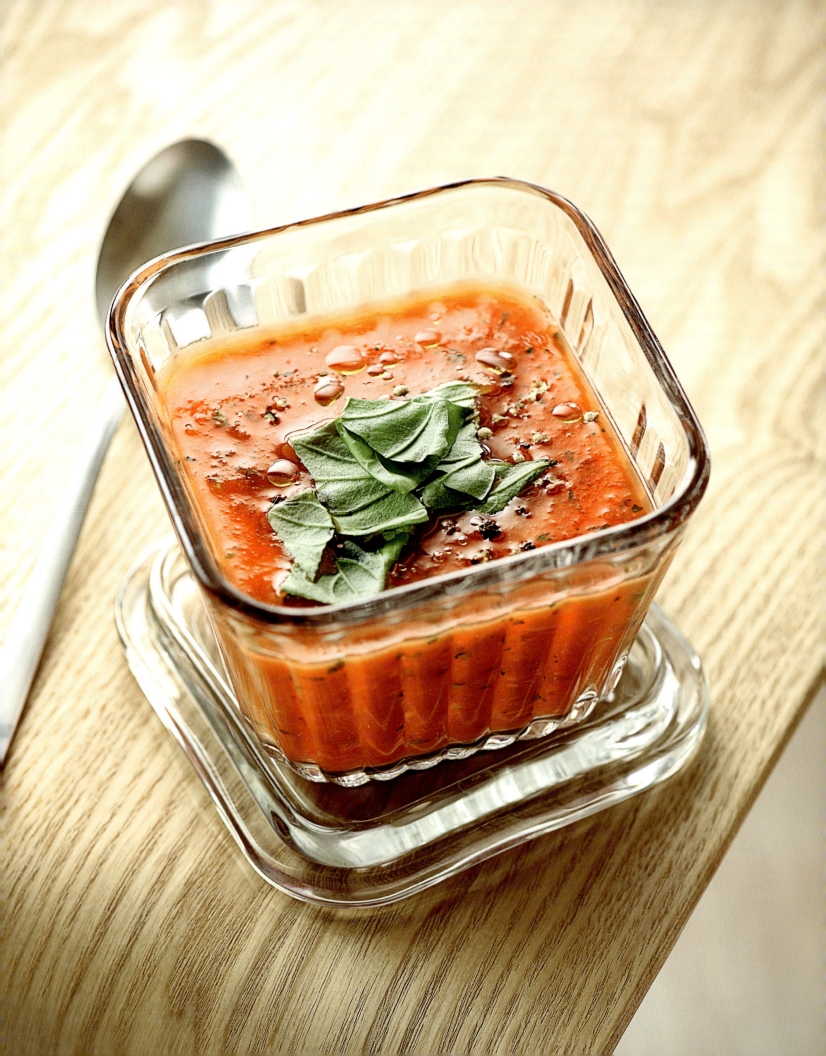

Tomatensuppe

Für 2 Portionen

100 g gemischtes Gemüse (Möhren,
Knollensellerie, Fenchel)

25 g Frühlingszwiebeln

ein kleines Stück Knoblauch

2 EL Olivenöl

200 g Tomaten

½–1 EL Tomatenmark

½ TL Oregano

1 Lorbeerblatt

Salz

frisch gemahlener schwarzer Pfeffer

etwas Honig nach Bedarf

Basilikum zum Garnieren

Gemüse und **Frühlingszwiebeln** putzen und waschen oder schälen, **Knoblauch** schälen und alles in Würfel schneiden.

Das **Olivenöl** mit wenig Wasser in einem Topf erhitzen und Gemüse und Knoblauch 5 Minuten darin andünsten. Die **Tomaten** kreuzweise einritzen, mit heißem Wasser überbrühen, schälen und die Kerne entfernen. Das Tomatenfruchtfleisch würfeln, zusammen mit dem **Tomatenmark** zum Gemüse geben und nochmals einige Minuten dünsten. Mit etwa 250 ml Wasser aufgießen, **Gewürze** zugeben und bei schwacher Hitze 30 Minuten kochen, anschließend das Lorbeerblatt herausnehmen. Die Suppe in einem Mixglas fein pürieren und nach Geschmack mit **Honig** abrunden. Mit frischem **Basilikum** garniert servieren.

Kürbiscremesuppe

ZUBEREITUNGSZEIT:
ca. 40 Minuten

Für 2 Portionen

225 g Hokkaidokürbis-Fleisch
(geputzt gewogen)
25 g Schalotten
40 g Knollensellerie
10 g Butter
1 Msp. fein gehackter Ingwer
30 ml frisch gepresster Orangensaft
Salz
geschroteter Kümmel
frisch gemahlener schwarzer Pfeffer
25 g Sahne
1 EL gehackte Petersilie
1 EL Kürbiskernöl

Den **Kürbis** schälen, die Kerne mit einem Löffel entfernen und das Fruchtfleisch in kleine Würfel schneiden. Die **Schalotten** und den **Sellerie** ebenfalls schälen und würfeln.

Die **Butter** in einem Topf zerlassen, Schalotten und **Ingwer** zusammen mit wenig Wasser darin andünsten. Kürbis, Sellerie, **Orangensaft, Salz, Kümmel** und **Pfeffer** dazugeben und mit 750 ml Wasser und der **Sahne** aufgießen. Die Suppe 20 Minuten kochen, bis der Kürbis weich ist. Dann in ein Mixglas geben und cremig pürieren.

Auf tiefe Teller verteilen, mit gehackter **Petersilie** bestreut und dem **Kernöl** beträufelt servieren.

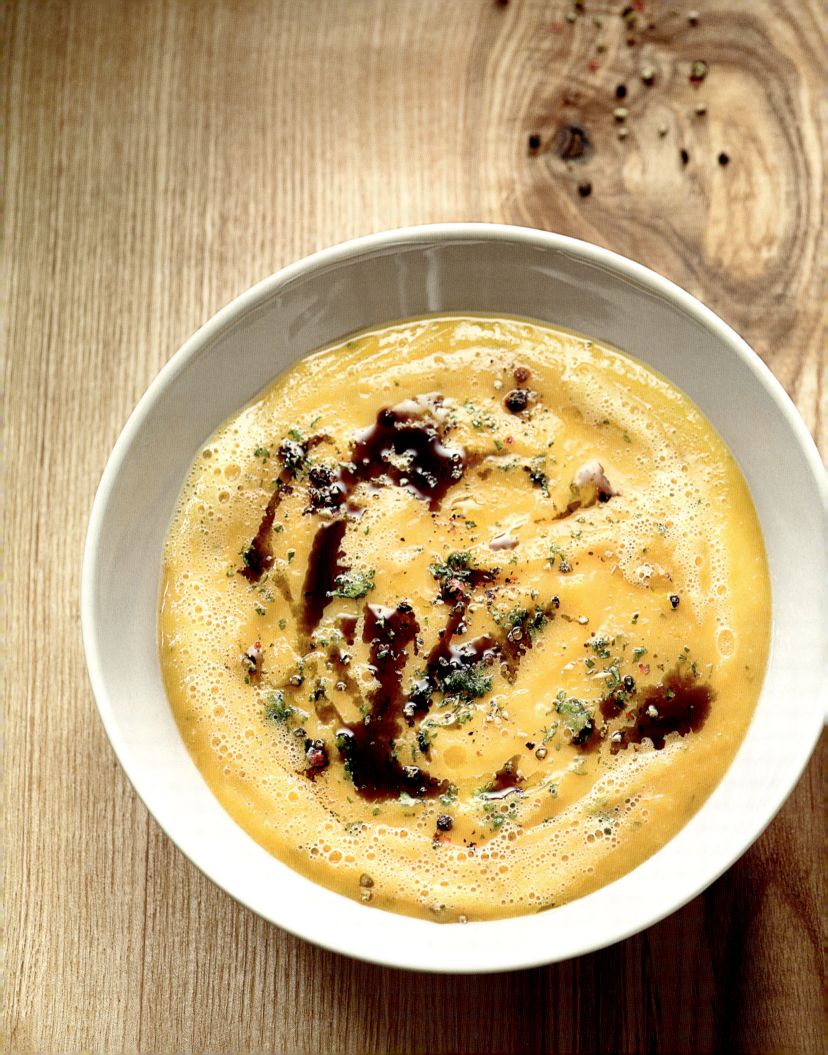

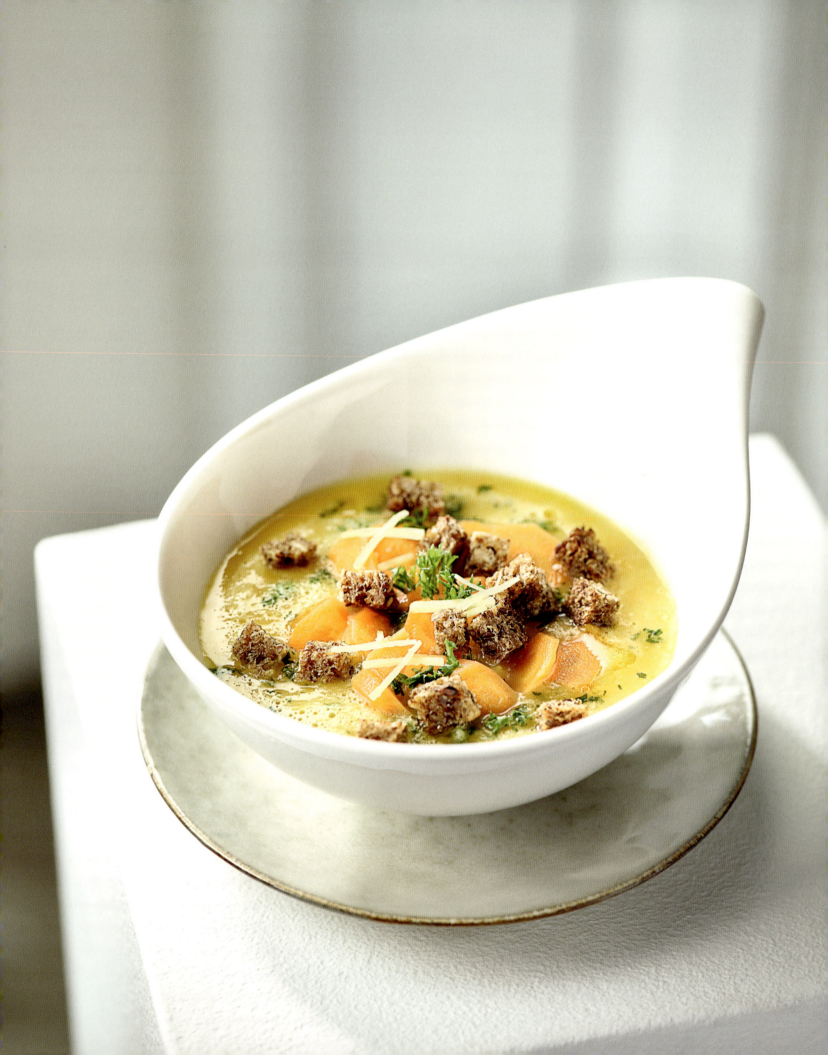

Möhren-Ingwer-Suppe

ZUBEREITUNGSZEIT:

ca. 40 Minuten

Für 2 Portionen

200 g Möhren

50 g Fenchel

30 g Frühlingszwiebeln

30 ml Sesamöl

½ TL fein gehackter Ingwer

plus ½ TL in feine Streifen

geschnittener Ingwer

Salz

frisch geriebene Muskatnuss

1 Lorbeerblatt

60 ml frisch gepresster Orangensaft

2 Scheiben Vollkornbrot

1 EL Maiskeimöl

½ EL gehackte Petersilie

Möhren schälen, **Fenchel** und **Frühlingszwiebeln** putzen und waschen. Alles in kleine Würfel schneiden. Das **Sesamöl** und etwas Wasser in einem Topf erhitzen und Frühlingszwiebeln und gehackten **Ingwer** darin einige Minuten andünsten. Das Gemüse zugeben und nochmals einige Minuten bei schwacher Hitze dünsten. Nun auch die **Gewürze** zugeben und mit 375 ml Wasser und dem **Orangensaft** aufgießen. Aufkochen lassen, dann die Hitze reduzieren und alles ca. 20 Minuten köcheln lassen. Dann das Lorbeerblatt herausnehmen. Die Suppe vom Herd nehmen, ein Drittel der Möhrenwürfel herausnehmen und den Rest in einem Mixglas cremig pürieren. Mit **Salz** und **Muskat** abschmecken. Das **Vollkornbrot** in Würfel schneiden. Das **Maiskeimöl** in einer Pfanne erhitzen und die Brotwürfel darin knusprig rösten.

Die Suppe mit gehackter **Petersilie,** den herausgenommenen Möhrenwürfeln, den **Ingwerstreifen** und den Brotwürfeln servieren.

„Die Mischung aus Rohkost in Form von bunten Blatt- und Gemüsesalaten, verfeinert mit hochwertigen Ölen, frischem gegartem Gemüse als Beilage oder beispielsweise in Form einer köstlichen pürierten Gemüsesuppe, wertvollem Eiweiß aus Fisch oder Fleisch und Kohlenhydraten in Maßen ist ideal."

Salate
und Rohkost

Bunte Salate, darunter auch die
besonders wertvollen Bittersalate, mit
Gemüse, Fisch und Schinken – exotisch,
fruchtig, knackig

Vegetarische Gemüsesülze an Bittersalat

ZUBEREITUNGSZEIT:
ca. 45 Minuten plus 4 Stunden Gelierzeit

Für 6 Portionen

Für die Sülze:

1 Möhre (ca. 100 g)

1 kleine Petersilienwurzel

1 Pastinake (ca. 100 g)

200 g Knollensellerie

1 kleine Zucchini

10 g pflanzliches Geliermittel

500 ml Gemüsebrühe

Salz

frisch gemahlener schwarzer Pfeffer

3 EL Apfelessig

3 große Mangoldblätter

Für den Salat:

200 g Bittersalate (Fertigmischung oder
selbst gemischt aus z. B. Rucola,
Chicorée, Sauer- und Blutampfer)

2 EL Olivenöl

frisch gepresster Saft von ½ Zitrone

frisch gemahlener schwarzer Pfeffer

2 TL gehackte frische Kräuter nach Wahl
(z. B. Thymian, Rosmarin)

Zum Servieren:

Schafsjoghurt-Leinöl-Dip (Seite 86)

Möhre, Petersilienwurzel, Pastinake und **Sellerie** schälen. Die **Zucchini** waschen und putzen. Alles Gemüse in 2–3 mm dicke Scheiben schneiden, dafür eignet sich die Brotmaschine sehr gut. Die Scheiben zuerst längs in dünne Streifen schneiden und würfeln. Etwas Wasser in einem Topf aufkochen, die Gemüsewürfel darin weich dünsten, in kaltem Wasser abschrecken und abtropfen lassen. Das **Geliermittel** nach Packungsanweisung in die **Gemüsebrühe** einrühren. Mit **Salz, Pfeffer** und **Essig** abschmecken.

Die **Mangoldblätter** putzen, waschen und 3 Minuten blanchieren. Herausnehmen, auf einem Blech auslegen und abkühlen lassen. Die dicken Mittelrippen nach Bedarf entfernen.

Eine Terrinenform (z. B. eine eckige Kuchenform) mit Frischhaltefolie auskleiden und den Mangold darin auslegen. Die Gemüsewürfel mit **Salz** und **Pfeffer** abschmecken und zusammen mit der Gemüsebrühe vorsichtig einfüllen. Im Kühlschrank mindestens 4 Stunden fest werden lassen, dann in 6 gleich große Stücke schneiden.

Den **Salat** putzen, waschen und trocken schleudern. **Olivenöl, Zitronensaft** und **Pfeffer** verquirlen und den Salat damit vermischen. Einen Teil der **Kräuter** ebenfalls darunterheben.

Sülze auf Tellern anrichten, mit den restlichen **Kräutern** bestreuen und mit **Schafsjoghurt-Leinöl-Dip** servieren.

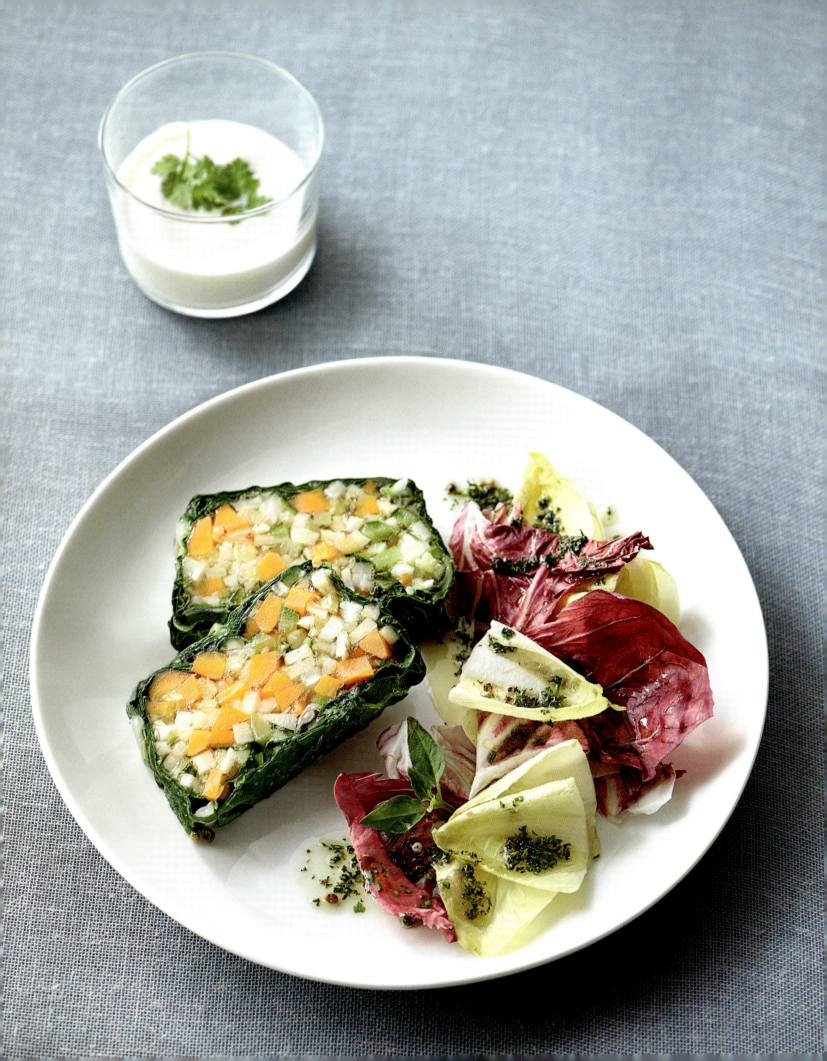

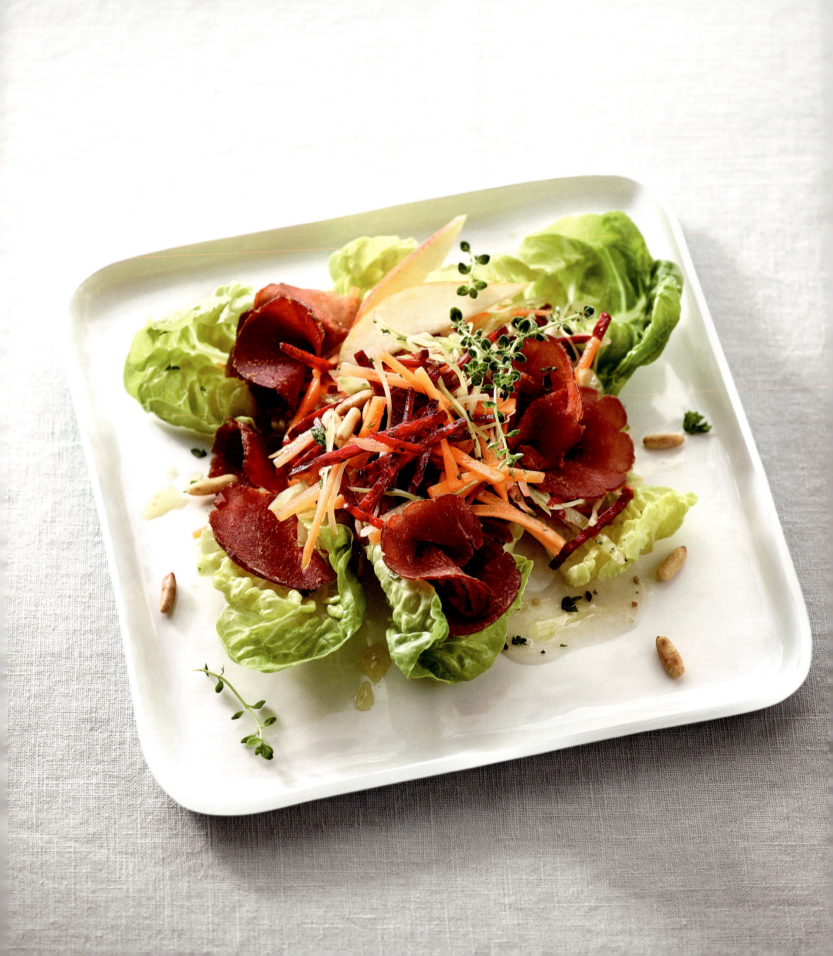

Rohkostsalat mit Hirschschinken und Birne

Für 2 Portionen

50 g Möhren

50 g Rote Bete

½ Birne oder ½ Apfel

50 g Weißkohl

½ EL Leinöl

½ EL Sesamöl

1 ½ EL weißer Balsamicoessig

Salz

frisch gemahlener schwarzer Pfeffer

frisch geschroteter Kümmel

½ EL gehackte Petersilie

Zum Anrichten:

4 schöne Blattsalatherzen

50 g Hirschschinken in Scheiben

1 EL Pinienkerne

½ Birne oder ½ Apfel

Möhren, Rote Bete und **Birne** bzw. **Apfel** schälen, **Kohl** putzen und waschen. Gemüse und Obst mit einem Hobel in feine Streifen hobeln. **Öl, Essig, Gewürze** und **Petersilie** zu einem Dressing verrühren und das Gemüse damit vermischen.

Die **Blattsalatherzen** putzen, waschen und trocken schleudern. Das Gemüse auf den Salatherzen und dem **Hirschschinken** anrichten. Die **Pinienkerne** in einer Pfanne ohne Fett rösten, bis sie zu duften beginnen. Den Salat damit bestreuen. **Birne** oder **Apfel** waschen, das Kerngehäuse entfernen und das Fruchtfleisch in Spalten schneiden. Den Salat damit garnieren.

Veroneser Radicchio mit Schafsfrischkäse und Feigen

ZUBEREITUNGSZEIT:
ca. 35 Minuten

Für 2 Portionen

1 Radicchio (80 g)

1 EL Feigensenf

2 kleine Feigen

100 g milder Schafsfrischkäse

1 ½ EL Balsamicoessig

½ EL Honig

½ EL gehackte Petersilie

1 EL Olivenöl

1 EL Erdnussöl

Salz

frisch gemahlener schwarzer Pfeffer

30 g Vollkornbrot

1 EL Maiskeimöl

Den **Radicchio** putzen, waschen und die Blätter in mundgerechte Stücke scheiden. 15 Minuten mit kaltem Wasser bedeckt stehen lassen. Dann herausnehmen und die Blätter trocken tupfen.

Feigensenf mit einem Löffel auf den Tellern verteilen. Die **Feigen** achteln und mit **Schafsfrischkäse** und Radicchio darauf anrichten.

Den **Essig** mit **Honig** und **Petersilie** vermischen und das **Öl** einrühren. Mit **Salz** und **Pfeffer** abschmecken. Das **Vollkornbrot** in Würfel schneiden. In einer Pfanne etwas **Maiskeimöl** erhitzen und die Brotwürfel darin knusprig rösten.

Das Dressing mit einem Löffel über den Salat geben und die Vollkorn-Croûtons darüberstreuen.

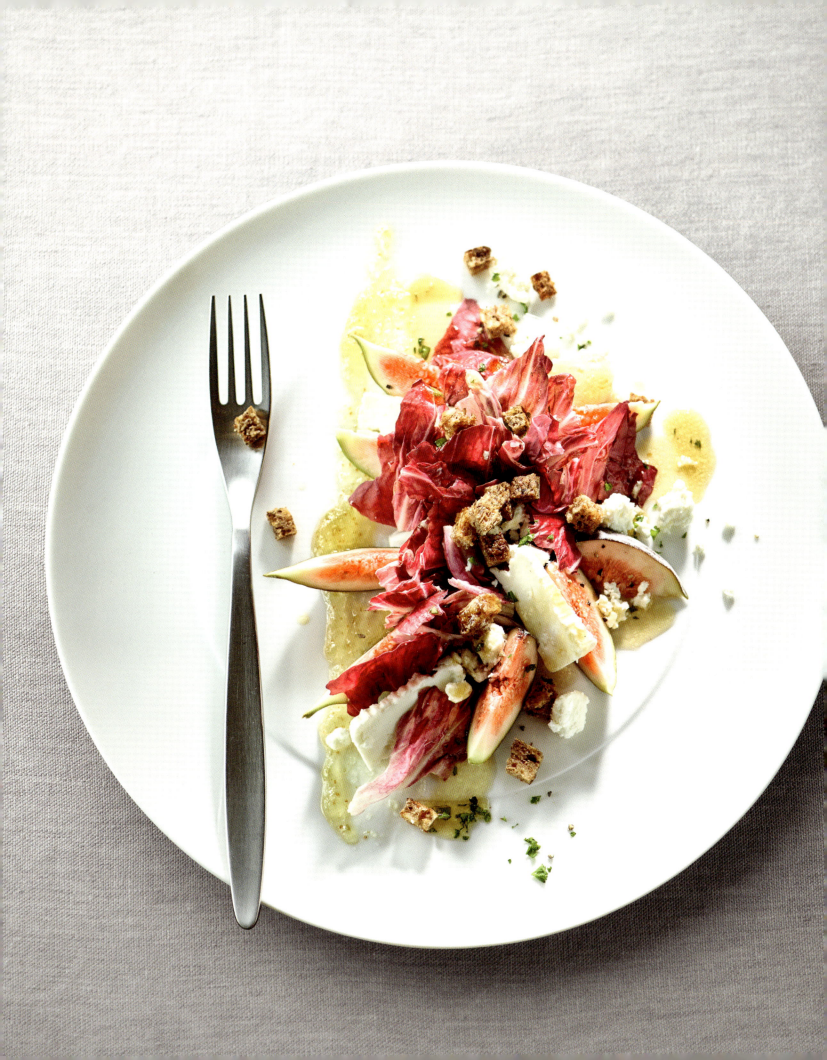

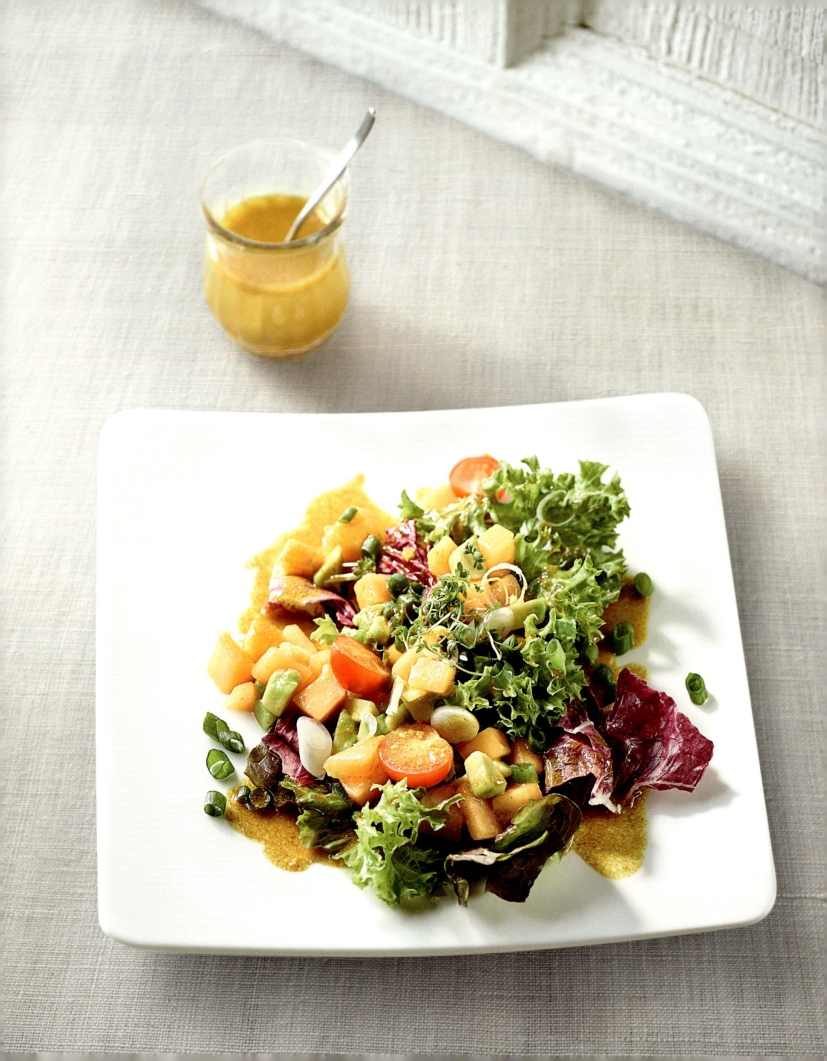

Avocado-Melonen-Salat

ZUBEREITUNGSZEIT:

ca. 25 Minuten

Für 2 Portionen

¼ kleine Honig- oder Zuckermelone
(ca. 200 g)
1–2 Avocados (je nach Größe)
6 Kirschtomaten
½ kleines Bund Frühlingszwiebeln
75 g gemischte Blattsalate (z. B. Rucola,
Radicchio, Lollo Rosso)
2 EL Reisessig
½ TL gehackter frischer Ingwer
Salz
1 Msp. Curry
1 EL Sesamöl
½ Kästchen Gartenkresse

Die **Melonenkerne** mit einem Löffel herauskratzen. Das Fruchtfleisch schälen und würfeln. Die **Avocados** schälen, den Kern entfernen und das Fruchtfleisch ebenfalls in Würfel schneiden. Die **Tomaten** waschen und halbieren. Die **Frühlingszwiebeln** putzen, waschen und in schmale Ringe schneiden. Den **Salat** putzen, waschen, trocken schleudern und klein schneiden.

Für die Marinade **Essig** mit **Ingwer, Salz** und **Curry** verrühren. Das **Öl** mit einer Gabel kräftig unterschlagen. Melone, Avocado und Tomaten mit den Frühlingszwiebeln und dem Salat mischen. Mit dem Dressing marinieren. Auf Tellern anrichten und mit der **Kresse** bestreuen.

Papaya mit Bittersalat, Minze und Ingwer

ZUBEREITUNGSZEIT:

ca. 25 Minuten

Für 2 Portionen
½ Chicorée
½ Radicchio
¼ Kopf Frisée
einige Blätter Kopfsalat
100 g Papaya
1 kleines Stück frischer Ingwer
6 Minzeblättchen
1 ½ EL Sesamöl
1 EL weißer Balsamicoessig
Salz
frisch gemahlener schwarzer Pfeffer
1 EL Gomasio (gerösteter,
gesalzener Sesam)

Die **Salate** putzen, waschen, trocken schleudern und in mundgerechte Stücke zupfen. Die **Papaya** schälen, längs halbieren und die Kerne entfernen. Den **Ingwer** schälen und in hauchdünne Scheiben schneiden.

Alles zusammen mit den anderen **Zutaten** bis auf das **Gomasio** in einer Schüssel vermischen und abschmecken. Mit Gomasio bestreuen.

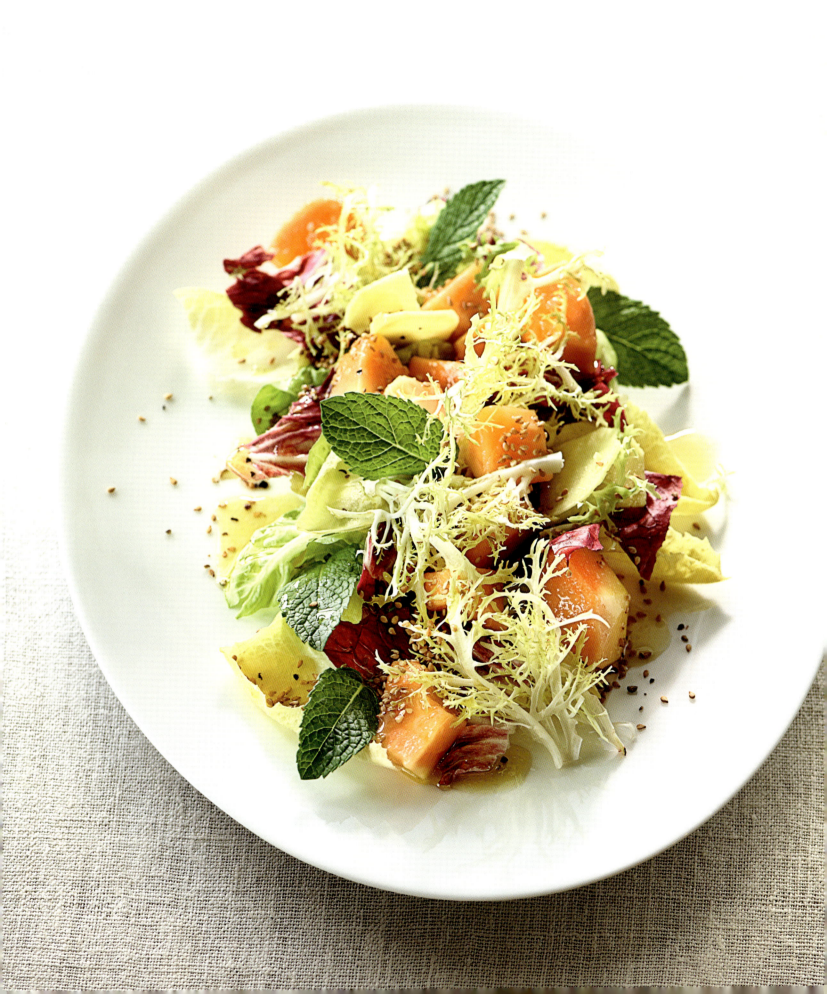

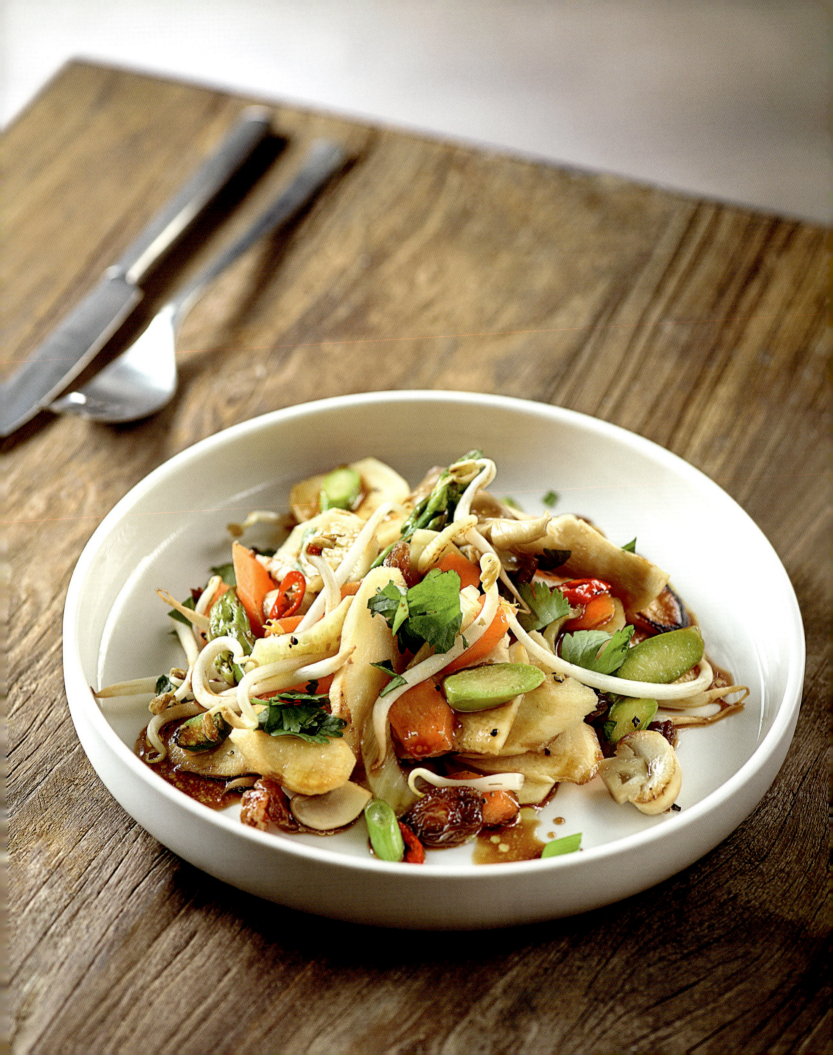

Würziger asiatischer Gemüsesalat

ZUBEREITUNGSZEIT:

ca. 30 Minuten

Für 2 Portionen

1 kleine Möhre

2 grüne Spargelstangen

1 kleine Petersilienwurzel

6 Champignons

2 Austernpilze

½ Fenchelknolle

1 EL Kokosfett

1 Frühlingszwiebel

50 g Sojasprossen

gehackter frischer Koriander,
Thai-Basilikum, Zitronengras, etwas Chili
oder eine Asia-Gewürzmischung

25 g Sultaninen

1 EL Sojasoße

½ EL Erdnussöl

evtl. etwas Honig

Möhren, Spargel und **Petersilienwurzel** schälen, **Champignons, Austernpilze** und **Fenchel** vorsichtig waschen und putzen. Champignons vierteln und Austernpilze in grobe Streifen schneiden. Möhren, Spargel, Petersilienwurzeln und Fenchel schräg in feine Scheiben schneiden. In einem Wok oder einer Pfanne das **Kokosfett** erhitzen und Gemüse und Pilze darin kurz knackig rösten.

Frühlingszwiebel putzen, waschen und in Ringe schneiden. Zusammen mit den **Sprossen** zum Gemüse geben. Mit den **Kräutern** oder **Gewürzen** und den **Sultaninen** durchschwenken. Mit **Soja-soße, Erdnussöl** und **Honig** abschmecken.

Tipp: Man kann auch etwas rohen oder gebratenen fein geschnittenen Tofu unter das Gemüse mischen.

Dressings

Leinöldressing

ZUBEREITUNGSZEIT:

ca. 2 Minuten

Für 2 Portionen

100 ml Leinöl

25 ml Distelöl

60 ml Balsamicoessig

½ TL Dijonsenf

½ EL Ahornsirup

Salz

frisch gemahlener schwarzer Pfeffer

1 TL gehackte frische Kräuter nach Wahl

Alle **Zutaten** in einen Dressingshaker geben und gut schütteln oder in einer kleinen Schüssel mit einer Gabel gründlich verquirlen. Im Kühlschrank aufbewahren.

Schafsjoghurtdressing

ZUBEREITUNGSZEIT:

ca. 2 Minuten

Für 2 Portionen

100 g Schafsjoghurt

25 ml Leinöl

25 ml frisch gepresster Zitronensaft

Salz

frisch gemahlener schwarzer Pfeffer

1 TL gehackte frische Kräuter nach Wahl

Alle **Zutaten** miteinander verrühren und im Kühlschrank aufbewahren.

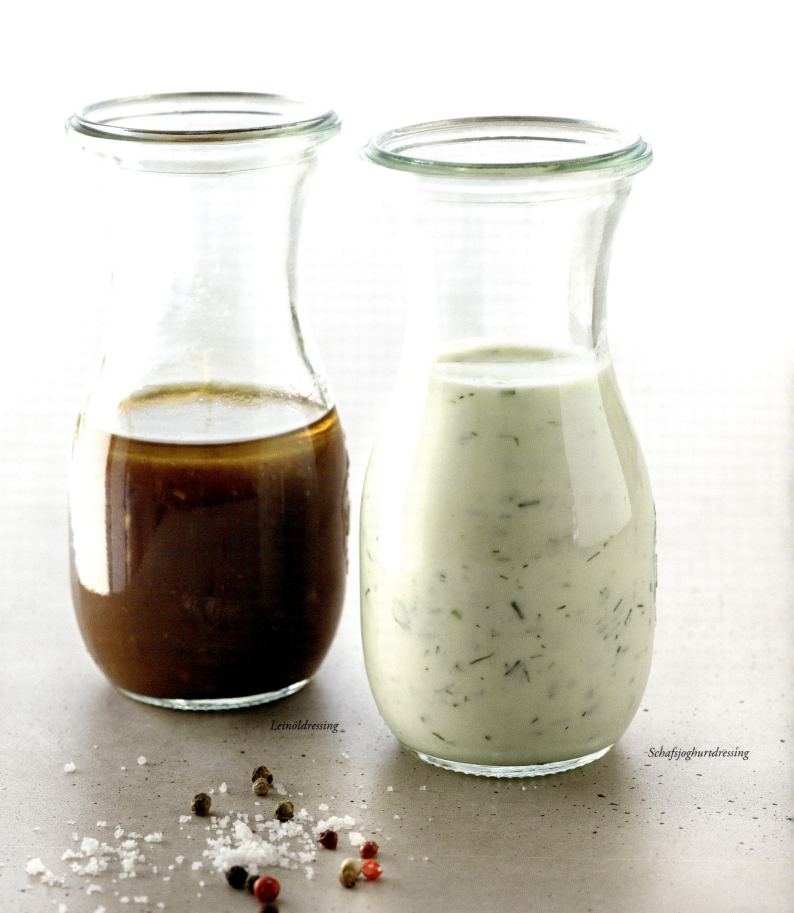

Leinöldressing

Schafsjoghurtdressing

„Sicher scheint, dass unser Organismus aus frischem, sonnengereiftem Obst und Gemüse sehr viel mehr gewinnen kann als aus künstlich nachgereiftem Gemüse, das lange unterwegs war. Suchen Sie sich am besten einen Gemüse- und Obsthändler Ihres Vertrauens, der Sie mit buntem Genuss in guter Qualität bedienen kann."

Vegetarisch

Bunte Gemüse in allen Variationen:

Als Lasagne, Strudel, Auflauf, Gratin,

Quiche, Gnocchi ... und als Soßen, die

zu vielem passen

Zubereitungsmethoden für Gemüse

Mit diesen Methoden werden, richtig angewendet, wertvolle Inhaltsstoffe wie Vitamine und Mineralstoffe möglichst geschont. Welche Zubereitungsarten wofür geeignet sind, zeigt die folgende kurze Übersicht.

Dämpfen

Methode: Besonders schonend. Das Gemüse behält seinen natürlichen Geschmack und einen großen Teil seiner wertvollen Vitamine. Man benötigt einen Dampfgarer oder ein Dämpfsieb mit einem normalen Topf.

So geht es: Gemüse waschen, wenn nötig schälen und klein schneiden. Im Dampfgarer oder in einem Topf im Dämpfsieb über wenig kochendem Wasser dämpfen, bis das Gemüse weich ist. Anschließend mit Salz, Kräutern und einem hochwertigen Öl verfeinern.

Geeignet für: viele Gemüsesorten (Ausnahme: Auberginen, Zucchini, Blattgemüse, Pilze)

Dünsten

Methode: Schonend, denn durch das Verwenden von wenig Wasser ist der Vitaminverlust gering. Das vorbereitete Gemüse wird sautiert, ohne es zu bräunen, und anschließend in möglichst wenig Wasser gegart.

So geht es: Gemüse waschen, wenn nötig schälen und klein schneiden und mit etwas klein geschnittener Zwiebel in Öl und etwas Wasser kurz scharf anbraten. Anschließend mit wenig Wasser und Gewürzen zugedeckt garen.

Geeignet für: Möhren, Fenchel, Petersilienwurzeln, Kohlrabi, Kohl, Fenchel, Kürbis, Lauch, Zucchini, Spargel, Pilze, Paprika.

Kochen in Salzwasser

Methode: Weniger schonend, da das Wasser das Gemüse auslaugt. Ein Teil der Vitamine und Mineralstoffe geht verloren.

So geht es: Gemüse waschen, wenn nötig schälen und klein schneiden. In einen Topf geben, mit Wasser bedecken, Salz hinzufügen und das Gemüse mit geschlossenem Deckel weich kochen.

Geeignet für: Bohnen, Spargel.

Schmoren

Methode: Die Flüssigkeit verbindet sich mit den feinen Aromen des Gemüses, man erhält eine wunderbare Soße. Das vorbereitete Gemüse wird sautiert, ohne es zu bräunen, und anschließend in etwas mehr Wasser als beim Dünsten gegart.

So geht es: Gemüse waschen, wenn nötig schälen und klein schneiden. Mit etwas klein geschnittener Zwiebel in Öl und etwas Wasser kurz scharf anbraten. Anschließend mit ausreichend Wasser und Gewürzen (wie Safran, Curry) oder frischen Kräutern zugedeckt garen. Eventuell die Soße mit Sahne oder einem hochwertigen Öl verfeinern.

Geeignet für: alle festen Gemüsearten wie Wurzelgemüse, Fenchel, Kohl, Kürbis und feste Pilzsorten.

In der Pfanne grillen

Methode: Beim Grillen in der Pfanne wird Gemüse ohne Fett- oder Flüssigkeitszugabe bzw. mit wenig Fett unter starker Hitze auf allen Seiten gebräunt. Die Oberfläche karamellisiert.

So geht es: Das Gemüse waschen und wenn nötig schälen. In Scheiben schneiden oder halbieren. In einer beschichteten Grillpfanne, nach Bedarf mit etwas Öl, von allen Seiten grillen. Zum Schluss mit Salz und frischen Kräutern würzen.

Geeignet für: weichere Gemüsesorten wie Paprika, Zucchini, Champignons und andere Pilze, Auberginen, Zwiebeln, Tomaten, Spargel, Kürbis.

Blanchieren

Methode: nicht immer eine eigene Garmethode, sondern häufig eine Vorbereitung für weitere Arbeits- und Garmethoden. Das Gemüse wird nur wenige Minuten in sprudelnd kochendes Wasser gegeben.

So geht es: Gemüse waschen, wenn nötig schälen und klein schneiden. In kochendem Salzwasser 1–2 Minuten überbrühen und anschließend in kaltem Wasser abschrecken. Dann in einem Topf erwärmen und mit Salz, Pfeffer und einem hochwertigen Öl abschmecken.

Geeignet für: weichere Blattgemüse wie Blattspinat, Mangold, Brennnesseln und Salat sowie andere Gemüse wie Tomaten und Lauch.

Im Ofen backen

Methode: Garen mit nur wenig Flüssigkeit. Die Hitze wirkt gleichmäßig auf das Gemüse ein.

So geht es: Das Gemüse waschen und wenn nötig schälen. Nach Bedarf klein schneiden, dann salzen und mit Olivenöl beträufeln. In eine feuerfeste Form geben und mit 3–4 EL Wasser begießen. Kräuter, Ingwer oder Knoblauch zugeben und im Backofen bei 165 °C Umluft garen (eventuell mit Alufolie abdecken). Die Garzeit für weichere Gemüse wie zum Beispiel Auberginen, Zucchini, Tomaten, Kürbis beträgt in etwa 15 Minuten, für festere Sorten wie Möhren, Fenchel, Kohlrabi und Petersilienwurzeln beträgt sie in etwa 25 Minuten.

Geeignet für: alle Gemüsesorten.

Im Wok

Methode: Spezielle, besonders schnelle Methode des Bratens, kombiniert mit Dünsten. Das Gemüse bleibt knackig und die Inhaltsstoffe gut erhalten.

So geht es: Das Gemüse waschen und wenn nötig schälen. In Scheiben, Streifen oder Würfel schneiden. Harte Gemüsesorten fein und weichere gröber schneiden, dadurch lassen sich unterschiedliche Garzeiten ausgleichen. Etwas Kokosfett in einen heißen Wok geben und das Gemüse darin kurz schwenken. Dann etwas Wasser und Gewürze zugeben und zugedeckt bei starker Hitze knackig dünsten. Mit Sojasoße abschmecken und mit frischem Blattkoriander oder Thai-Basilikum verfeinern. Typische Gewürze: Curry, Ingwer, Wok-Gewürzmischung, Knoblauch, Zitronengras, Blattkoriander. Pinienkerne oder andere Nusssorten passen sehr gut.

Geeignet für: jungen Fenchel, Spargel, Zucchini, Möhren, Petersilienwurzeln, Zuckerschoten, Pilze, Sprossen, Champignons, Frühlingszwiebeln, Brokkoli, Pak Choi, Mangold, Stangensellerie, Paprika und Auberginen.

Welches Gemüse eignet sich für welche Methode?

Auberginen: grillen, backen im Ofen, im Wok

Blattspinat: blanchieren

Bohnen: dämpfen, kochen in Salzwasser, backen im Ofen

Fenchel: dämpfen, dünsten, schmoren, backen im Ofen

Kohlgemüse: dämpfen, dünsten, schmoren, backen im Ofen, im Wok

Kürbis: dämpfen, dünsten, schmoren, grillen, backen im Ofen

Mangold: blanchieren

Möhren: dämpfen, dünsten, backen im Ofen, schmoren, im Wok

Petersilienwurzeln: dünsten, schmoren, dämpfen, im Wok

Pilze: dünsten, grillen, schmoren (festere Sorten), im Wok

Spargel: dämpfen, dünsten, grillen, in Salzwasser kochen, im Wok

Zucchini: dünsten, grillen, backen im Ofen, im Wok

Geeignete Gemüse-Kombinationen:

- Zucchini, Lauch, Champignons
- Möhren, Petersilienwurzeln, Ingwer
- Fenchel, Spargel
- Auberginen, Tomaten
- Blattspinat, Brennnesseln
- Paprika, Möhren
- Kochsalat, Lauch, Möhren
- Bohnen, Fenchel

(Pseudo-)Getreide und Hülsenfrüchte: Einweich-, Gar- und Quellzeiten

- Grünkern, Roggen, Kamut, Rollgerste, Bohnen, Linsen: vor dem Garen 4–5 Stunden in kaltem Wasser einweichen.
- Buchweizen, Quinoa, Hirse, Reis: 10–15 Minuten kochen, dann 20–30 Minuten bei 100 °C quellen lassen.
- Amaranth, Hafer, Vollkornreis: 20–30 Minuten kochen, dann 20–30 Minuten bei 100 °C quellen lassen.
- Grünkern, Roggen, Kamut: 30–45 Minuten kochen, dann 40–50 Minuten quellen lassen.

Das Kochen und Quellen erfolgt ohne Salz, in Wasser oder glutamatfreier Brühe. Eventuell abweichende Packungsanweisungen beachten!

Nur mit sorgfältiger Auswahl aus kontrolliertem Anbau und richtiger Zubereitung ist eine optimale Nährstoffversorgung gewährleistet.

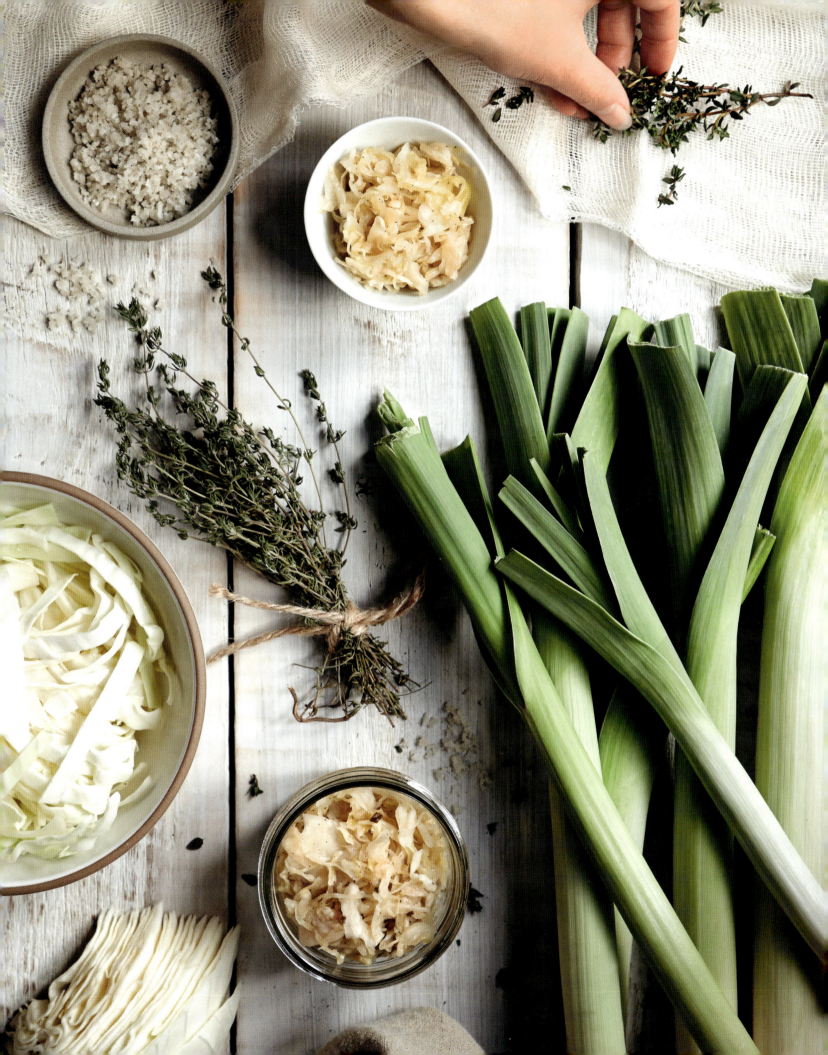

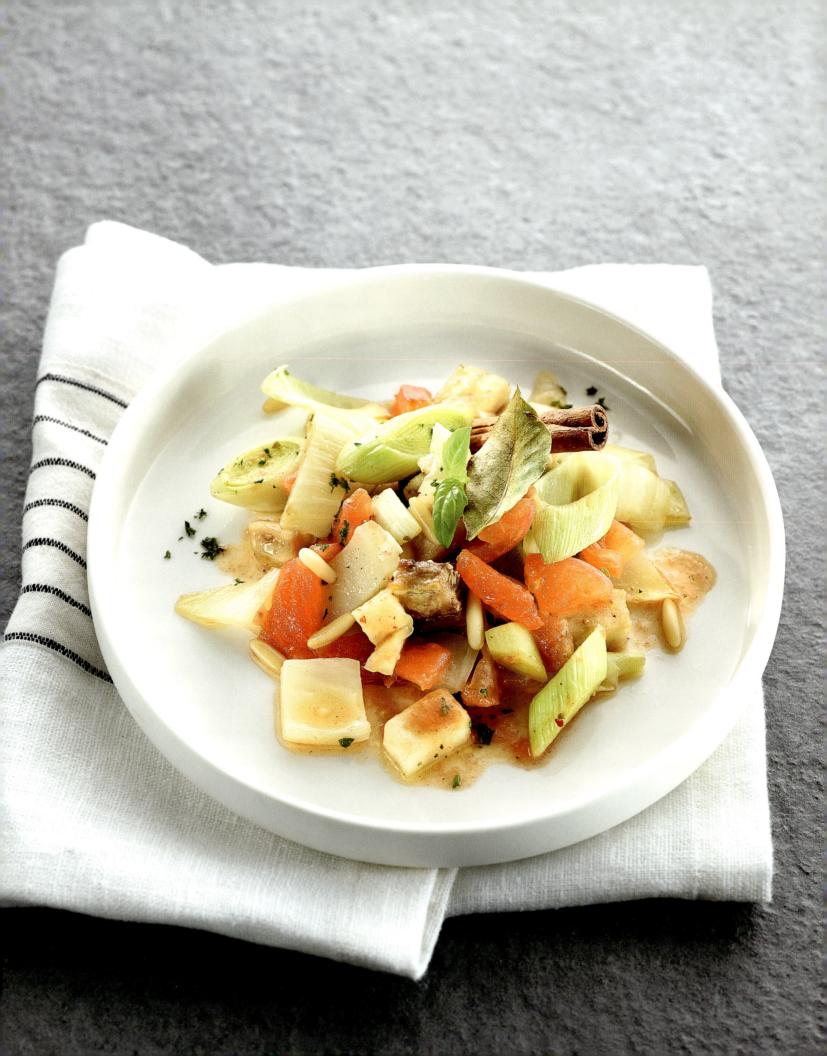

Tomaten-Fenchel-Auberginen-Auflauf

ZUBEREITUNGSZEIT:
ca. 40 Minuten

Für 2 Portionen

50 g Lauch

1 Fenchelknolle

30 ml Olivenöl und etwas für die Form

1 Aubergine

2 Tomaten

Salz

frisch gemahlener schwarzer Pfeffer

gemahlener Kreuzkümmel

½ Zimtstange

1 Lorbeerblatt

3 Basilikumblättchen

10 g Pinienkerne

Den Backofen auf 160 °C Umluft vorheizen. Den **Lauch** und den **Fenchel** putzen, waschen und in grobe Stücke schneiden. Das **Olivenöl** mit etwas Wasser in einem Topf erhitzen und Lauch und Fenchel darin weich dünsten. Die **Aubergine** waschen, schälen und in 1 cm große Würfel schneiden. Zum Lauch-Fenchel-Gemüse geben.

Die **Tomaten** kreuzweise einritzen, mit kochendem Wasser überbrühen, schälen und die Kerne entfernen. Das Fruchtfleisch in kleine Stücke schneiden und unter das Gemüse heben. Die **Gewürze** zugeben. Das Gemüse in eine mit **Olivenöl** ausgestrichene Auflaufform geben und 20 Minuten im Ofen fertig garen, anschließend Zimtstange und Lorbeerblatt entfernen. Auflauf mit grob gehacktem **Basilikum** und **Pinienkernen** bestreuen.

Vegane Gemüselasagne

ZUBEREITUNGSZEIT:
ca. 45 Minuten plus 4 Stunden Garzeit

Für 6 Portionen
1 Möhre
1 Pastinake
1 Süßkartoffel
1 Zucchini
1 kleine Aubergine
1 Dose stückige Tomaten (400 g)
½ EL Salz
1 EL Kräuter der Provence
150 g Sonnenblumenkerne (alternativ
Cashewkerne, Mandeln etc.)
80 ml Rapsöl
1 EL Olivenöl

Möhre, Pastinake und **Süßkartoffel** schälen. Mit einer Brot- oder Aufschnittmaschine in dünne Scheiben schneiden. **Zucchini** und **Aubergine** putzen, waschen und ebenfalls in Scheiben schneiden. Die **Tomaten** mit der Hälfte der **Gewürze** abschmecken. Die **Sonnenblumenkerne** in einer Pfanne ohne Fett rösten, bis sie zu duften beginnen. Dann mit dem **Rapsöl** mit einem Mixstab cremig pürieren und die restlichen **Gewürze** unterrühren.

Eine Lasagne- oder Auflaufform mit dem **Olivenöl** ausfetten. Den Boden mit einer Schicht Gemüsestreifen auslegen, dann mithilfe eines Esslöffels etwas Tomatensoße daraufstreichen und anschließend die Sonnenblumencreme daraufträufeln. Die Zutaten so lange auf diese Weise in die Form schichten, bis alles aufgebraucht ist, dabei mit einer Schicht Sonnenblumencreme abschließen.

Den Backofen auf 80 °C Ober-/Unterhitze vorheizen und die Lasagne 3–4 Stunden im Ofen garen.

Tipp: Mit Basilikumpesto und frischen Kräutern servieren.

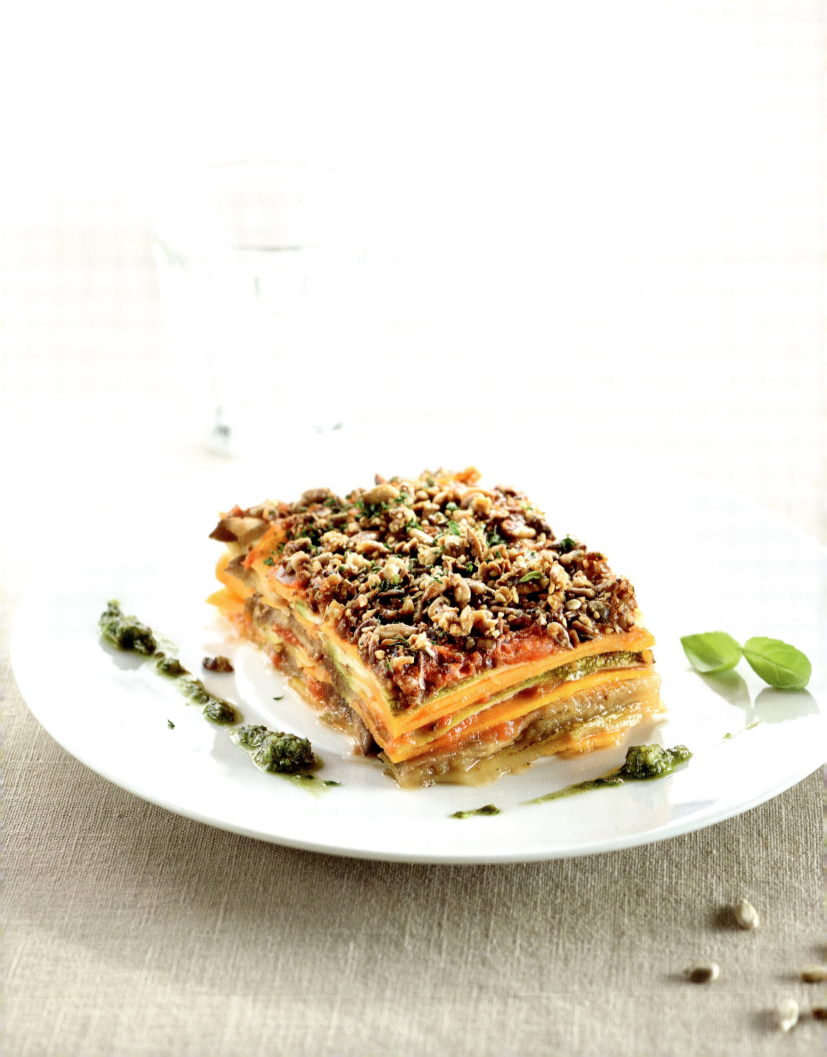

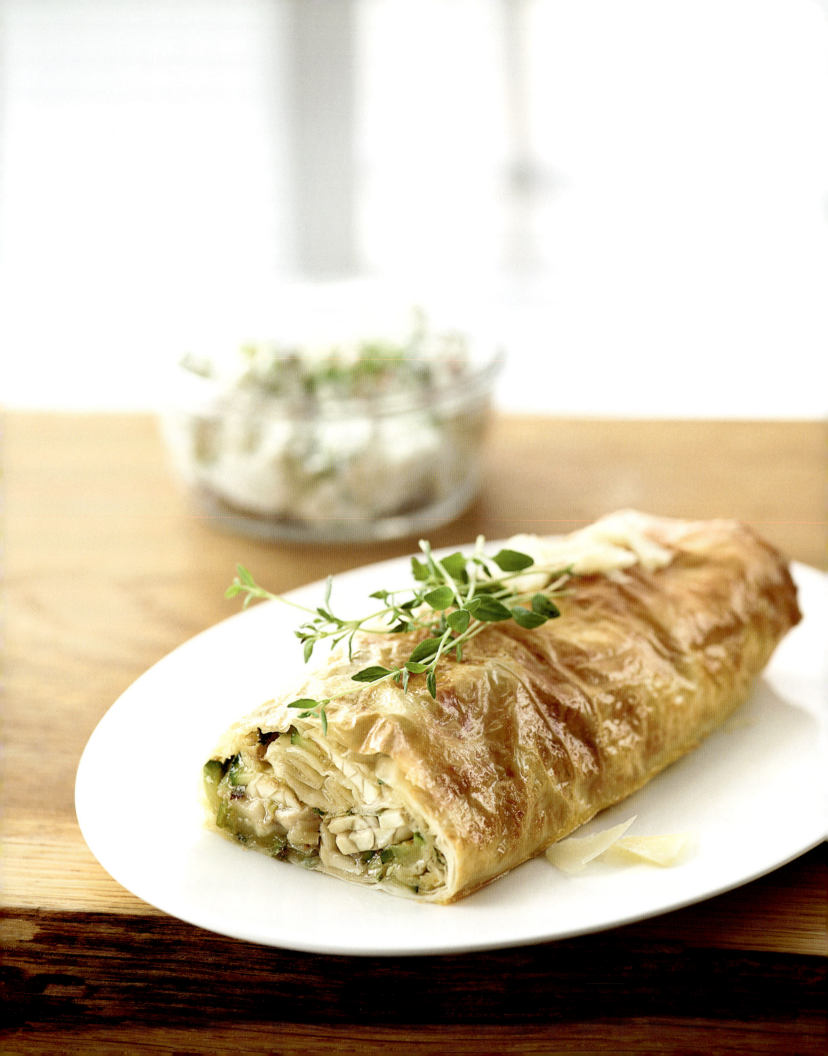

Zucchini-Champignon-Strudel

ZUBEREITUNGSZEIT:
ca. 45 Minuten

Für 2 Portionen
150 g Zucchini
50 g Lauch
50 g Champignons
½ Knoblauchzehe
2 EL Olivenöl
1 ½ EL gehackte Petersilie
½ EL Maisstärke oder fein gemahlenes Dinkelmehl
Salz
frisch gemahlener schwarzer Pfeffer
1 Strudelteigblatt (aus der Kühltheke)
1 Ei
2 EL geriebener Parmesan

Den Backofen auf 220 °C Umluft vorheizen. Das **Gemüse** putzen, waschen, der Länge nach halbieren und dann in feine Scheiben schneiden. Den **Knoblauch** schälen und fein hacken.

Das **Olivenöl** in einer Pfanne erhitzen und das Gemüse zusammen mit dem Knoblauch darin dünsten. Wenn das Gemüse weich ist, die **Petersilie** dazugeben und das Gemüse mit **Stärke** oder **Mehl** bestäuben. Mit **Salz** und **Pfeffer** abschmecken.

Die Füllung auf dem **Strudelblatt** verteilen und zu einer Rollen einrollen. Das **Ei** verquirlen und die Rolle damit bestreichen. Den eingerollten Strudel auf ein mit Backpapier belegtes Backblech legen und im Ofen ca. 8 Minuten goldbraun backen. Dann den Strudel aufschneiden und mit dem **Parmesan** bestreuen.

Tipp: Dazu passt ein Kräuterdip, der Schafsjoghurt-Leinöl-Dip von Seite 86 und Blattsalat oder Rote-Bete-Salat sehr gut.

Blattspinat in Kartoffelbiskuit mit Tomatenragout

ZUBEREITUNGSZEIT:
ca. 1 Stunde 30 Minuten (Kartoffeln
am besten am Vortag kochen)

Für 2 Portionen

Für den Kartoffelbiskuit:

30 g weiche Butter

2 Eier

50 g gekochte und geschälte Kartoffeln
(am besten vom Vortag)

25 g Sahne

10 ml Leinöl

frisch geriebene Muskatnuss

Salz

30 g Dinkelmehl (Type 630)

Für die Spinatfüllung:

30 g Lauch

etwas Knoblauch nach Geschmack

10 ml Distelöl oder 10 g Butter

125 g Blattspinat

Salz

frisch gemahlener schwarzer Pfeffer

frisch geriebene Muskatnuss

Für das Tomatenragout:

4 Fleischtomaten

Basilikumblättchen

2 EL Olivenöl

Salz

Den Backofen auf 180 °C Umluft vorheizen. Die weiche **Butter** schaumig rühren. Die **Eier** trennen und die Eigelbe einzeln unterrühren. Die erkalteten **Kartoffeln** passieren und mit **Sahne, Leinöl, Muskat** und **Salz** unter die Eier-Butter-Masse rühren.

Die Eiweiße mit einer Prise **Salz** steif schlagen und abwechselnd mit dem **Mehl** unter die Butter-Kartoffel-Masse heben. Ein Backblech mit Backpapier auslegen, die Masse etwa 5 mm dick daraufstreichen und ca. 10 Minuten backen. Dann auskühlen lassen und vom Backpapier lösen.

Den **Lauch** putzen und waschen und den **Knoblauch** schälen. Beides fein schneiden. Lauch und Knoblauch in **Distelöl** oder **Butter** anschwitzen. Den **Spinat** putzen, waschen und kurz in kochendem Wasser blanchieren. Dann abtropfen lassen, zum Lauch geben und mit **Salz, Pfeffer** und **Muskat** abschmecken.

Die **Tomaten** kreuzweise einritzen, mit heißem Wasser überbrühen, kurz stehen lassen und anschließend schälen. Die Kerne entfernen und das Fruchtfleisch in Würfel schneiden. Die **Basilikumblättchen** waschen, trocken schütteln und fein schneiden. Die Tomatenwürfel in **Olivenöl** anschwitzen und mit **Salz** und Basilikum abschmecken.

Die Spinatfüllung auf den Kartoffelbiskuit streichen und zu einer Roulade rollen. Kurz erwärmen und in 3–4 cm dicke Scheiben schneiden. Dazu das Tomatenragout servieren.

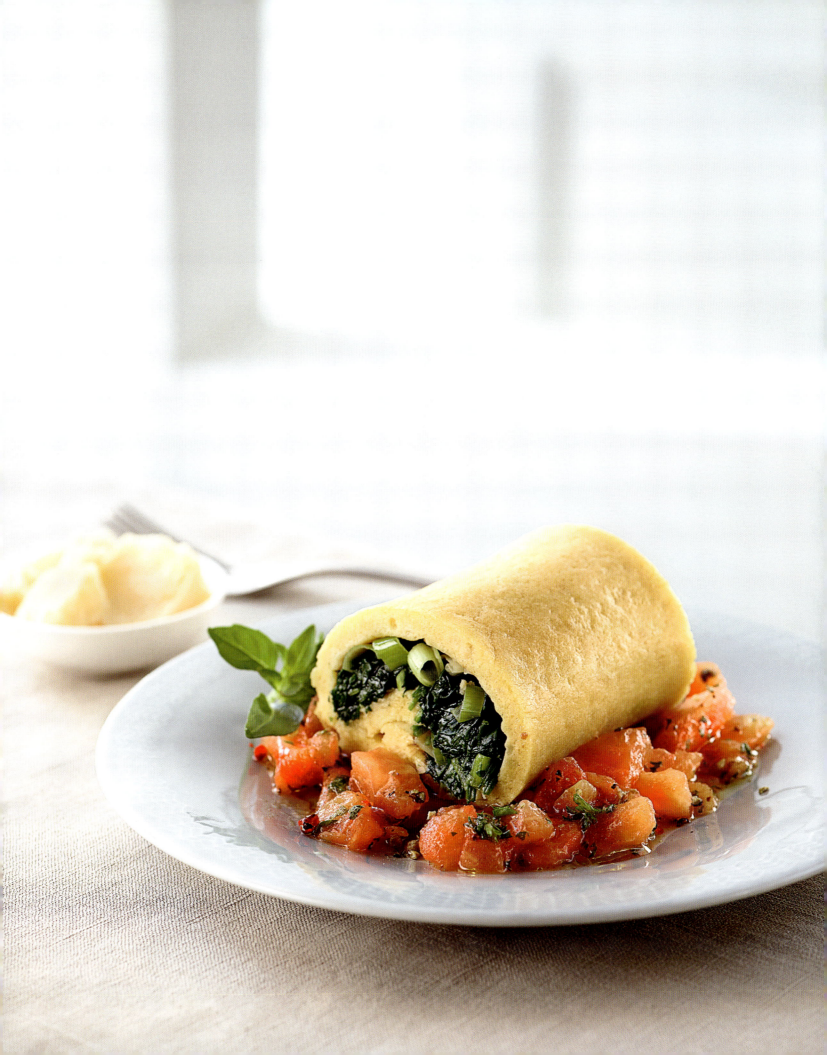

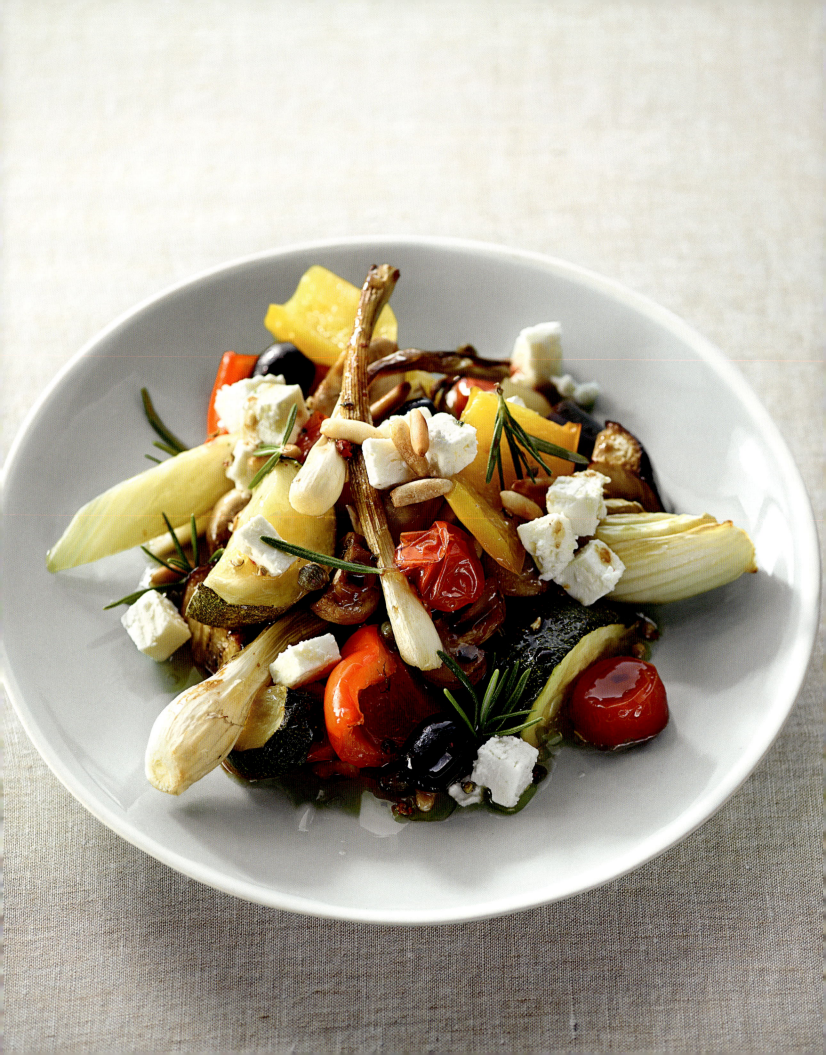

Mediterranes Gemüse mit Feta

ZUBEREITUNGSZEIT:
ca. 40 Minuten

Für 2 Portionen

75 g Fenchel

½ rote Paprikaschote

½ gelbe Paprikaschote

½ kleine Aubergine

1 kleine Zucchini

25 g Champignons

8 Kirschtomaten

1 Frühlingszwiebel

1 kleines Stück Knoblauch

1 kleiner Rosmarinzweig

1 EL Pinienkerne

Salz

frisch gemahlener schwarzer Pfeffer

2 EL Kapern

2 EL Olivenöl

60 g Schafskäse

30 g Oliven

Den **Fenchel** putzen, waschen, in schmale Spalten schneiden und kurz dämpfen, sodass er noch Biss hat. Den Backofen auf 160 °C Umluft vorheizen. Das restliche **Gemüse** putzen, waschen und in mundgerechte Stücke schneiden, den **Knoblauch** schälen und fein schneiden. Die **Rosmarinnadeln** vom Zweig zupfen und fein hacken.

Den Fenchel mit dem restlichen Gemüse, Knoblauch, **Pinienkernen,** Rosmarin, **Salz, Pfeffer, Kapern** und **Olivenöl** vermischen. In eine Auflaufform füllen und im Ofen etwa 25 Minuten garen. Vor dem Servieren den **Schafskäse** würfeln und das Gemüse mit Schafskäse und **Oliven** bestreuen.

Tipp: Statt Schafskäse kann – für eine nicht-vegetarische Variante – auch frischer Räucherfisch mit Rucola über das Gemüse gegeben werden. Es müssen natürlich auch nicht immer alle im Rezept angegebenen Gemüsesorten sein.

Kartoffel-Gemüse-Gratin

ZUBEREITUNGSZEIT:

ca. 1 Stunde

Für 2 Portionen

250 g Kartoffeln

50 g Möhren

20 g Knollensellerie

50 g Fenchel

30 g Lauch (nur das Weiße)

frischer Majoran

Salz

1 Prise gemahlener Kümmel

1 TL Olivenöl

50 g Sahne

50 ml Kokosmilch

frisch gemahlener schwarzer Pfeffer

frisch geriebene Muskatnuss

60 g Parmesan

125 g Brokkoliröschen

Kartoffeln, Möhren und **Sellerie** schälen, **Fenchel** und **Lauch** putzen und waschen. Alles in feine Scheiben bzw. Ringe schneiden. **Majoran** waschen, trocken schütteln, die Blättchen abzupfen und fein schneiden. Das Gemüse in einer Schüssel vermischen und mit **Salz,** Majoran und **Kümmel** würzen. Eine feuerfeste Form mit dem **Olivenöl** ausstreichen und das Kartoffel-Gemüse-Allerlei darin verteilen. Den Backofen auf 180 °C Umluft vorheizen. In einem Topf **Sahne** und **Kokosmilch** zum Kochen bringen und mit **Salz, Pfeffer** und **Muskat** abschmecken. Die Mischung gleichmäßig über die Kartoffeln gießen, sodass sie nur knapp bedeckt sind. Die Form darf nicht zu voll sein, da die Flüssigkeit sonst im Ofen überkocht. Nun den **Parmesan** reiben, 40 g davon darüberstreuen und das Gratin im Ofen 40 Minuten backen.

In der Zwischenzeit den **Brokkoli** waschen und weich dämpfen. Das Gratin auf Tellern servieren, den Brokkoli dazulegen und mit dem restlichen Parmesan bestreuen.

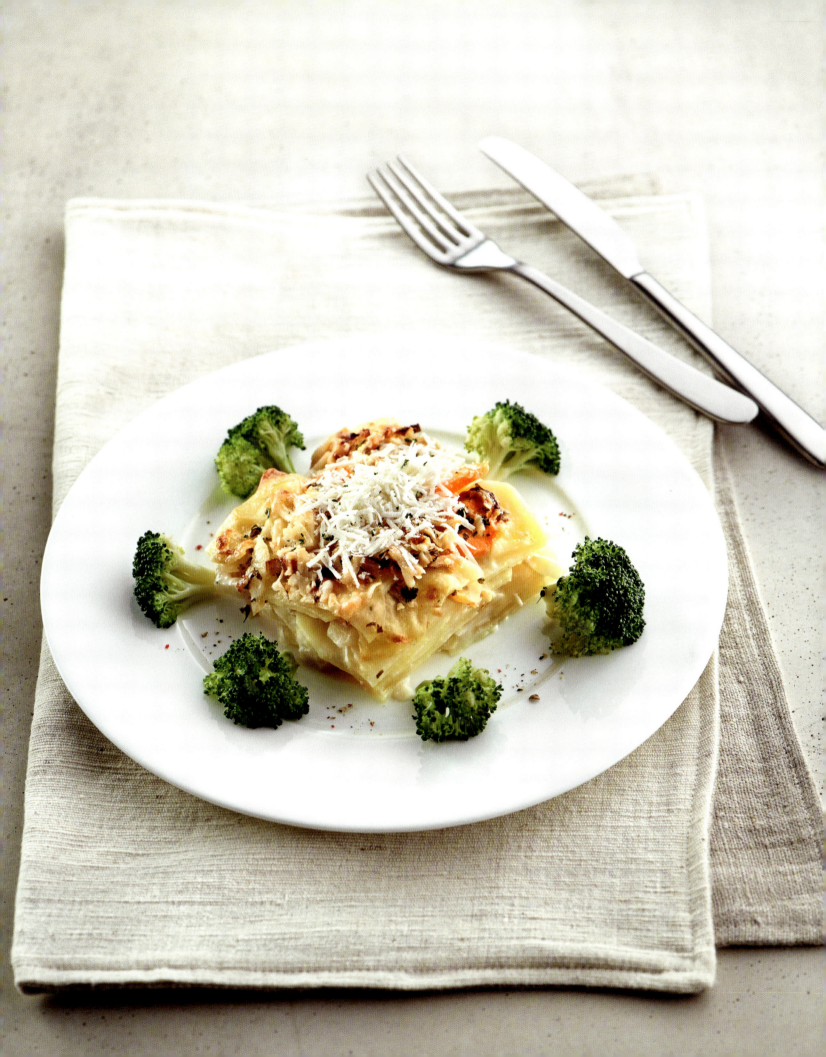

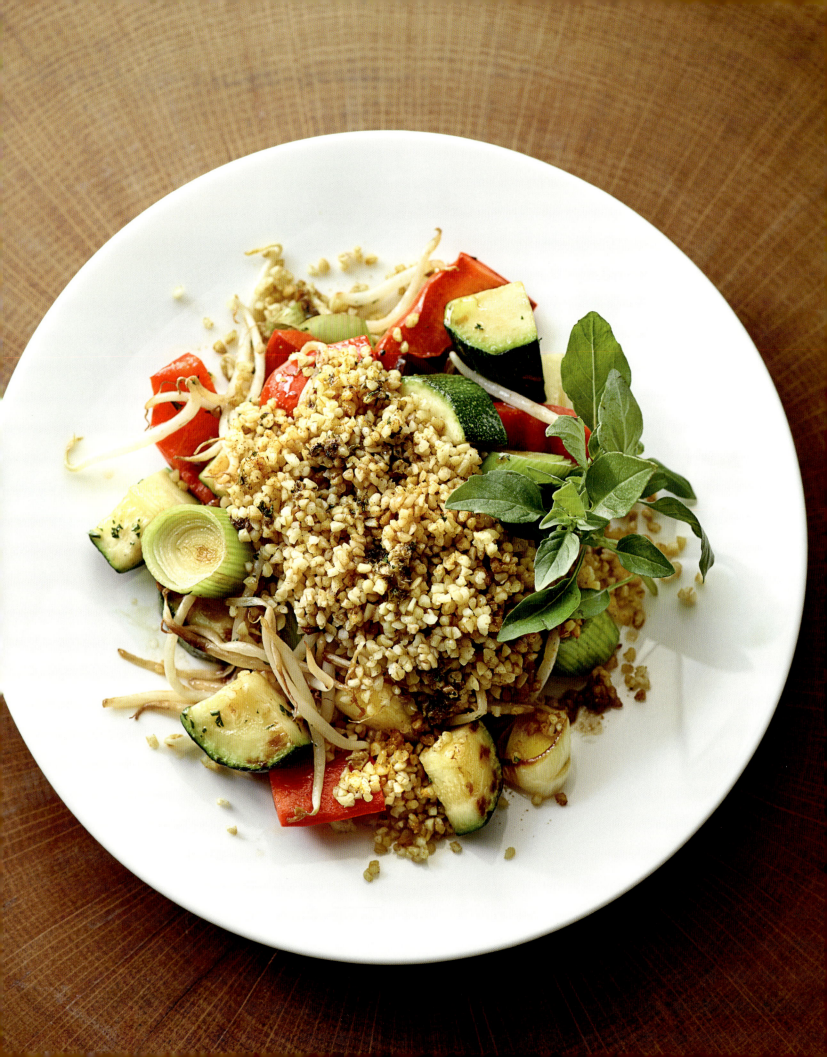

Bulgur mit Curry auf Gemüseragout

ZUBEREITUNGSZEIT:

ca. 40 Minuten

Für 2 Portionen

100 g Bulgur

10 g Butter

1 Msp. Curry

Salz

150 g Zucchini

50 g rote Paprikaschote

30 g Lauch

½ EL Olivenöl

etwas durchgepresster Knoblauch

50 g Sojasprossen

frische Kräuter (z. B. Kerbel,

Petersilie, Schnittlauch)

Den **Bulgur** mit 200 ml Wasser, **Butter, Curry** und **Salz** in einen Topf geben und aufkochen lassen. Dann die Hitze reduzieren und den Bulgur 10 Minuten quellen lassen. **Zucchini, Paprika** und **Lauch** putzen, waschen und in kleine Stücke schneiden. Das **Olivenöl** in einer Pfanne erhitzen und das Gemüse mit dem **Knoblauch** und den **Sprossen** kurz anrösten, dann etwas Wasser angießen und das Gemüse weich dünsten. Die **Kräuter** waschen, trocken schütteln und einen Teil davon fein hacken. Das Gemüse damit und mit **Salz** abschmecken. Mit dem Bulgur auf Tellern anrichten und mit den restlichen Kräutern garnieren.

Tipp: Dieses Gericht kann man als glutenfreie Variante mit Quinoa, Hirse oder Vollwertreis ersetzen.

Kräuter-Gnocchi

ZUBEREITUNGSZEIT:
ca. 25 Minuten (Kartoffeln am besten am Vortag kochen)

Für 2 Portionen

250 g mehlig kochende Kartoffeln

30 g Maisstärke

Salz

frisch geriebene Muskatnuss

1 Eigelb

Mehl für die Arbeitsfläche

1 ½ EL Olivenöl

2 EL gehackte frische Kräuter

(z. B. Salbei, Basilikum, Thymian)

Kartoffeln am besten am Vortag im Dampfgarer weich dämpfen, dann gut auskühlen lassen. Pellen und durch eine Kartoffelpresse drücken. Mit **Stärke, Salz** und **Muskat** vermischen, das **Eigelb** unterrühren und zu einem geschmeidigen Teig kneten. Den Kartoffelteig auf einer **bemehlten** Arbeitsfläche zu einer 2 cm dicken Rolle formen und mit einem Messer in 1 cm dicke Stücke schneiden. Das typische Gnocchimuster mit den Zinken einer Gabel eindrücken.

Die Gnocchi in köchelndem **Salzwasser** 3–4 Minuten garen. Mit einem Sieblöffel aus dem Wasser nehmen und im kaltem Wasser abkühlen. Vor dem Servieren mit **Olivenöl** und frischen **Kräutern** in einer Pfanne erwärmen.

Tipp: Mit geschmorten Tomaten und Parmesan servieren.

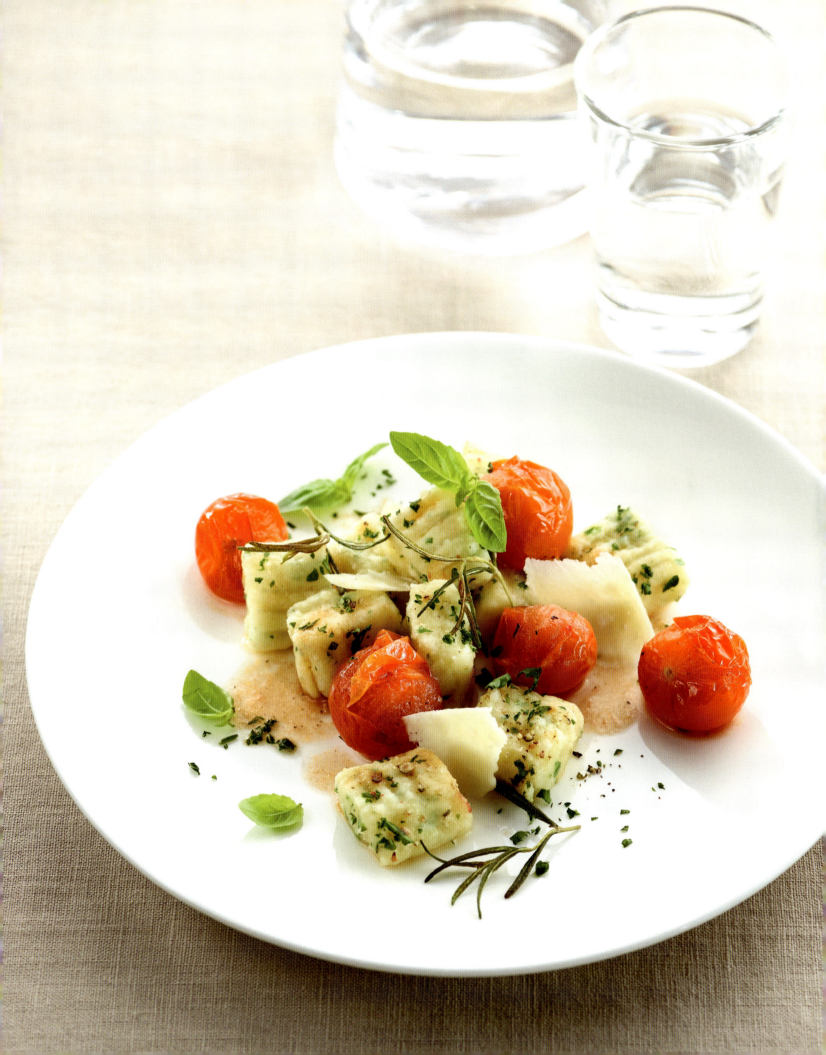

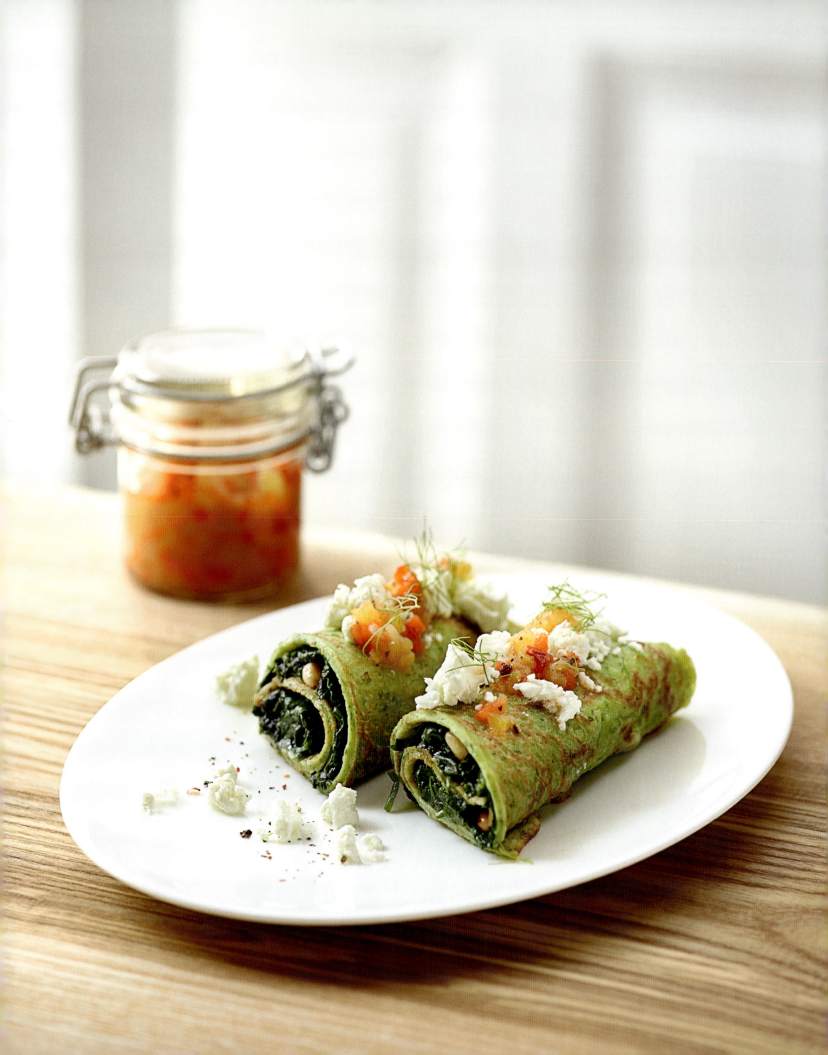

Kräutercrêpes mit Blattspinat und Paprika-Apfel-Chutney

ZUBEREITUNGSZEIT:

ca. 40 Minuten

Für 2 Portionen

Für das Chutney (ergibt etwa 600 ml):

2 rote Paprikaschoten

1 gelbe Paprikaschote

1 Apfel (z. B. Boskop)

80 g Schalotten

1 kleine rote Chilischote

3 EL Olivenöl

1 Prise Salz

Für die Crêpes:

100 ml Milch

1 ½ EL gehackte Kräuter nach Wahl

Salz

frisch geriebene Muskatnuss

40 g fein gemahlener Dinkel

1 Ei

etwas Pflanzenöl zum Ausbacken

Für die Füllung:

400 g Blattspinat

Salz

30 g Schalotten

10 g Butterschmalz

1–2 EL Pinien- oder Sonnenblumenkerne

frisch gemahlener schwarzer Pfeffer

frisch geriebene Muskatnuss

1 ½ EL kalt gepresstes Nussöl

Zum Anrichten:

100 g Schafsfrischkäse

Für das Chutney **Paprika** und **Apfel** mit dem Sparschäler schälen und Samen und Scheidewände bzw. Kerngehäuse entfernen. Die **Schalotten** schälen und in feine Ringe schneiden, Paprika und Apfel in dünne Streifen schneiden, **Chili** fein hacken. Alles zusammen mit **Olivenöl** und **Salz** in einen Topf geben und ca. 1 Stunde unter häufigem Rühren leicht köcheln lassen. In Gläser füllen und kühl aufbewahren.

Für die Crêpes die **Milch** mit den **Kräutern** und **Gewürzen** in einem Mixglas verquirlen. Dann in eine Schüssel geben, gemahlen **Dinkel** und **Ei** mit einem Schneebesen einrühren und 15 Minuten quellen lassen. Etwas **Öl** in einer beschichteten Pfanne erhitzen, den Teig zu dünnen Crêpes backen und warm halten.

Den **Blattspinat** putzen, die groben Stängel entfernen und den Spinat waschen. In kochendem **Salzwasser** 3 Minuten blanchieren, abschrecken und abtropfen lassen. Die **Schalotten** schälen und fein würfeln.

Das **Butterschmalz** in einer Pfanne erhitzen und die Schalotten zusammen mit den **Pinien-** oder **Sonnenblumenkernen** darin glasig dünsten. Den blanchierten Blattspinat zugeben und durchschwenken. Mit **Salz, Pfeffer, Muskat** und dem **Nussöl** abschmecken und in die heißen Crêpes füllen.

Auf Tellern anrichten, den **Schafsfrischkäse** darüber verteilen und mit Paprika-Apfel-Chutney servieren.

Tipp: Gekühlt ist das Chutney ca. 5 Wochen haltbar.

Kartoffel-Quark-Laibchen

ZUBEREITUNGSZEIT:
ca. 50 Minuten plus Abkühlzeit

Für 2 Portionen

225 g mehlig kochende Kartoffeln

75 g Quark aus Schafs- oder Kuhmilch

½ EL Leinöl

10 g Maisstärke

2 Eigelb

½ EL gehackte Petersilie

½ EL gehackter frischer Majoran

Salz

frisch geriebene Muskatnuss

Pflanzenöl zum Braten

Kartoffeln gründlich schrubben und im Dampfgarer weich dämpfen, dann gut auskühlen lassen. Pellen und durch die Kartoffelpresse drücken, mit den restlichen **Zutaten** (bis auf das Öl zum Braten) vermischen und mit **Salz** und **Muskat** abschmecken.

Aus der Kartoffelmasse kleine Laibchen formen. **Öl** in einer beschichteten Pfanne erhitzen und die Laibchen auf beiden Seiten goldgelb braten.

Tipp: Als Abendmahlzeit mit gedämpftem Gemüse servieren. Oder mittags auf marinierten Blattsalaten mit halbierten Kirschtomaten und Schnittlauchröllchen bestreut genießen.

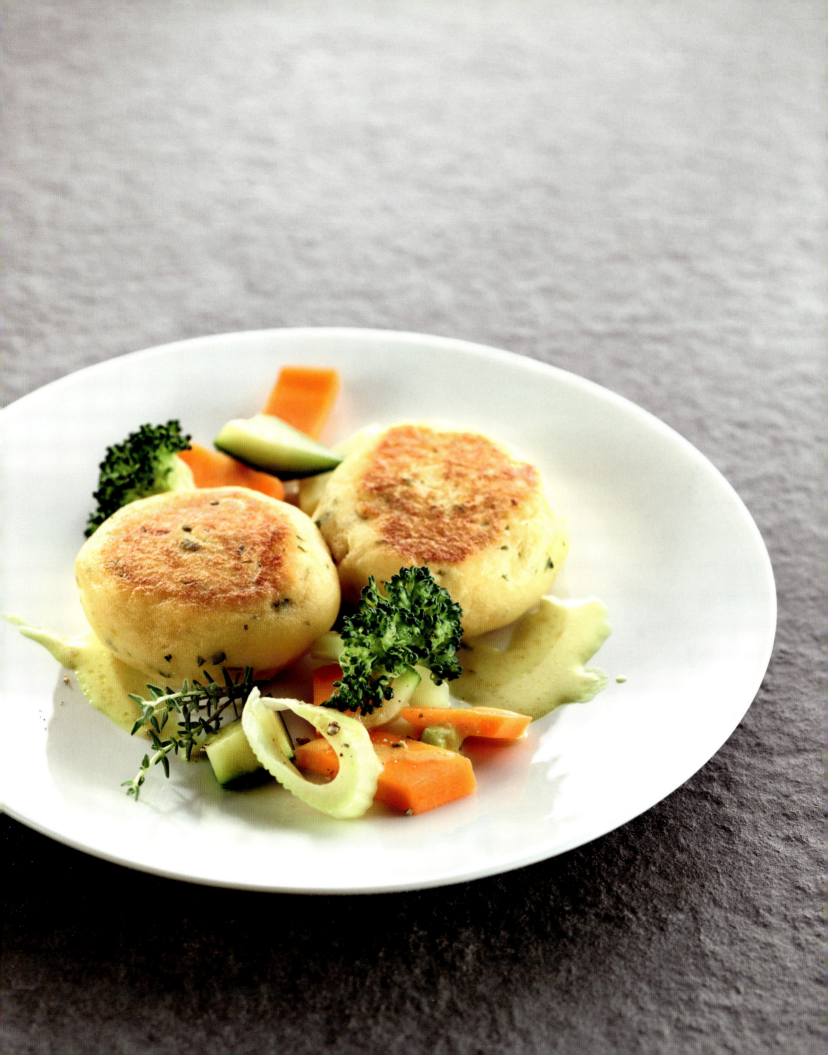

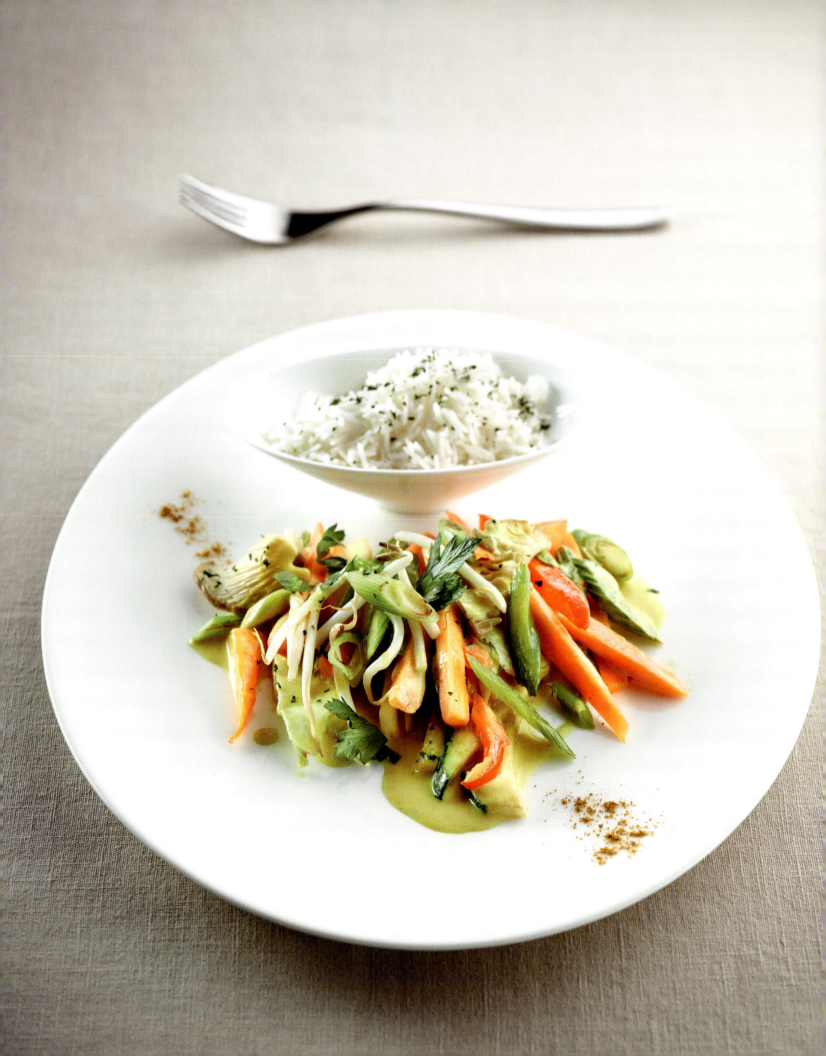

Wokgemüse in Kokosmilch mit Duftreis

ZUBEREITUNGSZEIT:
ca. 40 Minuten

Für 2 Portionen
Für das Gemüse:
50 g Möhren
50 g Petersilienwurzeln
50 g Staudensellerie
50 g Zucchini
50 g Fenchel
50 g Weißkohl
40 g Austernpilze
30 g Frühlingszwiebeln
1 ½ EL Erdnussöl
50 g Sojasprossen
½ TL Honig
½ TL gehackter frischer Ingwer
Curry
100 ml Kokosmilch
Salz
gemahlener Koriander
1 kleiner Liebstöckelstängel
Für den Duftreis:
60 g Duftreis
Salz
1 Gewürznelke
1 kleines Stück Zitronengras
gehackte Petersilie

Möhren und **Petersilienwurzeln** schälen, übriges **Gemüse** putzen und waschen. Möhren, Zucchini, Petersilienwurzeln und Fenchel der Länge nach halbieren und in dünne Scheiben schneiden. Staudensellerie schälen und in Streifen schneiden. Den Kohl in 1 cm dicke Streifen schneiden und die Austernpilze vierteln. Die Frühlingszwiebeln in Ringe schneiden. Zuerst den Fenchel im Wok oder in einer Pfanne in **Erdnussöl** und 1–2 EL Wasser hell dünsten. Dann Möhren, Staudensellerie, Petersilienwurzeln und Kohl dazugeben und 2–3 Minuten mit etwas Wasser dünsten. Anschließend die Frühlingszwiebeln, Zucchini, Pilze und **Sojasprossen** dazugeben und kurz mitrösten. Mit **Honig, Ingwer** und **Curry** würzen und mit **Kokosmilch** aufgießen. Mit **Salz** und gemahlenen **Koriander** abschmecken und etwa 5 Minuten köcheln lassen. Zum Schluss den **Liebstöckelstängel** dazugeben.

Den **Reis** mit 100 ml Wasser, **Salz, Nelke** und **Zitronengras** zum Kochen bringen. Mit geschlossenem Deckel 20 Minuten quellen lassen. Vom Herd nehmen, mit einer Gabel auflockern und weitere 5 Minuten zugedeckt stehen lassen. Nelke und Zitronengras entfernen. Reis mit gehackter **Petersilie** bestreuen. Gemüse und Duftreis zusammen servieren.

Gemüsequiche

ZUBEREITUNGSZEIT:
ca. 40 Minuten plus 1 Stunde Ruhezeit
und 40 Minuten Backzeit

Für 10 Stücke	Alle **Zutaten** für den Teig vermischen und rasch glatt
Für den Teig:	verkneten. Zu einer Kugel formen, in Frischhaltefolie
210 g fein gemahlener Dinkel oder	wickeln und 1 Stunde im Kühlschrank ruhen lassen.
Dinkel-Vollkornmehl	In der Zwischenzeit den Belag vorbereiten. Dafür das
60 g Dinkelmehl (Type 630)	**Gemüse** putzen und waschen. Zucchini und Champi-
100 g Magerquark	gnons in feine Scheiben, Kohl in feine Streifen und
65 g Butter	Lauch in feine Ringe schneiden.
1 Ei	Das **Olivenöl** in einer Pfanne erhitzen und das Gemüse
Salz	darin kurz andünsten. Mit **Salz, Muskat** und **Thymian**
Für den Belag:	abschmecken. **Sahne, Milch, Eigelbe** und etwas **Salz**
400 g Zucchini	miteinander verquirlen und das Gemüse unterheben.
100 g Champignons	Den Backofen auf 160 °C Ober-/Unterhitze vorheizen.
100 g Weißkohl	Den Teig etwa 4 mm dick ausrollen und eine Tarte-
80 g Lauch	form damit an Boden und Rand auskleiden oder ein
4 EL Olivenöl	tiefes Backblech damit auslegen.
Salz	Den Teig mehrmals mit einer Gabel einstechen und
frisch geriebene Muskatnuss	etwa 10 Minuten blindbacken. Dann die Gemüse-
1 EL gehackter frischer Thymian	mischung auf den vorgebackenen Boden gießen und
150 g Sahne	gleichmäßig verteilen. Den **Parmesan** reiben und
100 ml Milch	darüberstreuen. Die Quiche wieder in den Ofen stellen,
5 Eigelb	die Temperatur auf 140 °C reduzieren und den Belag
60 g Parmesan	30 Minuten stocken lassen.

Tipps: Entweder mit Blatt- oder Rote-Bete-Salat oder
mit gedünsteten Pfifferlingen servieren. Statt Zucchini
kann auch nur Lauch mit Pilzen und – für die Nicht-
Vegetarier – Schinken verwendet werden.

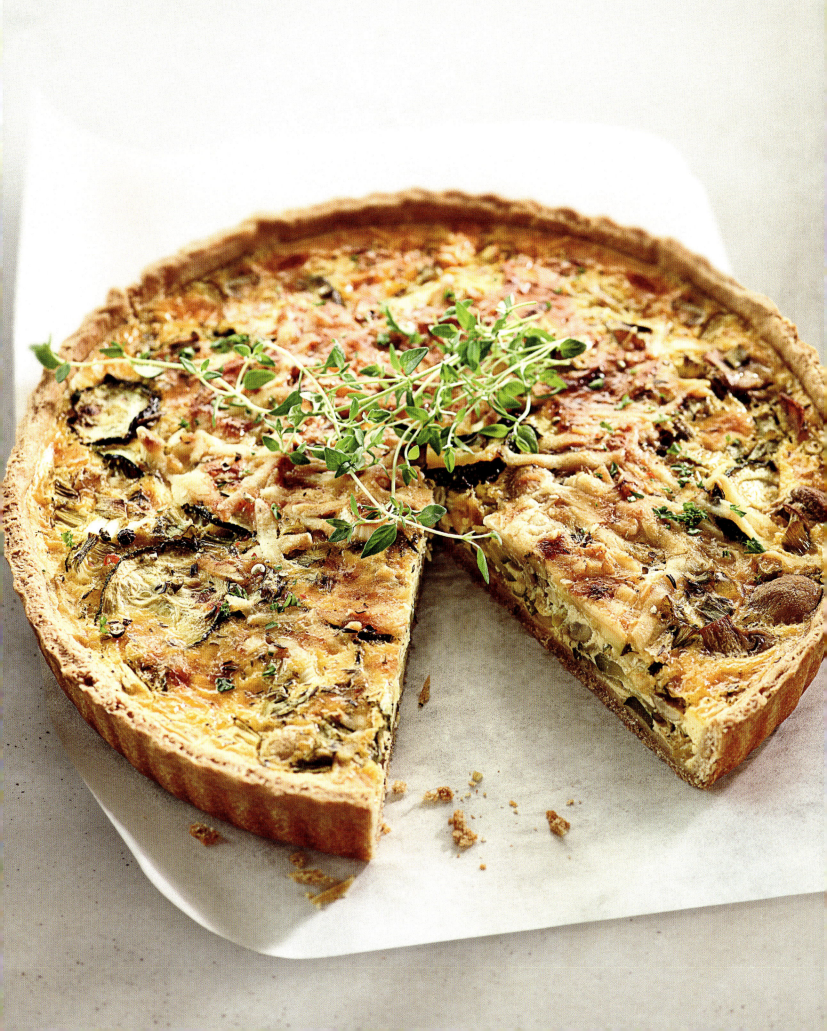

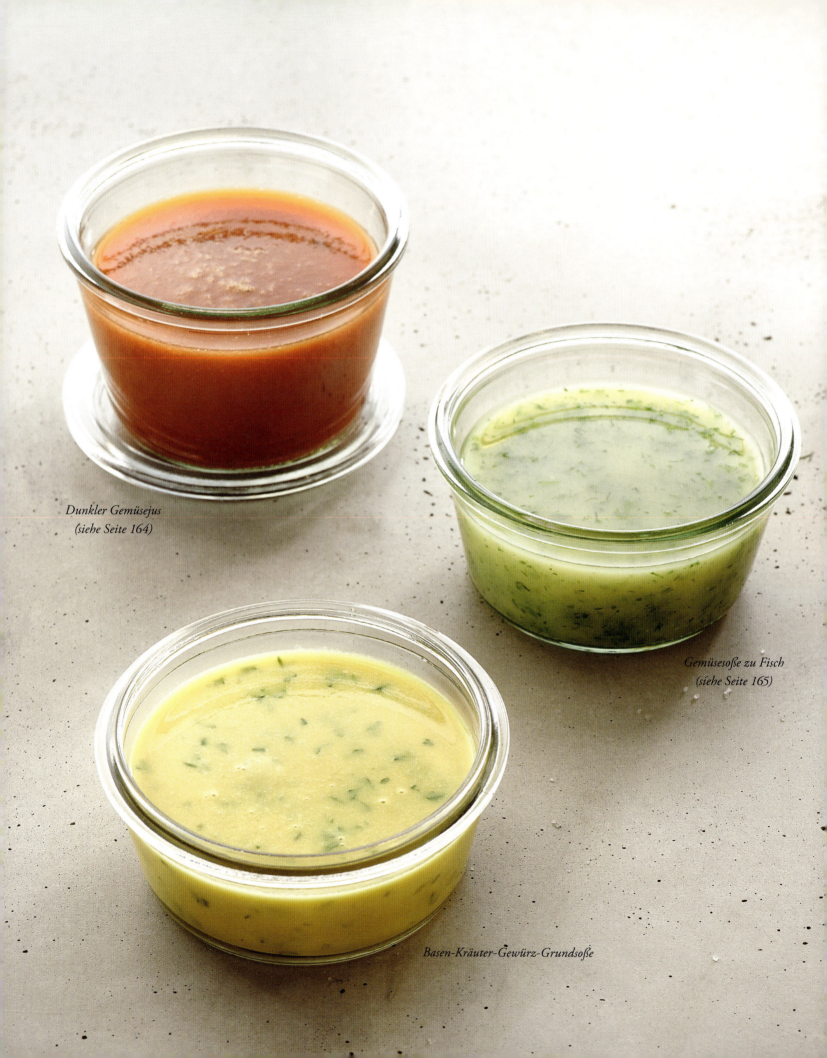

*Dunkler Gemüsejus
(siehe Seite 164)*

*Gemüsesoße zu Fisch
(siehe Seite 165)*

Basen-Kräuter-Gewürz-Grundsoße

Soßen

Basen-Kräuter-Gewürz-Grundsoße

ZUBEREITUNGSZEIT:
ca. 30 Minuten

Für 2 Portionen

25 g Knollensellerie

25 g Kartoffeln

25 g Fenchel

20 g Lauch

2 TL Olivenöl

250 ml Gemüsebrühe oder Wasser

1 Lorbeerblatt

Salz

frisch gemahlene Muskatnuss

20 g Sahne, saure Sahne oder kalt

gepresstes Lein-, Nuss- oder Mandelöl

Gewürze (z. B. Curry, Safran, Kurkuma,

Kümmel, Paprika oder Ingwer) oder

frische Kräuter (Liebstöckel, Dill,

Petersilie) nach Wahl

Sellerie und **Kartoffeln** schälen, **Fenchel** und **Lauch** putzen und waschen. Das Gemüse klein schneiden. Das **Olivenöl** in einem Topf mit 1 EL Wasser erhitzen und das Gemüse darin 2–3 Minuten dünsten. **Gemüsebrühe** oder Wasser und das **Lorbeerblatt** zugeben. Kurz aufkochen, Hitze reduzieren und so lange köcheln lassen, bis das Gemüse ganz weich ist, es lässt sich dann besser pürieren. Das Lorbeerblatt herausnehmen und den Topfinhalt mit den **Gewürzen** sowie **Sahne** oder **Öl** pürieren. Die frischen **Kräuter** erst danach einrühren, dann nochmals kurz mixen.

Tipp: Wer zu Blähungen neigt, lässt den Lauch weg.

Dunkler Gemüsejus

ZUBEREITUNGSZEIT:
ca. 1 Stunde

Für 2 Portionen

30 g Schalotten

1 kleines Stück Knoblauch

40 g Möhren

40 g Knollensellerie

25 g Fenchel

40 g Champignons

1 ½ EL Olivenöl

½ EL Ahornsirup

½ EL Tomatenmark

60 ml Rotwein

1 Lorbeerblatt

250 ml Gemüsebrühe

Salz

1 kleiner Liebstöckelstängel

Sesam-, Distel-, Lein- oder Nussöl bzw. Butter

Schalotten, Knoblauch, Möhren und **Sellerie** schälen, **Fenchel** und **Champignons** putzen und waschen. Alles Gemüse fein würfeln.

Das **Olivenöl** in einem Topf erhitzen und Schalotten, Knoblauch und Champignons bei mittlerer Hitze hellbraun rösten. Dann übriges Gemüse, **Ahornsirup** und **Tomatenmark** zugeben und einige Minuten weiterrösten. Mit **Rotwein** ablöschen und bis auf ein Viertel reduzieren. Dann auch **Lorbeerblatt, Gemüsebrühe** und **Salz** zugeben und alles ca. 45 Minuten köcheln lassen. Nach Bedarf zwischendurch noch etwas Wasser nachfüllen.

Zum Schluss das Lorbeerblatt entfernen, die **Liebstöckelblättchen** zugeben und alles fein pürieren. Durch ein feines Sieb passieren und kurz vor dem Servieren mit **Öl** oder **Butter** montieren.

Tipp: Passt gut als dunkle Soße zu Fleisch.

Gemüsesoße zu Fisch

ZUBEREITUNGSZEIT:
ca. 30 Minuten

Für 2 Portionen
35 g Fenchel
20 g Kartoffeln
20 g Schalotten oder Frühlingszwiebeln
20 g Champignons
1 EL Olivenöl
einige Korianderkörner
60 ml Weißwein oder Noilly Prat
150 ml Gemüsebrühe
Salz
Safran, Curry oder Kurkuma nach Wahl
25 g Sahne
frische Kräuter nach Wahl (z. B. Estragon,
Kerbel, Basilikum)

Fenchel putzen und waschen, **Kartoffeln** und **Schalotten** schälen und alles in Würfel schneiden. **Frühlingszwiebeln** und **Champignons** putzen, waschen und in feine Ringe bzw. Scheiben schneiden. Das **Öl** in einem Topf erhitzen und Schalotten bzw. Frühlingszwiebeln, Fenchel, Champignons und **Korian-der** darin leicht anrösten. Dann die Kartoffeln zugeben und mit **Weißwein** oder **Noilly Prat** ablöschen. Die Flüssigkeit auf die Hälfte reduzieren, dann mit **Gemüsebrühe** aufgießen und **Salz** sowie **Gewürz** nach Wahl zugeben. Aufkochen, Hitze reduzieren und köcheln lassen, bis das Gemüse weich ist. Anschließend pürieren. Mit **Sahne** verfeinern und nach Belieben die **Kräuter** untermixen.

„Fisch ist eine hervorragende Eiweißquelle und Lieferant von Vitaminen,
Spurenelementen und hochwertigen
mehrfach ungesättigten Fettsäuren.
Sein Eiweiß ist sehr gut verdaulich. Heimische Süßwasserfische schneiden
wegen kurzer Transporte, besonderer
Frische und der Nachhaltigkeit durch
Nachzucht in der Ökobilanz insgesamt
besonders gut ab."

Fisch

Leichtes aus gesundem Fisch – als würzige

Pflanzerl, als sanft gedünstete Filets oder

im Ganzen im Ofen gegart – und immer

würzig-aromatisch

Zubereitungsmethoden für Fisch

Fische verlangen sorgfältige Zubereitung. Kaufen Sie Fisch bei Ihrem Fischhändler schon portioniert und frei von Gräten, bevorzugen Sie Arten aus regionaler Produktion.

Zartes Fischfleisch sollte weder zu heiß gebraten noch zu lange gekocht werden. Schon bei etwa 70 °C verändert sich die Struktur des Fischeiweißes, und die Fähigkeit zur Wasserbindung verringert sich. Das Fischfleisch verliert an Saft und damit auch an Aroma. Aus diesem Grund sollte man Fisch nur knapp und nicht zu heiß zu garen. Gerne mariniert man den Fisch vor dem Garen mit Kräutern ohne Salz.

Dämpfen

Methode: Besonders schonend. Fisch behält seinen natürlichen Geschmack und einen großen Teil seiner wertvollen Vitamine. Man benötigt einen Dampfgarer.

So geht es: Fischfilets oder -steaks mit Salz und Pfeffer würzen und mit Zitronensaft beträufeln. Auf ein mit Backpapier belegtes Lochblech legen und im Dampfgarer bei 75 °C dämpfen. Vor dem Servieren mit frischen Kräutern bestreuen. Die Garzeit ist abhängig von der Größe des Fisches. Lachssteaks benötigen 6–9 Minuten, Saiblingsfilets 6–7 Minuten, Forellen- und Barschfilets 5–6 Minuten.

Geeignet für: Lachssteak, Tiefseebarsch, Seezunge, Saiblingsfilet, Forellenfilet und andere.

In der Pfanne grillen

Methode: Der Fisch wird ohne oder nur mit wenig Fett- oder Flüssigkeitszugabe unter starker Hitze auf allen Seiten gebräunt. Die Oberfläche karamellisiert.

So geht es: Fischfilets oder -steaks mit Salz und Pfeffer würzen, mit Zitronensaft beträufeln und mit etwas Olivenöl bestreichen. Die Fischfilets in einer vorgeheizten beschichteten Grillpfanne zusammen mit frischem Rosmarin und einer Knoblauchzehe auf beiden Seiten grillen.

Geeignet für: Lachssteak, Red Snapper, Wolfsbarsch, Forelle, Saibling

Im Ofen backen

Methode: Zum Garen im Ofen wird nur wenig Flüssigkeit benötigt. Die Hitze wirkt gleichmäßig auf das Fischfleisch ein. Man erzielt ein wunderbares Ergebnis.

So geht es: Fischfilets, -steaks oder ganze Fische mit Salz und Pfeffer würzen. Ganze Fische nach Wunsch mit frischen Kräutern füllen. Mit Zitronensaft beträufeln und mit etwas Olivenöl bestreichen. Auf ein mit Backpapier belegtes Backblech legen und im vorgeheizten Backofen bei 110 °C Umluft garen. Dann eventuell noch auf der Hautseite kross braten. Ganze Fische am besten beidseitig mit Mehl bestäuben, kurz anbraten und erst dann in den Ofen geben.

Geeignet für: Lachs, Wolfsbarsch, Saibling, Bachforelle.

Pochieren

Methode: Eine der einfachsten, schmackhaftesten und vor allem gesündesten Formen in der Fischküche. Pochieren ist für ganze Fische mit Haut ideal geeignet, aber auch für Filets und vorportionierte Stücke. Es ist eine der schonendsten und deswegen auch gesündesten Garmethoden, die zudem noch schnell geht.

So geht es: Man benötigt dazu einen Sud, der in der französischen Küche „Court Bouillon" genannt wird und aus Wasser, Weißwein, Salz und Pfefferkörnern sowie nach Geschmack auch aus etwas Wurzelgemüse, Zwiebeln und einem Lorbeerblatt hergestellt wird. Man lässt den Sud (am besten in einem ovalen Fischtopf) zunächst 10 Minuten kochen, damit er schön aromatisch wird, und lässt den Fisch dann unter dem Siedepunkt bei 75 °C zugedeckt langsam gar ziehen. Das Gemüse wird selbstverständlich mitgegessen.

Geeignet für: Lachssteaks, Barschfilets, Saibling, Forelle, Steinbuttfilets, Zander und andere.

Tipp: Der Fischsud kann für eine herrliche Fischsuppe verwendet werden.

Poelieren (auch hellbraun dünsten genannt)

Methode: Schonend und aromaerhaltend. Eine Kombination aus Anbraten und anschließendem Garen in der geschlossenen Pfanne.

So geht es: Fisch auf der Hautseite in etwas Öl (Rapsoder Kokosöl) in der vorgeheizten Pfanne ca. 1 Minute hellbraun anbraten. Dann wenden, mit 300 ml Brühe aufgießen und je nach Dicke des Fischs mit geschlossenem Deckel 6–10 Minuten glasig dämpfen. Mit Kräutern und Salz würzen. Saibling, Seezunge und Forelle benötigen 6 Minuten, Steinbutt 7 Minuten, Zander 8 Minuten und Lachs 10 Minuten.

Geeignet für: unter anderem Saibling, Seezunge, Forelle, Steinbutt, Zander, Lachs.

Erkennungsmerkmale für die Frische von Fisch

	frisch	alt
Augen	prall, klar, durchsichtige Hornhaut	trüb, milchig
Haut	glänzende Farbe, glasklarer Schleim, feste und glatt anliegende Schuppen	stumpfe Farbe, milchiger Schleim, leicht lösliche Schuppen
Kiemen	leuchtend rot, sichtbare Kiemenblättchen	helle, verklebte Kiemenblättchen
Fleisch	fest, elastisch, ein Fingerdruck hinterlässt keine Delle	weich, schlaff, nach Fingerdruck bleibt eine Delle bestehen
Geruch	unauffällig	fischig, sauer

Tegernseer Edelfischpflanzerl mit Kartoffel-Bittersalat

ZUBEREITUNGSZEIT:
ca. 45 Minuten

Für 2 Portionen

Für die Pflanzerl:

75 g Forellenfilet

75 g Saiblingsfilet

75 g Zanderfilet

50 g ausgebrochenes Flusskrebsfleisch

2 Petersilienstängel

Salz

1 EL Rapsöl

1 kleiner Zitronenthymianzweig

Für den Salat:

2 faustgroße festkochende Kartoffeln

(z. B. Sorte Linda)

1 Schalotte

2 EL Rapsöl

15 ml Gemüsebrühe

½ TL mittelscharfer Senf

frisch gemahlener schwarzer Pfeffer

Salz

100 g Bittersalate (Fertigmischung oder

selbst gemischt, z. B. aus Rucola,

Chicorée, Sauer- und Blutampfer)

1 EL Apfelessig

1 EL Kürbiskernöl

Außerdem:

Dill zum Garnieren

Die **Fischfilets** und das **Flusskrebsfleisch** sehr fein hacken und in eine Schüssel geben. Die **Petersilie** waschen, trocken schütteln und fein hacken. Mit dem Fischfleisch vermengen und mit **Salz** abschmecken. Die Masse zu ca. 6 gleich großen Frikadellen formen.

Das **Öl** in einer Pfanne erhitzen und die Frikadellen auf jeder Seite 3–4 Minuten braten, dabei den **Thymianzweig** in die Pfanne legen und kurz mitbraten. Die Pfanne vom Herd ziehen und die Frikadellen weitere 3 Minuten in der Pfanne ziehen lassen.

Für den Salat die **Kartoffeln** gründlich waschen, weich dämpfen und etwas abkühlen lassen. Noch lauwarm schälen und in dünne Scheiben schneiden. Die **Schalotte** schälen und fein hacken. Das **Rapsöl** in einer kleinen Pfanne erhitzen und die Schalotte darin anschwitzen. Die **Gemüsebrühe** zugeben und aufkochen. Den heißen Fond auf die Kartoffelscheiben gießen, gut durchrühren und den **Senf** unterrühren. Mit **Pfeffer** und **Salz** abschmecken. Die **Salate** putzen, waschen, trocken schleudern, kurz vor dem Anrichten mit dem **Apfelessig** marinieren und unter den Kartoffelsalat heben. Das **Kernöl** kurz vor dem Servieren auf den Salat träufeln.

Den Kartoffel-Bittersalat und die Pflanzerl zusammen anrichten und mit etwas **Dill** garnieren.

Tipp: Am besten die Fischfilets beim Händler schon gezupft und ohne Haut kaufen.

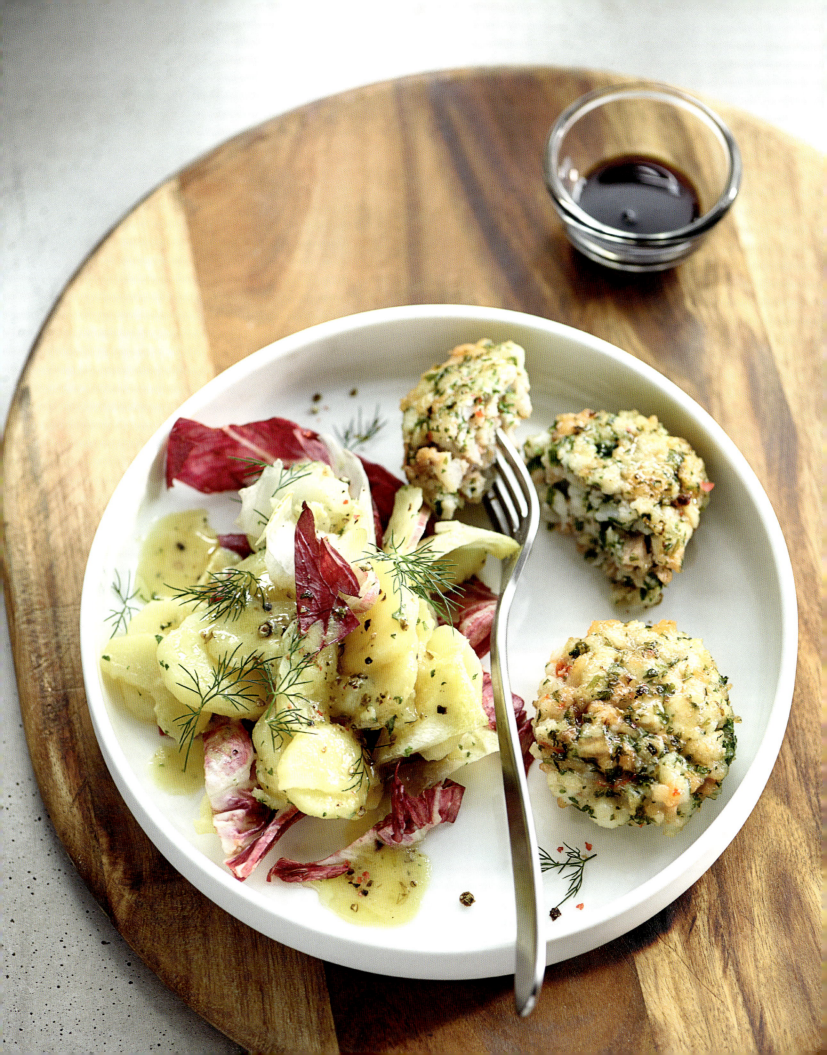

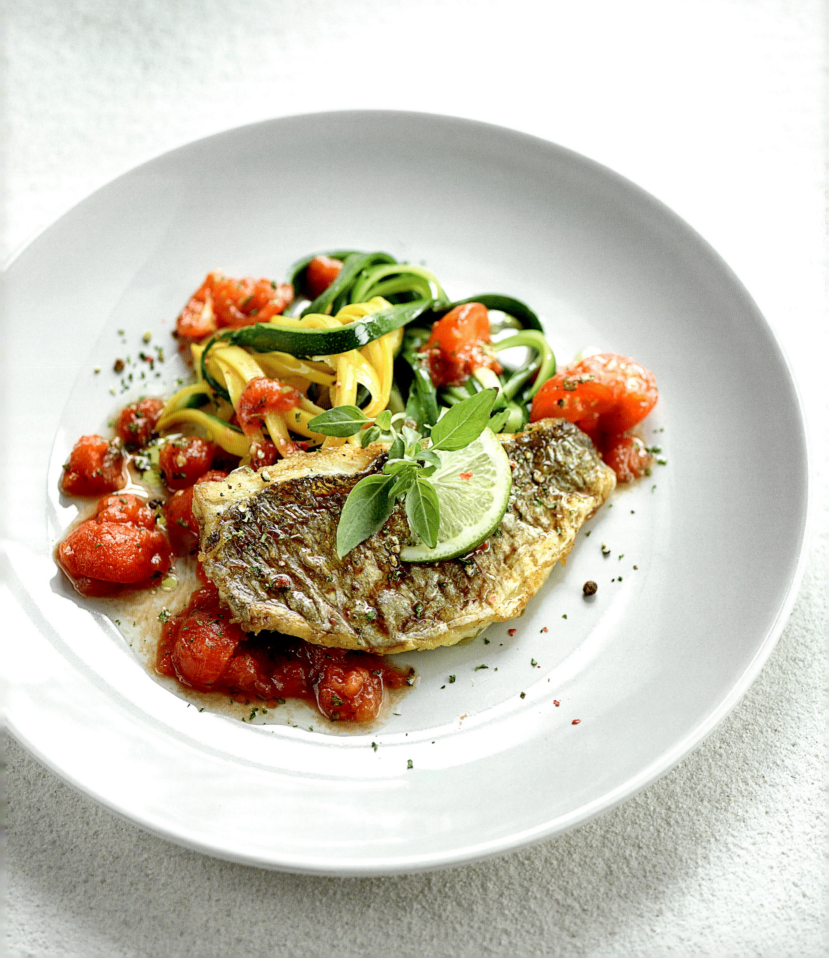

Doradenfilets auf tomatisierten Zucchinispaghetti

ZUBEREITUNGSZEIT:

ca. 45 Minuten

Für 2 Portionen

1 ½ EL Rapsöl

2 Doradenfilets (à ca. 150 g)

1 kleine grüne Zucchini (ca. 175 g)

1 kleine gelbe Zucchini (ca. 175 g)

10 ml Gemüsebrühe

200 g stückige Tomaten (Dose)

3 Kirschtomaten

Salz

frisch gemahlener schwarzer Pfeffer

½ EL gehackte frische Kräuter (Thymian, Rosmarin, Basilikum)

½ Limette

1 EL **Rapsöl** in einer Pfanne erhitzen und die **Doradenfilets** darin auf der Hautseite 2 Minuten knusprig anbraten. Dann wenden, die Platte abstellen und die Doraden noch 4 Minuten in der Pfanne ruhen lassen. Die **Zucchini** waschen und mit einen Spiralschneider in Spaghettiform schneiden. Das restliche **Rapsöl** in einer zweiten Pfanne erhitzen, die Zucchinispaghetti hineingeben und unter Rühren anschwitzen. Dann die **Gemüsebrühe** zugeben, die **Tomatenstückchen** hinzufügen und 1–2 Minuten bei mittlerer Hitze köcheln lassen. Die **Kirschtomaten** waschen, vierteln und unterheben, mit **Salz** und **Pfeffer** würzen und die **Kräuter** unterrühren. Den Fisch mit je einer Umdrehungen aus der Mühle mit **Salz** und **Pfeffer** würzen. Die Zucchinispaghetti mit einer Gabel eindrehen, auf die Teller verteilen und den Fisch dazulegen. Die **Limette** in Spalten schneiden und dazu servieren.

Saiblingsfilet auf Kartoffel-Spargel-Ragout

ZUBEREITUNGSZEIT:
ca. 35 Minuten

Für 2 Portionen

Für den Fisch:

2 Saiblingsfilets (à 150 g)

Salz

frisch gemahlener schwarzer Pfeffer

frisch gepresster Saft von ¼ Zitrone

gemahlener Koriander

1 EL Olivenöl

1 kleiner Thymianzweig

Für das Ragout:

200 g Kartoffeln

150 g weißer Spargel

40 g Lauch

1 EL Olivenöl

Salz

1 Lorbeerblatt

½ TL gehackter Bärlauch oder gehackte

Petersilie

Außerdem:

frische Kräuter zum Garnieren

Die Gräten der **Saiblingsfilets** sorgfältig entfernen. Die Filets in 2 Portionen teilen oder gleich beim Fischhändler vorbereiten lassen. Auf der Innenseite mit **Salz, Pfeffer, Zitronensaft** und **Koriander** würzen. Das **Olivenöl** in einer beschichteten Pfanne erhitzen und die Filets nur auf der Hautseite scharf anbraten. Anschließend am Herdrand oder bei schwächster Hitze mit dem **Thymianzweig** ziehen lassen, bis die Filets glasig, aber noch nicht ganz durchgebraten ist.

Kartoffeln und **Spargel** schälen, **Lauch** putzen und waschen. Kartoffeln in 1 cm große Würfel, Spargel in 1 cm dicke Scheiben und Lauch in 1 cm breite Ringe scheiden. Das Olivenöl in einem Topf erhitzen und Lauch und Kartoffeln darin kurz sautieren. Dann etwas **Salz** und das **Lorbeerblatt** dazugeben und mit 150 ml Wasser angießen. Nach ca. 10 Minuten auch den Spargel dazugeben und weitere 6–8 Minuten weich garen. Zum Schluss mit gehacktem **Bärlauch** oder gehackter **Petersilie** bestreuen.

Den Fisch auf dem Kartoffel-Spargel-Ragout anrichten und mit frischen **Kräutern** garnieren.

Tipp: Statt Spargel kann man auch Schwarzwurzeln, Möhren oder Fenchel verwenden.

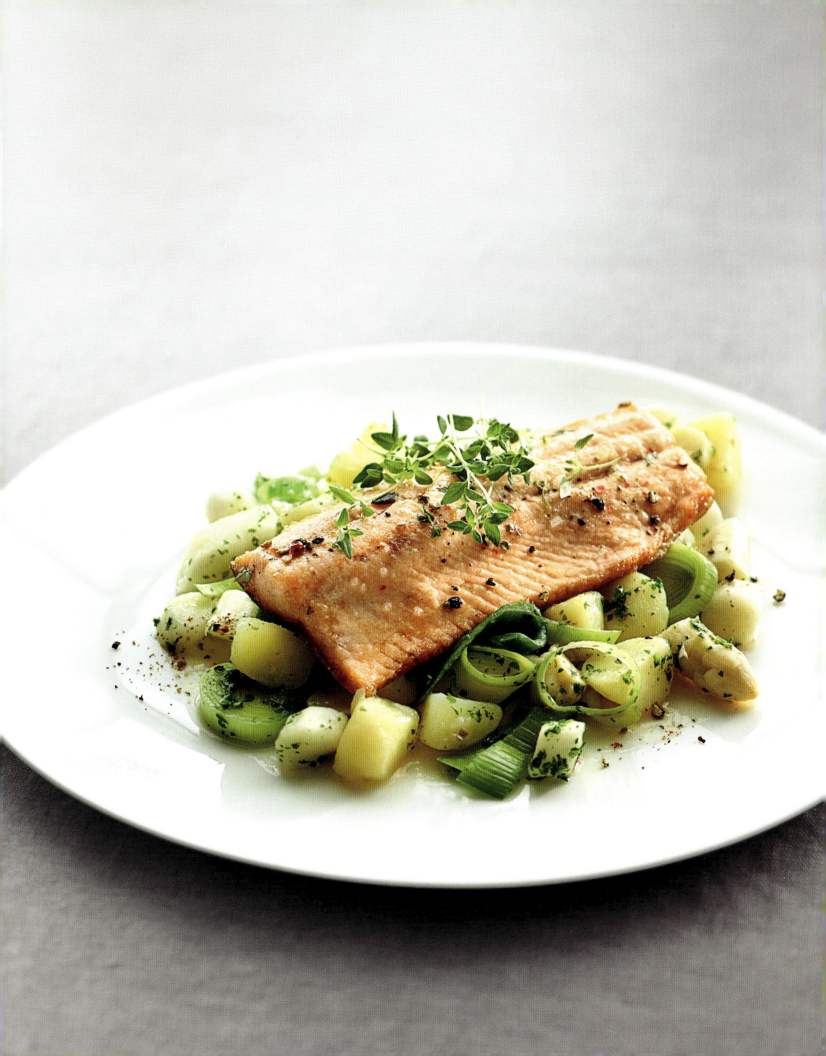

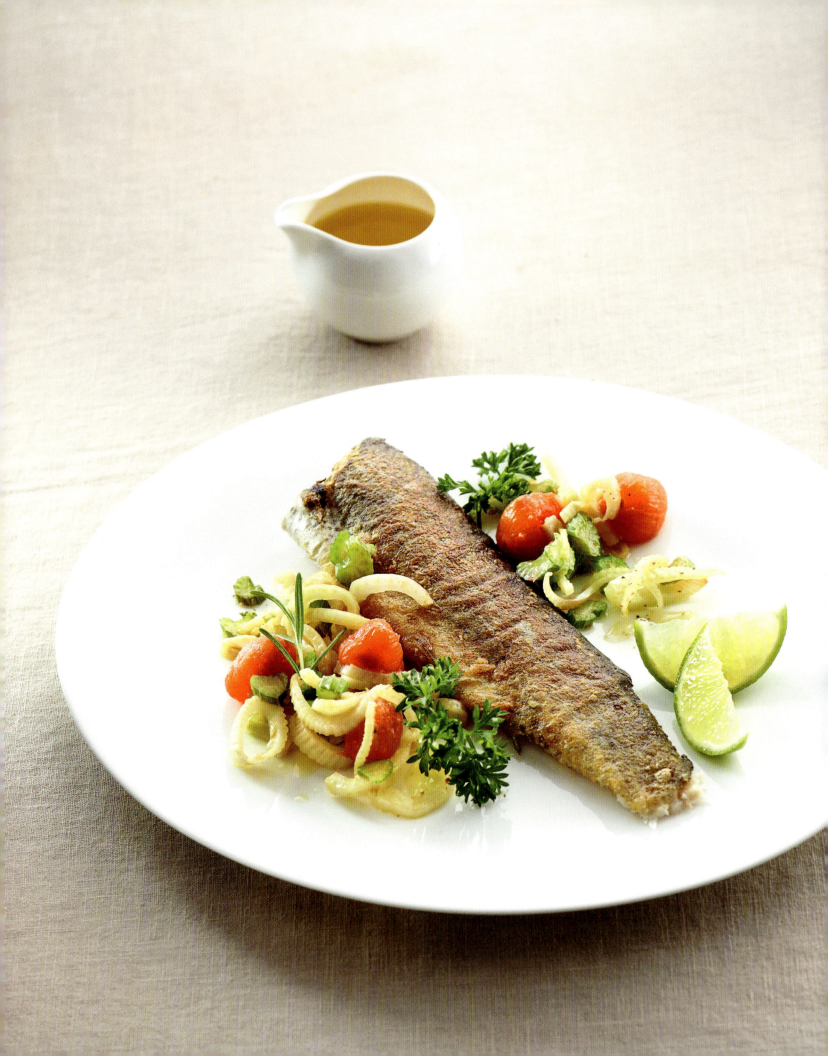

Im Ofen gegarte Bachforelle mit Fenchel und Rosmarin

ZUBEREITUNGSZEIT:
ca. 40 Minuten

Für 2 Portionen

2 ganze Bachforellen (à ca. 250 g)

Salz

frisch gemahlener schwarzer Pfeffer

frisch gepresster Zitronensaft

½ Bund Petersilie

2 EL Weizenmehl

2 ½ EL Olivenöl

100 g Fenchel

100 g Stangensellerie

½ Knoblauchzehe

50 ml Gemüsebrühe oder Wasser

8 Kirschtomaten nach Belieben

1 kleiner Rosmarinzweig

Für das Oliven-Limetten-Öl:

1 EL kalt gepresstes Olivenöl

1 EL frisch gepresster Limettensaft

1 Prise Salz

Die **Fische** säubern und mit **Salz, Pfeffer** und **Zitronensaft** würzen. Die **Petersilie** waschen und trocken schütteln. Die Forellen auf der Bauchseite mit einem scharfen Messer aufschneiden, ausnehmen, waschen und die Petersilie darin verteilen.

Die Forellen im **Mehl** wenden. Das **Öl** in einer beschichteten Pfanne erhitzen und die Fische kurz auf beiden Seiten goldbraun anbraten. Aus der Pfanne nehmen und auf ein Backblech legen.

Den Backofen auf 160 °C Umluft vorheizen. **Fenchel** und **Stangensellerie** putzen, waschen und in feine Streifen bzw. Scheiben schneiden. Den **Knoblauch** schälen und in feine Scheiben schneiden. Alles in die Fischbratpfanne geben und kurz anrösten. Dann auch die **Gemüsebrühe** oder das Wasser zugeben und das Gemüse bissfest dünsten. Die **Kirschtomaten**, wenn verwendet, mit kochendem Wasser überbrühen und schälen. Alles Gemüse mit dem **Rosmarinzweig** zu den Forellen auf das Blech geben und im Backofen 15–20 Minuten fertig garen.

Für das Oliven-Limetten-Öl alle **Zutaten** miteinander verquirlen.

Die ganzen Forellen mit dem Gemüse anrichten und das Oliven-Limetten-Öl dazu servieren.

Tipp: Die Bachforellen vor dem Servieren filetieren.

Seesaiblingssteak mit Weißkohl und Safran

Für 2 Portionen

Für den Fisch:

4 Seesaiblingssteaks (Lachsforellen-
steaks) mit Haut (à ca. 150 g)

Salz

grob gemahlener Koriander

2 Rosmarinzweige

1 EL Maiskeimöl

Für das Gemüse:

200 g Weiß- oder Chinakohl

60 g gemischtes Gemüse (z. B. Möhren,
Sellerie, Lauch, Paprika)

20 g Schalotten

1 EL Olivenöl

1 Msp. Kümmelsamen

Salz

1 Prise Safranfäden

50 ml Weißwein

125 ml Gemüsebrühe oder Wasser

Dillzweige zum Garnieren

Den Backofen auf 80 °C Umluft vorheizen. Die **See-saiblingssteaks** auf allen Seiten mit **Salz** und **Korian-der** würzen. Mit den **Rosmarinzweigen** auf ein mit Backpapier belegtes Blech legen und 7–10 Minuten garen, bis der Fisch glasig ist.

In der Zwischenzeit den **Weiß-** oder **Chinakohl** putzen, waschen und in 2 cm große Stücke schneiden. Übriges **Gemüse** bei Bedarf schälen, putzen, waschen und in kleine Würfel schneiden. Die **Schalotten** schälen und fein schneiden.

Das **Olivenöl** in einem Topf erhitzen und die Schalot-ten darin hell anrösten. Dann das restliche Gemüse dazugeben und kurz mitrösten. **Kümmel, Salz** und **Safranfäden** zugeben, mit **Weißwein** ablöschen und etwas reduzieren. Mit **Brühe** oder Wasser aufgießen und das Gemüse ca. 15 Minuten weich dünsten.

Das **Maiskeimöl** kurz vor dem Servieren in einer Pfanne erhitzen und die Lachssteaks auf der Hautseite goldbraun anbraten.

Das Gemüse auf Teller geben und die Fischsteaks mit der Hautseite nach oben anrichten. Mit frischem **Dill** garnieren.

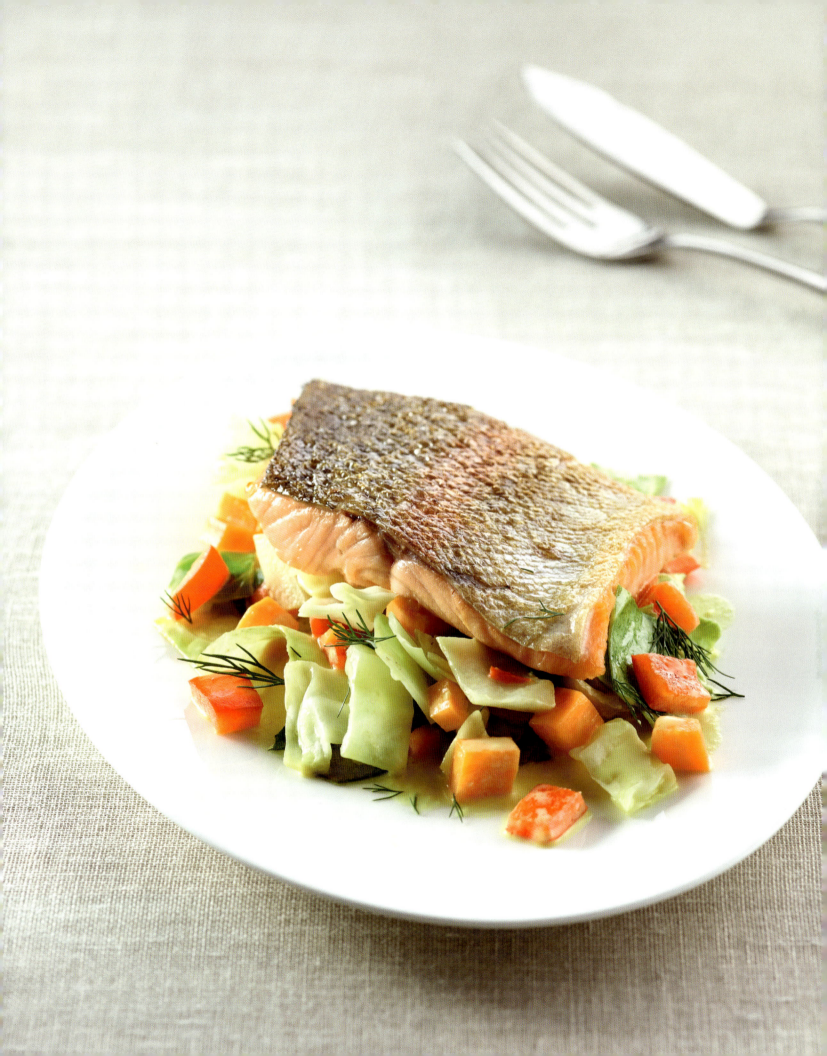

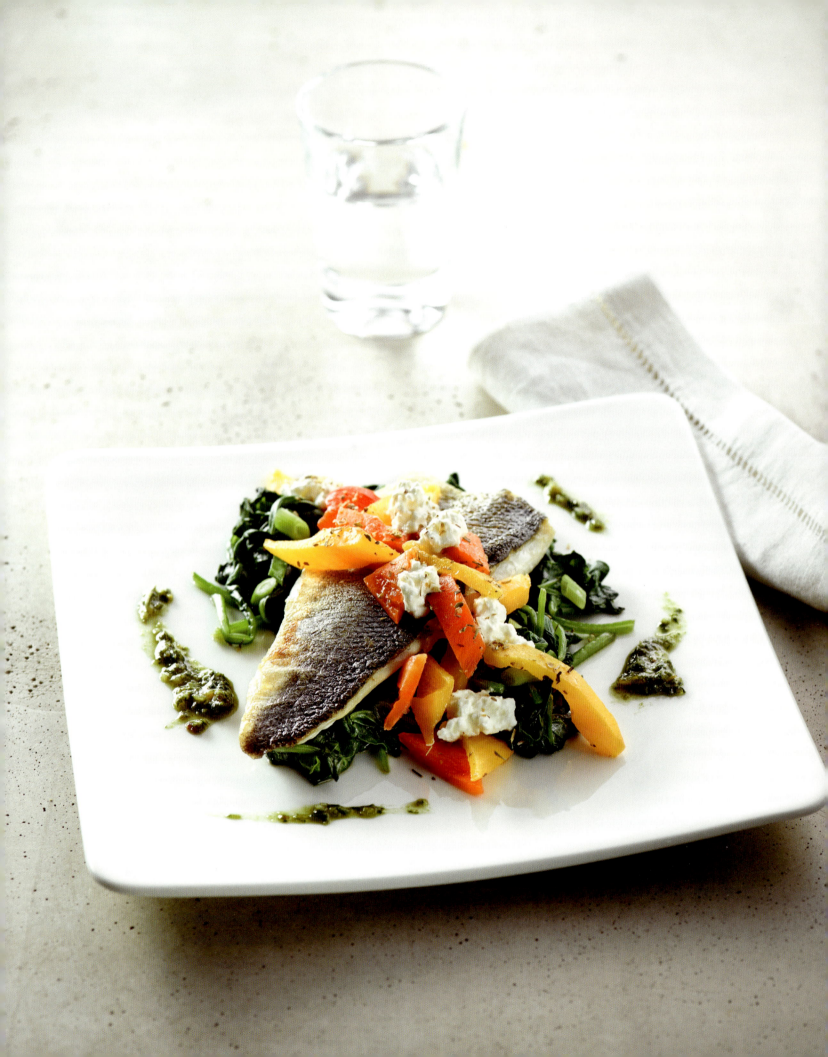

Wolfsbarschfilets mit Frischkäse auf Blattspinat

ZUBEREITUNGSZEIT:
ca. 40 Minuten

Für 2 Portionen

Für den Spinat:

250 g junger Blattspinat

40 g Frühlingszwiebeln

1 EL Distelöl

Salz

frisch gemahlener schwarzer Pfeffer

frisch geriebene Muskatnuss

Für das Paprikagemüse:

1 rote Paprikaschote (ca. 250 g)

½ Knoblauchzehe

1 EL Olivenöl

½ TL getrockneter Oregano

Salz

Für den Fisch:

2 grätenfreie Wolfsbarschfilets
mit Haut (à 150 g)

Salz

frisch gemahlener schwarzer Pfeffer

½ EL frisch gepresster Zitronensaft

1 EL Maiskeimöl

Außerdem:

50 g körniger Frischkäse

Kräuterpesto zum Servieren

Den **Blattspinat** waschen und die Stiele entfernen. Den Spinat kurz in kochendem Wasser blanchieren und unter fließendem kaltem Wasser abschrecken. Die **Frühlingszwiebeln** waschen, putzen und in Ringe schneiden. In einem Topf das **Distelöl** mit 1 EL Wasser erhitzen und die Frühlingszwiebeln darin andünsten. Den blanchierten Blattspinat dazugeben und mit **Salz, Pfeffer** und **Muskat** abschmecken.

Die **Paprika** mit dem Sparschäler schälen, Samen und Scheidewände entfernen. Die Paprika in Streifen schneiden. Den **Knoblauch** schälen und fein hacken. Das **Olivenöl** in einer Pfanne erhitzen und Paprika und Knoblauch zusammen anbraten, sodass die Paprika noch bissfest ist, dabei mit **Oregano** und **Salz** würzen.

Die **Fischfilets** auf allen Seiten mit **Salz, Pfeffer** und **Zitronensaft** würzen. Das **Öl** in einer beschichteten Pfanne erhitzen und die Filets auf den Innenseiten 1 Minute anbraten. Dann wenden und auf der Hautseite goldbraun braten, aber so, dass der Fisch noch glasig ist.

Den Wolfsbarsch auf dem Blattspinat anrichten und das Paprikagemüse mit dem **Frischkäse** und dem **Kräuterpesto** darauf verteilen.

Thunfischsteak „mediterrane Art"

ZUBEREITUNGSZEIT:
ca. 45 Minuten

Für 2 Portionen
Für den Fisch:
½ Knoblauchzehe
2 Thunfischsteaks aus nachhaltiger
Fischerei (à ca. 150 g)
Salz
frisch gemahlener weißer Pfeffer
gemahlener Koriander
½ EL frisch gepresster Zitronensaft
Für das Gemüse:
175 g grüner Spargel
8 Kirschtomaten
3 getrocknete Tomaten
3 EL Olivenöl
2 EL Kapern oder Kapernäpfel
Salz
½ TL gehackte Thymianblättchen
40 g Rucola
40 g Parmesan

Den **Knoblauch** schälen und fein hacken. Die **Thunfischsteaks** von allen Seiten mit Knoblauch, **Salz, Pfeffer, Koriander** und **Zitronensaft** würzen.
Den **Spargel** schälen, in 2 cm große Stücke schneiden und im Dampfgarer bissfest dämpfen. Die **Kirschtomaten** waschen und halbieren und die getrockneten **Tomaten** in Streifen schneiden. 2 EL **Öl** in einer Pfanne erhitzen und frische und getrocknete Tomaten sowie die **Kapern** oder **Kapernäpfel** kurz darin andünsten. Mit **Salz** und **Thymian** abschmecken. Den **Rucola** putzen, waschen und abtropfen lassen.
Die Thunfischsteaks in einer Grillpfanne auf beiden Seiten bei starker Hitze jeweils ca. 30 Sekunden grillen. Nicht zu lange grillen, sie werden sonst zu trocken. Den Spargel mit **Salz** und dem restlichen **Olivenöl** abschmecken. Auf Teller verteilen und den Thunfisch daraufgeben. Tomaten-Kapern-Ragout und Rucola auf dem Fisch verteilen und **Parmesan** darüberhobeln.

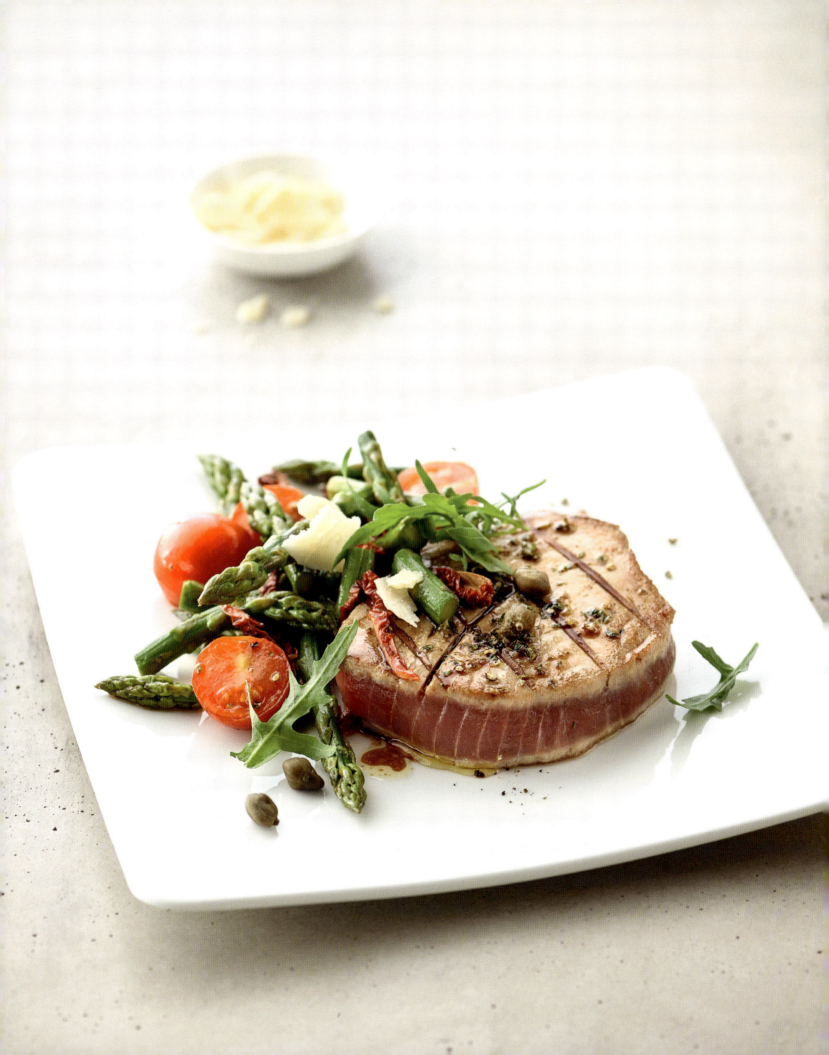

„Fleisch leistet einen Beitrag zu unserer Gesundheit, vorausgesetzt, die Qualität und das gesunde Maß des Verzehrs stimmen. Es sollte am besten zwei- oder dreimal in kleinen Portionen pro Woche auf den Teller kommen. Optimal ist es, Fleisch aus nachgewiesen biologischer Herkunft einzukaufen."

Fleisch

Schnitzel, Tafelspitz, Hühnerbrust,
Ragout, Steak und andere Klassiker – hier
auf besonders schonende und gesunde
Weise zubereitet

Zubereitungsmethoden für Fleisch

Schonend gegart entfaltet Fleisch sein Eigenaroma besonders gut und wird je nach Zubereitungsart schön zart. Und weil wenig Fett benötigt wird und viele wertvolle Inhaltsstoffe erhalten bleiben, ist es so zubereitet auch aus gesundheitlicher Sicht zu empfehlen.

Bei Niedrigtemperatur garen

Methode: Wird wegen der vielen Vorteile immer beliebter. Filets, Rücken im Ganzen und Steaks schmecken herrlich. Im Gegensatz zu herkömmlichen Garmethoden wird das Fleisch zarter und verliert weniger Saft.

So geht es: Das Fleisch eine Stunde vor dem Anbraten aus dem Kühlschrank nehmen, dann würzen und bei relativ hoher Temperatur auf allen Seiten gut anbraten. Dann in dem auf 80 bis 110 °C vorgeheizten Ofen auf dem Backrost langsam fertig garen. Dabei Mindesttemperatur unbedingt einhalten. Ist die gewünschte Kerntemperatur des Gargutes erreicht, kann das Fleisch ohne Qualitätsverlust im Ofen bei 60 °C warm gehalten werden, große Stücke bis zu 1 Stunde, kleine bis zu 30 Minuten. Zum Feststellen der Kerntemperatur ist ein Fleischthermometer unentbehrlich. Es wird nach dem Anbraten an der dicksten Stelle ins Fleisch gesteckt.

Kerntemperaturen

rosa gebraten	56 °C
englisch	53 °C
durch	65 °C
Geflügel	mindestens 62–75 °C

Garzeiten

Fleischsorte	anbraten	garen
Kalbsfilet (1,5 kg)	2–3 Minuten	45 Minuten
Rinderfilet (1,2 kg)	4–5 Minuten	60–80 Minuten
Entrecôte (600 g)	4–5 Minuten	1¼–1¾ Stunden
Schweinemedaillons	1–2 Minuten	45 Minuten
Hühnerbrust	1–2 Minuten	25–30 Minuten
Rindersteaks (150 g)	1–2 Minuten	15–20 Minuten

Geeignet für: zarte Fleischstücke guter Qualität wie Filets und Rücken von Rind, Kalb, Schwein, Lamm, Wild, Kaninchen und Geflügelbrust. Wegen der Salmonellengefahr wird vom Garen ganzen Geflügels bei 80 °C abgeraten. Auch Wild und Pferdefleisch sind weniger geeignet, da beim Nachgaren im Ofen eine zusätzliche Fleischreifung stattfindet und dadurch ein sehr ausgeprägtes Aroma entsteht, das nicht jeder mag. Bei Unsicherheit bezüglich Fleischwahl kann der Metzger Auskunft geben.

Fleisch im Dampfgarer mit Kräutern zubereiten

Beispiel siehe „Lammrose auf Bohnen-Mango-Gemüse an Mandelschaum" Seite 196.

Methode: Besonders schonend. Das Fleisch behält seinen natürlichen Geschmack und einen großen Teil seiner wertvollen Vitamine. Man benötigt einen Dampfgarer.

So geht es: Die Fleischstücke mit frischen Kräutern (wie Rosmarin, Thymian), Salz und Pfeffer würzen. Das Fleisch kann man am Vortag mit den Kräutern ohne Salz und dem Olivenöl marinieren, die Kräuter können sich so besser entfalten und verleihen dem Fleisch ein herrliches Aroma. Mit Olivenöl beträufeln und in einer Frischhaltefolie einwickeln. Im Dampfgarer bei 65 °C mit 100 % Dampf garen, bis die gewünschte Kerntemperatur erreicht ist (siehe unter Niedertemperaturgaren). Vor dem Servieren kann dem Fleisch durch kurzes Braten in der Pfanne noch etwas Farbe gegeben und es gleichzeitig gut durcherhitzt werden.

Geeignet für: zarte Filets und Rücken von Kalb, Rind, Huhn, Pute, Reh, Hirsch, Lamm, Schwein.

Fleisch in der Folie gegart

Beispiel siehe „Hühnerbrust mit Gemüse " Seite 192.

Methode: wie beim Dämpfen besonders schonend. Das Fleisch behält seinen natürlichen Geschmack und den größten Teil seiner Inhaltsstoffe.

So geht es: Fleisch mit Aromagebern wie Gewürzen, Kräutern, Gemüse und etwas Flüssigkeit in den Bratschlauch geben und verschließen. Zuerst bei hoher Temperatur, dann bei niedrigerer im Ofen garen oder vorab anbraten und bei mittlerer Temperatur im Ofen fertig garen.

Geeignet für: Hühnerbrust, Kalbsfilet, Rinderfilet, Putenbrust, Schweinefilet.

Fleisch mit Wurzelgemüse gegart

Beispiel siehe „Geschmortes Kalbsragout mit Curry und Wurzelgemüse" Seite 195.

Methode: Die zugegebene Flüssigkeit verbindet sich mit den Aromen des Fleisches, man erhält auf diese Weise eine wunderbare Soße.

So geht es: Das Fleisch zunächst sautieren, also scharf anbraten, und anschließend mit ausreichend Flüssigkeit im geschlossenen Topf fertig garen.

Geeignet für: Kalbsteile vom Schlögl (aus der Nuss oder Schale), Hühnerbrust, Putenbrust, Rinderschale und andere.

Kalbstafelspitz mit Wurzelgemüse

ZUBEREITUNGSZEIT:

ca. 30 Minuten plus 12–14 Stunden Garzeit

(am besten über Nacht)

Für 2 Portionen

1 EL Rapsöl

400 g Kalbstafelspitz

750 ml Gemüsebrühe

1 kleiner Rosmarinzweig

1 kleiner Thymianzweig

200 g Wurzelgemüse (z. B. gelbe Bete, gelbe oder orangefarbene Möhren, Schwarzwurzeln, Petersilienwurzeln)

50 g vorwiegend festkochende Kartoffeln

Salz

1 EL gehackte Petersilie

1 EL gehackter Liebstöckel

frischer Meerrettich nach Geschmack

Den Backofen auf 80 °C Ober-/Unterhitze vorheizen. ½ EL **Rapsöl** in einer Kasserolle erhitzen und den **Tafelspitz** auf beiden Seiten je 1 Minute anbraten. Die **Gemüsebrühe** auf etwa 65 °C erhitzen und zusammen mit **Rosmarin-** und **Thymianzweigen** zum Fleisch geben. Den Deckel auflegen und den Tafelspitz für 12–14 Stunden in den Ofen schieben. Am nächsten Tag das **Gemüse** und die **Kartoffeln** schälen und in ½ cm große Würfel schneiden. Das restliche **Rapsöl** in einem Topf erhitzen und das Gemüse kurz darin anschwitzen.

Das Fleisch aus der Brühe nehmen und im Ofen warm halten. Den Fond durch ein feines Sieb passieren, zu dem Gemüse geben und weitere 20 Minuten leise köcheln lassen. Nach Bedarf mit **Salz** abschmecken. Das Fleisch in dünne Scheiben schneiden und in tiefen Tellern auf dem Gemüse anrichten. Mit **Petersilie** und **Liebstöckel** bestreuen und nach Geschmack etwas frischen **Meerrettich** darüber reiben.

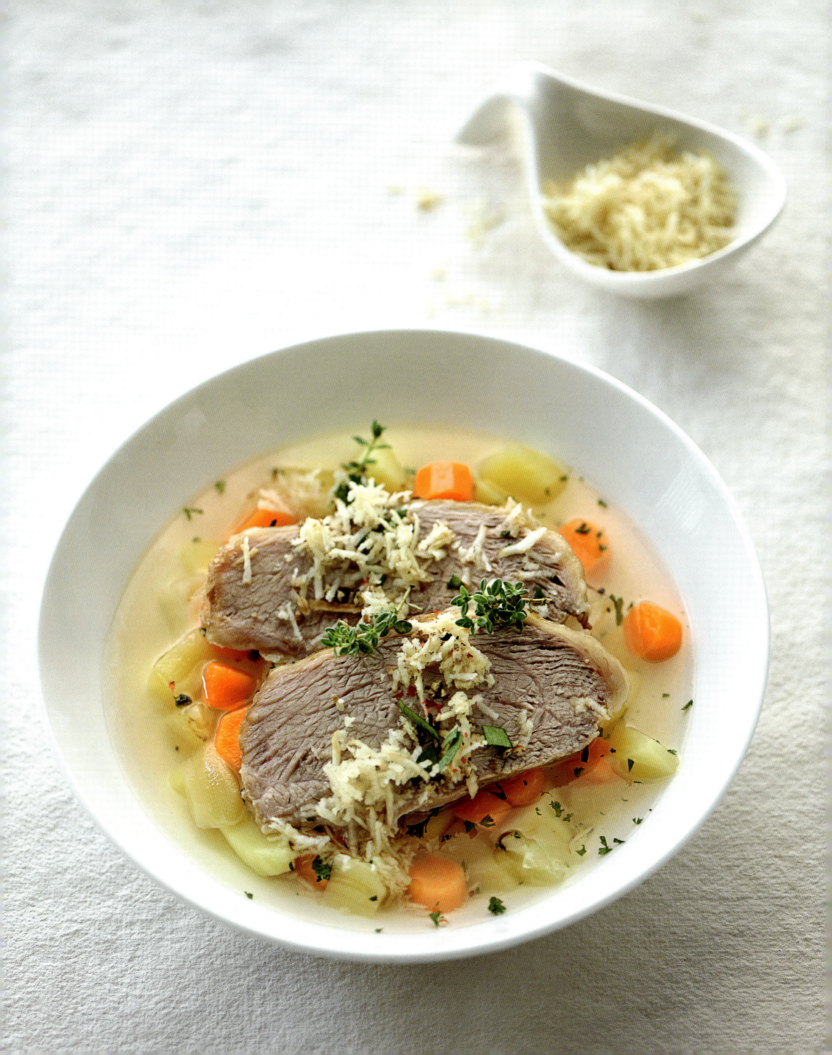

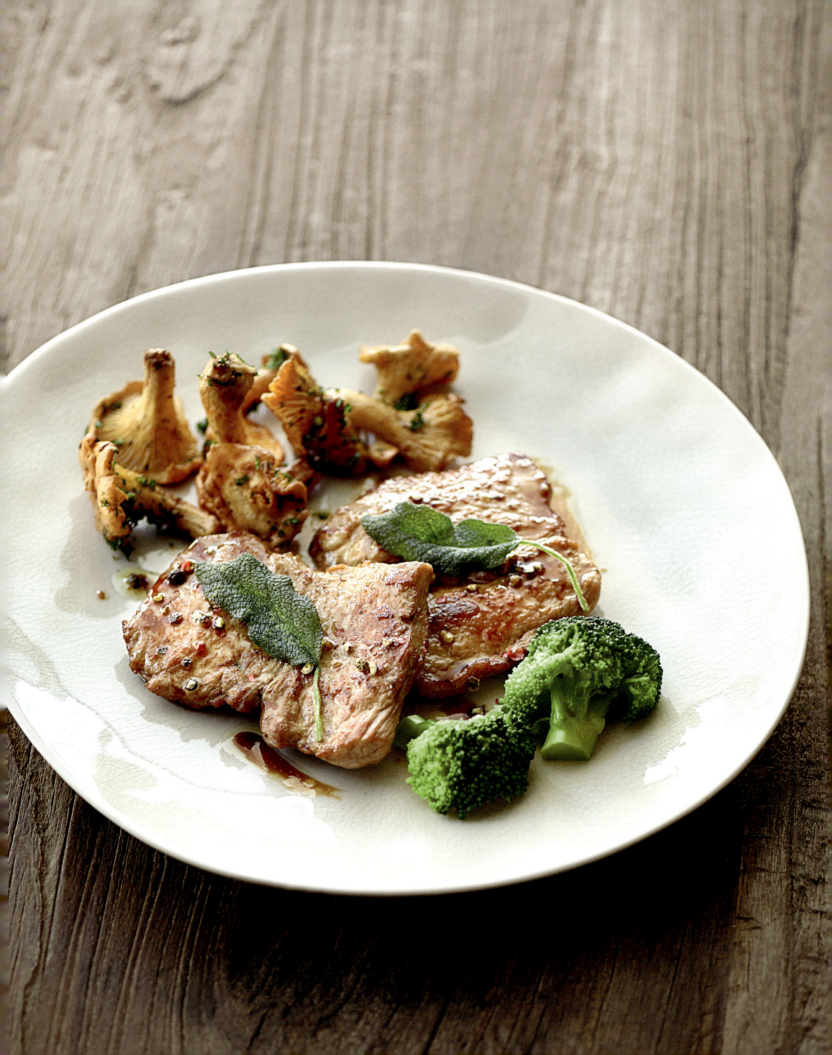

Naturschnitzel vom Milchkalb mit Pfifferlingen und Brokkoli

ZUBEREITUNGSZEIT:
ca. 45 Minuten

Für 2 Portionen

Für das Schnitzel:

4 Schnitzel vom Milchkalbsrücken

(à ca. 80 g)

Salz

frisch gemahlener schwarzer Pfeffer

1 ½ EL Maiskeimöl

4 kleine Salbeiblätter

Für die Pilze:

200 g Pfifferlinge oder Steinpilze

40 g Schalotten

1 ½ EL Olivenöl

Salz

½ EL gehackte Petersilie

Für den Brokkoli:

250 g Brokkoliröschen

Salz

1 EL Mandelöl

1 EL geriebener Parmesan

Die **Kalbsschnitzel** mit dem Fleischklopfer platt klopfen und mit **Salz** und **Pfeffer** würzen. Das **Maiskeimöl** in einer Pfanne erhitzen und die Schnitzel von beiden Seiten goldbraun braten. Vor dem Wenden die **Salbeiblätter** auf das Fleisch legen.

Die **Pilze** putzen und größer Exemplare halbieren oder vierteln. Die **Schalotten** schälen und fein würfeln. Das **Olivenöl** in einer Pfanne erhitzen und die Schalotten darin andünsten. Dann die Pilze dazugeben und ca. 10 Minuten rösten. Mit **Salz** und **Petersilie** abschmecken. Die **Brokkoliröschen** waschen und im Dampfgarer ca. 12 Minuten weich dämpfen. Mit **Salz** und **Mandelöl** abschmecken und den **Parmesan** darüberstreuen. Schnitzel mit dem Gemüse servieren.

Tipps: Mit Kartoffeln oder Bandnudeln servieren. Wer möchte, verfeinert die Pilze mit 40 g Sahne und ½ TL Paprikapulver nach Geschmack. Auch Reh- oder Hirschkalbsschnitzel schmecken auf diese Weise zubereitet hervorragend.

Hühnerbrust und Gemüse in der Folie

ZUBEREITUNGSZEIT:

ca. 35 Minuten

Für 2 Portionen

2 Hühnerbrüste ohne Haut (à ca. 120 g)

Salz

3 EL Olivenöl

60 g Möhren

50 g Petersilienwurzeln

40 g Schalotten

½ Knoblauchzehe

80 g Fenchel

40 g Lauch

½ TL frisch geriebener Ingwer

2 Rosmarinzweige

Den Backofen auf 175 °C Umluft vorheizen. Die **Hühnerbrüste salzen** und 2 EL **Öl** in einer beschichteten Pfanne erhitzen. Die Hühnerbrüste darin von beiden Seiten anbraten.

Möhren, Petersilienwurzeln, Schalotten und **Knoblauch** schälen, **Fenchel** und **Lauch** putzen und waschen. Möhren, Fenchel, Knoblauch und Petersilienwurzeln in feine Scheiben, Schalotten und Lauch in feine Ringe schneiden.

Das Gemüse zusammen mit dem **Ingwer** und den **Rosmarinzweigen** auf einer Bratfolie (35 x 35 cm) verteilen. Die angebratene Hühnerbrust auf das Gemüse legen. Dann mit dem restlichen **Olivenöl** und 2 EL Wasser beträufeln.

Die Folie mit Küchengarn zubinden und die Hühnerbrüste im Ofen ca. 12 Minuten garen.

Tipp: Bei dieser Garmethode werden Fleisch und Gemüse in einem Arbeitsgang zubereitet, auch ideal zum Vorbereiten. Statt Huhn eignet sich auch Pute, Kalbsrücken oder -filet, Rinderfilet, aber auch größere Fischstücke wie z. B. Snapperfilet oder Lachssteak.

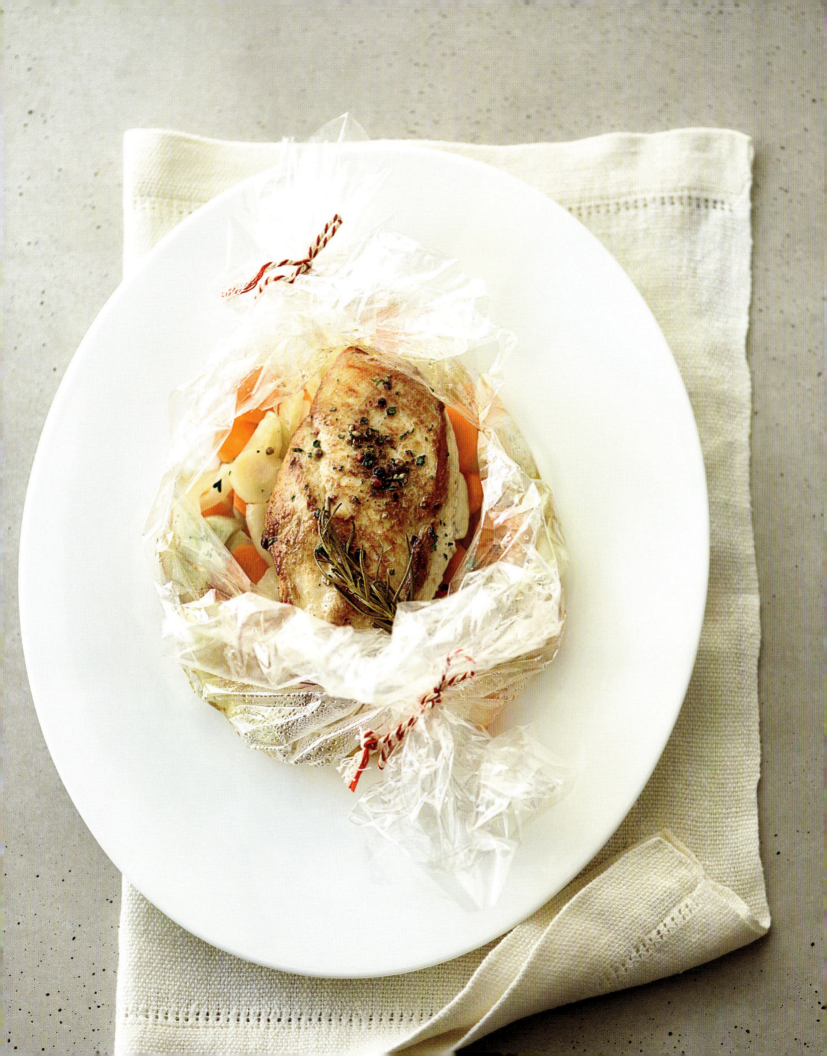

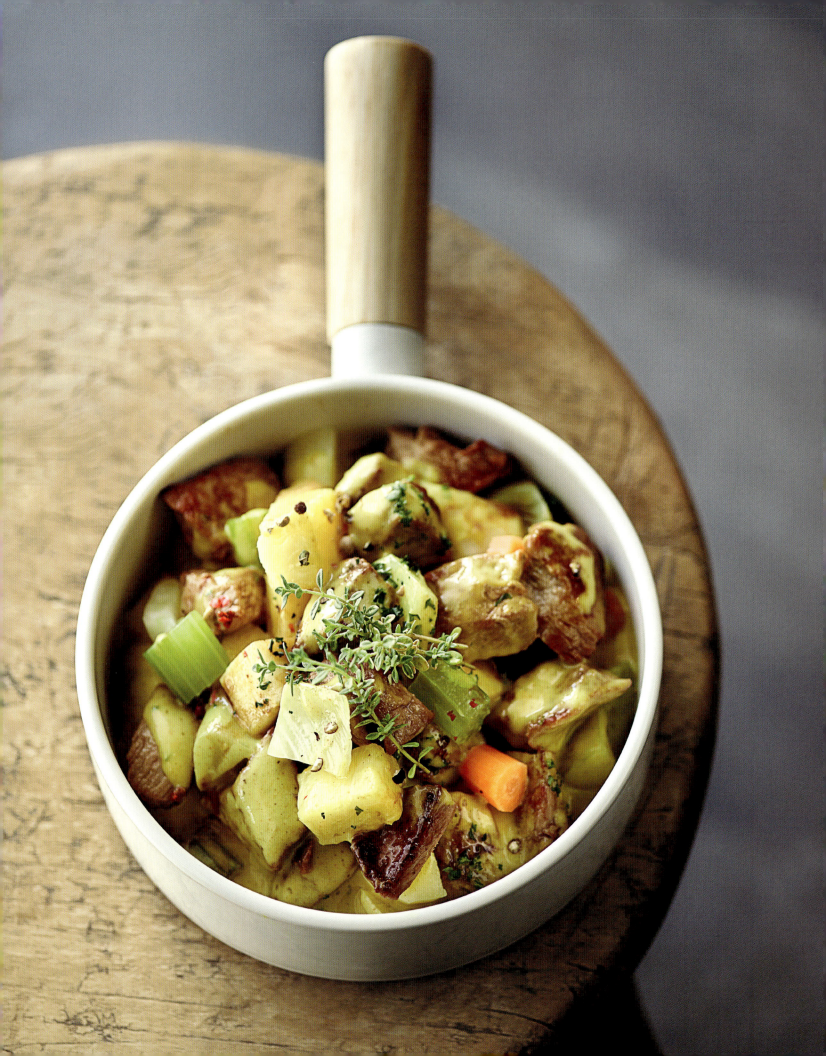

Geschmortes Kalbsragout mit Curry und Wurzelgemüse

ZUBEREITUNGSZEIT:
ca. 1 Stunde 20 Minuten

Für 2 Portionen

300 g Kalbsragout vom Schlögl (aus der Nuss oder Schale)

30 g Schalotten

50 g Möhren

40 g Petersilienwurzeln

50 g Ananas

50 g Fenchel

50 g Stangensellerie

1 ½ EL Olivenöl

Salz

frisch gemahlener schwarzer Pfeffer

1 EL Curry

etwas abgeriebene Schale von 1 Bio-Zitrone

300 ml Gemüsebrühe oder Wasser

40 g Sahne

evtl. 10 g Maisstärke

Das **Fleisch** sauber parieren und in 2 cm große Würfel schneiden. **Schalotten, Möhren, Petersilienwurzeln** und **Ananas** schälen, **Fenchel** und **Sellerie** waschen und putzen. Schalotten, alles Gemüse und die Ananas in 1 cm große Würfel schneiden.

Das **Olivenöl** in einem Topf erhitzen und die Schalotten darin anschwitzen, dann das Fleisch mit **Salz** und **Pfeffer** würzen, zu den Schalotten geben und von allen Seiten anbraten. **Curry** und abgeriebene **Zitronenschale** zugeben, dann mit **Gemüsebrühe** oder Wasser aufgießen und mit geschlossenem Deckel ca. 15 Minuten schmoren. Dabei immer wieder umrühren und die Flüssigkeit kontrollieren, bei Bedarf etwas Wasser oder Brühe nachgießen.

Nach 15 Minuten die Gemüse- und Ananaswürfel hinzufügen und weitere 20–25 Minuten weich schmoren. Kurz vor Ende der Garzeit die **Sahne** in das Ragout einrühren. Bei Bedarf mit der **Stärke** binden. Mit **Salz** und **Pfeffer** abschmecken.

Tipp: Dazu passen Kartoffelpüree, Vollkornreis oder Dampfkartoffeln.

Lammrose auf Bohnen-Mango-Gemüse an Mandelschaum

ZUBEREITUNGSZEIT:

ca. 1 Stunde

Für 2 Portionen

Für das Fleisch:

300 g Lammrückenfilet

Salz

frisch gemahlener schwarzer Pfeffer

Maiskeimöl zum Braten

1 kleiner Rosmarinzweig

Für das Gemüse:

200 g Stangenbohnen

½ Mango

1 EL Distelöl

Salz

frisch gemahlener schwarzer Pfeffer

½ EL gehacktes frisches Bohnenkraut

Für den Mandelschaum:

25 g Mandeln

20 g Schalotten

½ EL Olivenöl

125 ml Gemüsebrühe

Salz

Den Backofen auf 120 °C Umluft vorheizen. Den **Lammrücken** von Sehnen befreien und von allen Seiten mit **Salz** und **Pfeffer** würzen. Das **Maiskeimöl** in einer Pfanne erhitzen und den Lammrücken mit dem **Rosmarinzweig** von allen Seiten anbraten. Aus der Pfanne nehmen und auf einem Backrost im Ofen ca. 20 Minuten im Backofen fertig garen (Kerntemperatur 56 °C).

Währenddessen die **Bohnen** putzen, waschen und im Dampfgarer bissfest dämpfen. Die halbe **Mango** schälen, das Fruchtfleisch vom Stein lösen und in mundgerechte Stücke schneiden. Das **Distelöl** in einer Pfanne erhitzen und Bohnen und Mango darin kurz zusammen anbraten. Mit **Salz, Pfeffer** und **Bohnenkraut** abschmecken.

Für den Mandelschaum die **Mandeln** mit heißem Wasser überbrühen, einige Minuten stehen lassen und dann die Mandeln aus den Schalen drücken. Die **Schalotten** schälen und fein würfeln. Das **Öl** in einem kleinen Topf erhitzen und die Schalotten darin hell andünsten. Dann die Mandeln zugeben und mit **Gemüsebrühe** aufgießen. Etwa 10 Minuten leicht köcheln lassen und anschließend im Mixglas zu einer feinen Soße mixen. Mit **Salz** abschmecken. Das Lamm mit Bohnen-Mango-Gemüse und Mandelschaum servieren.

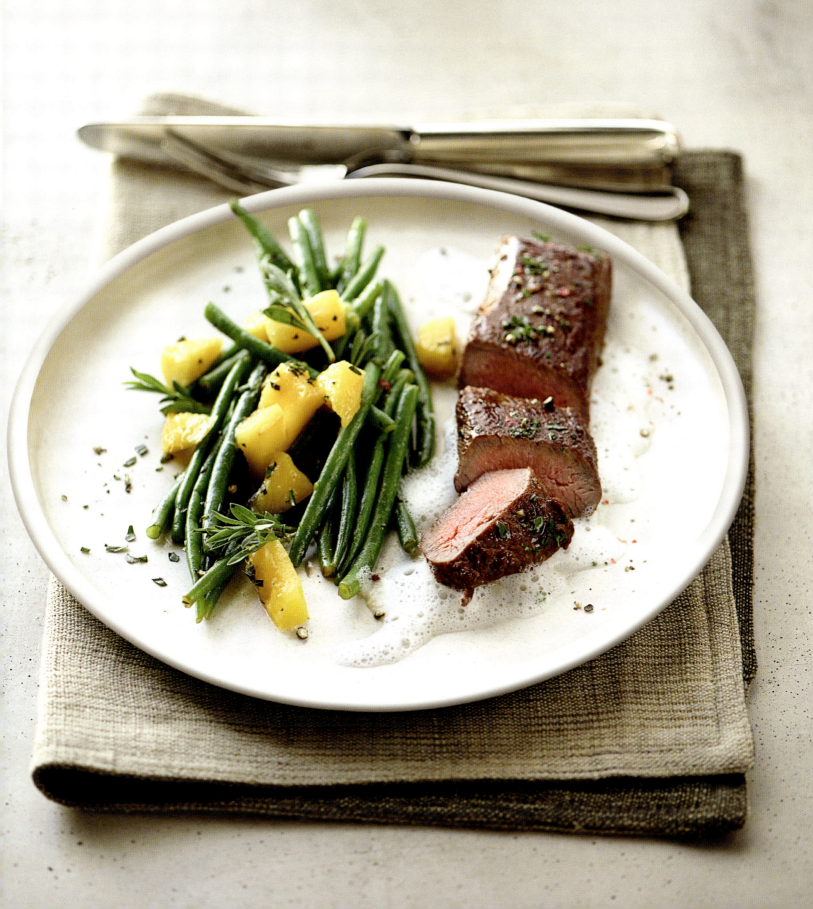

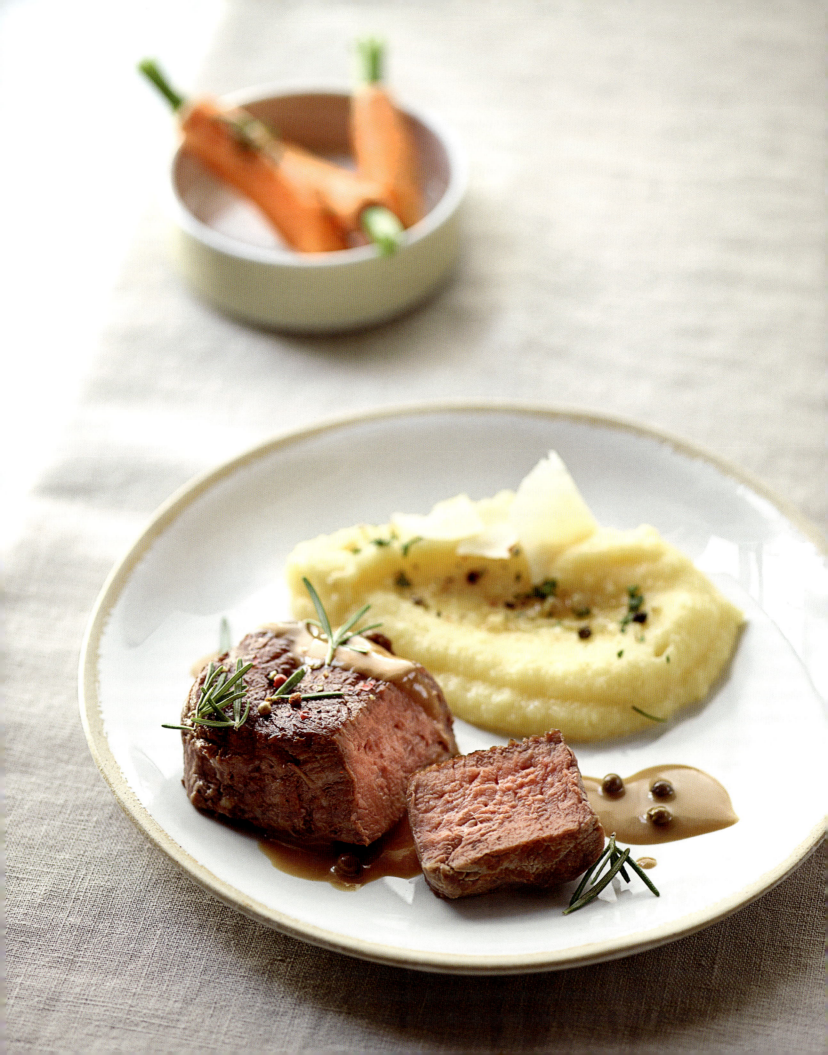

Steak vom Bergrind mit Nusspolenta

ZUBEREITUNGSZEIT:
ca. 45 Minuten

Für 2 Portionen
Für die Steaks:

2 Steaks vom Bergrind
(Rinderlende; à ca. 150 g)
Salz
frisch gemahlener schwarzer Pfeffer
1 EL Maiskeimöl
1 kleiner Rosmarin- oder Thymianzweig
2 cl Cognac
100 ml Gemüsebrühe
30 g Sahne
½–1 EL eingelegter grüner Pfeffer
½ EL eiskalte Butter

Für die Nusspolenta:

Salz
60 g Maisgrieß
frisch geriebene Muskatnuss
1 EL Nussöl
½ EL geriebener Pecorino
oder Parmesan

Den Backofen auf 120 °C Umluft vorheizen. Die **Steaks** auf beiden Seiten mit **Salz** und **Pfeffer** würzen. Das **Öl** in einer Pfanne erhitzen und die Steaks beidseitig 2–3 Minuten anbraten. Dann die **Rosmarinnadeln** bzw. **Thymianzweigblättchen** abzupfen, hacken und darauf verteilen. Fleisch auf den Backrost legen und etwa 15 Minuten im Backofen fertig garen (Kerntemperatur 56 °C).

In der Zwischenzeit den Bratenrückstand in der Pfanne mit **Cognac** ablöschen, dann mit **Gemüsebrühe** aufgießen und aufkochen. Die **Sahne** zugeben und nochmals aufkochen lassen. Die **grünen Pfefferkörner** abgießen, abtropfen lassen und in die Soße geben. Zum Schluss die eiskalten **Butterstücke** einrühren, aber nicht mehr kochen, und die Soße damit binden.

Für die Polenta 190 ml Wasser mit dem **Salz** aufkochen. Den **Maisgrieß** unter ständigem Rühren hineinrieseln und bei schwacher Hitze 10–15 Minuten quellen lassen. Der Grieß sollte keinen Biss mehr haben und schön cremig sein. Vor dem Servieren **Muskat, Nussöl** und **Käse** einrühren.

Die Steaks auf vorgewärmten Tellern anrichten und mit der Pfeffersoße überziehen. Mit der Polenta und Gemüse oder Salat der Saison servieren.

Tipp: Einen besonders herrlichen Duft erhält die Polenta mit gehobeltem Trüffel oder ½ TL Trüffelöl.

Hirschkalbsrücken mit Zuckerschoten, Birnen und Maronen

ZUBEREITUNGSZEIT:
ca. 1 Stunde 30 Minuten

Für 2 Portionen

Für Fleisch und Gemüse:

300 g Hirschkalbsrücken

Salz

grob zerstoßener schwarzer Pfeffer

½ EL gehackte Rosmarinnadeln oder Thymianblättchen

1 EL Maiskeimöl

½ Williams-Christ-Birne

10 gegarte Maronen (vakuumverpackt)

1 EL Ahornsirup

200 g Zuckerschoten

1 EL Distelöl

Für die Soße:

20 g Schalotten

½ EL Maiskeimöl

60 ml Rotwein

½ TL gehackte Rosmarinnadeln

125 ml Gemüsebrühe

Salz

frisch gemahlener schwarzer Pfeffer

Den Backofen auf 120 °C Umluft vorheizen. Den **Hirschkalbsrücken** von Sehnen befreien und mit **Salz, Pfeffer** und etwas **Rosmarin** oder **Thymian** würzen.

Das **Öl** in einer Pfanne erhitzen und den Hirschrücken darin von allen Seiten anbraten. Auf einen Backrost legen und ca. 40 Minuten im Ofen garen (Kerntemperatur 55–60 °C). Dann 5 Minuten bei geöffneter Ofenklappe ruhen lassen.

Die halbe **Birne** schälen und das Kerngehäuse entfernen. Das Fruchtfleisch in Spalten schneiden und mit den **Maronen** und dem **Ahornsirup** in 1–2 EL Wasser dünsten. Die **Zuckerschoten** im Dampfgarer weich dämpfen, mit **Salz** und **Distelöl** abschmecken.

Für die Soße die **Schalotten** schälen und fein hacken. Das **Öl** in einem Topf erhitzen und die Schalotten darin andünsten, mit **Rotwein** ablöschen. Den **Rosmarin** zugeben und die Soße um die Hälfte reduzieren, dann mit **Gemüsebrühe** aufgießen. Mit **Salz** und **Pfeffer** abschmecken. Fleisch und Gemüse mit der Soße servieren.

Tipp: Dazu passen Kartoffelknödel, Polenta oder Vollkornspätzle.

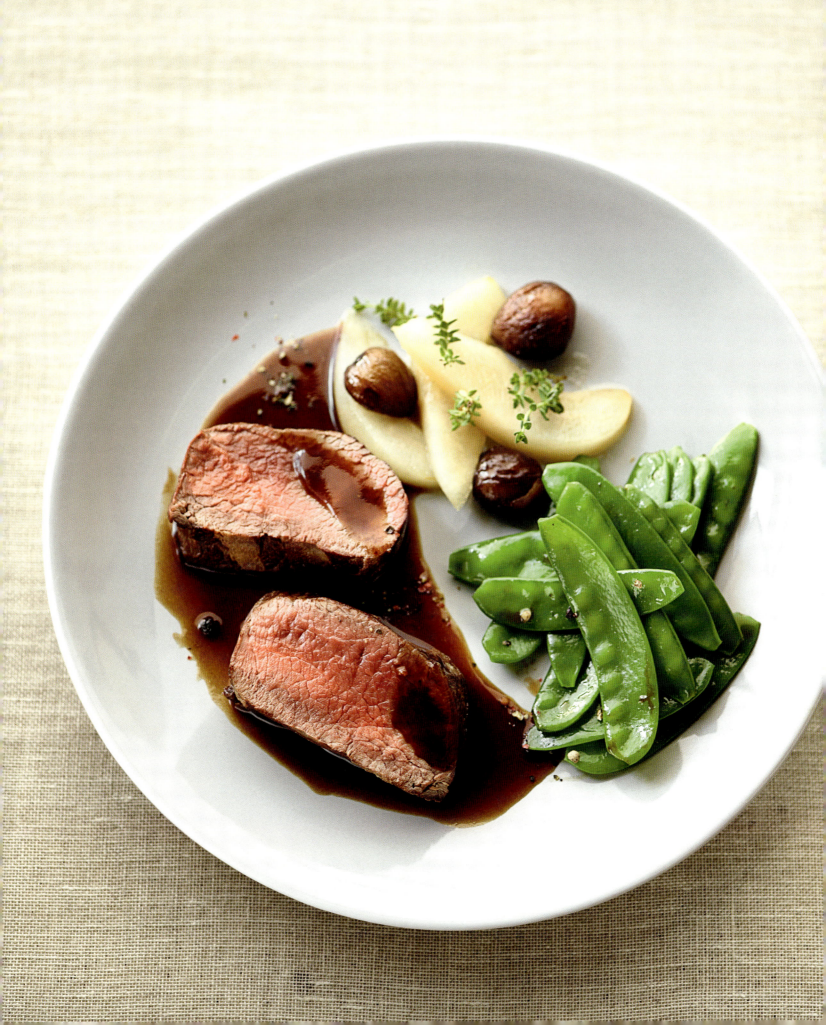

„Auch ein kleines Dessert, das köstlich schmeckt und nur gelegentlich direkt nach dem Hauptgang verzehrt wird, macht Freude und steigert die Lebensqualität durch Genuss. Man sollte sich immer des Zuckergehaltes auch in Obst bewusst sein. Als Obstsorten mit niedrigem Zuckergehalt empfehlen sich etwa Beerenfrüchte."

Desserts

Es schmeckt auch mit wenig Zucker:
Kompott, Früchtecremes, Parfaits und mehr
für den süßen Abschluss der Mahlzeit

Erfrischendes Früchtekompott

ZUBEREITUNGSZEIT:

ca. 25 Minuten

Für 2 Portionen

150 ml reiner Apfelsaft ohne
Zuckerzusatz

1 EL Ahornsirup

½ TL Vanillezucker

1 Gewürznelke

1 kleines Stück Zimtstange

etwas abgeriebene Schale
von 1 Bio-Zitrone

½ Apfel

½ Williams-Christ-Birne

½ Mango

75 g Ananas

etwas frische Pfefferminze

Apfelsaft mit 150 ml Wasser, **Ahornsirup, Vanille-zucker, Nelken, Zimtstange** und abgeriebener **Zitronenschale** aufkochen. **Apfel, Birne, Mango** und **Ananas** schälen, putzen und in mundgerechte Stücke schneiden. Früchte in den Apfelsaftfond geben und etwa 5 Minuten leicht köcheln lassen, bis sie weich sind.

Die Fruchtmasse in Gläser füllen, mit **Pfefferminze** garnieren und auskühlen lassen. Im Sommer in den Kühlschrank stellen.

Tipp: Statt Apfelsaft passt auch Ananassaft oder ein anderer Fruchtsaft.

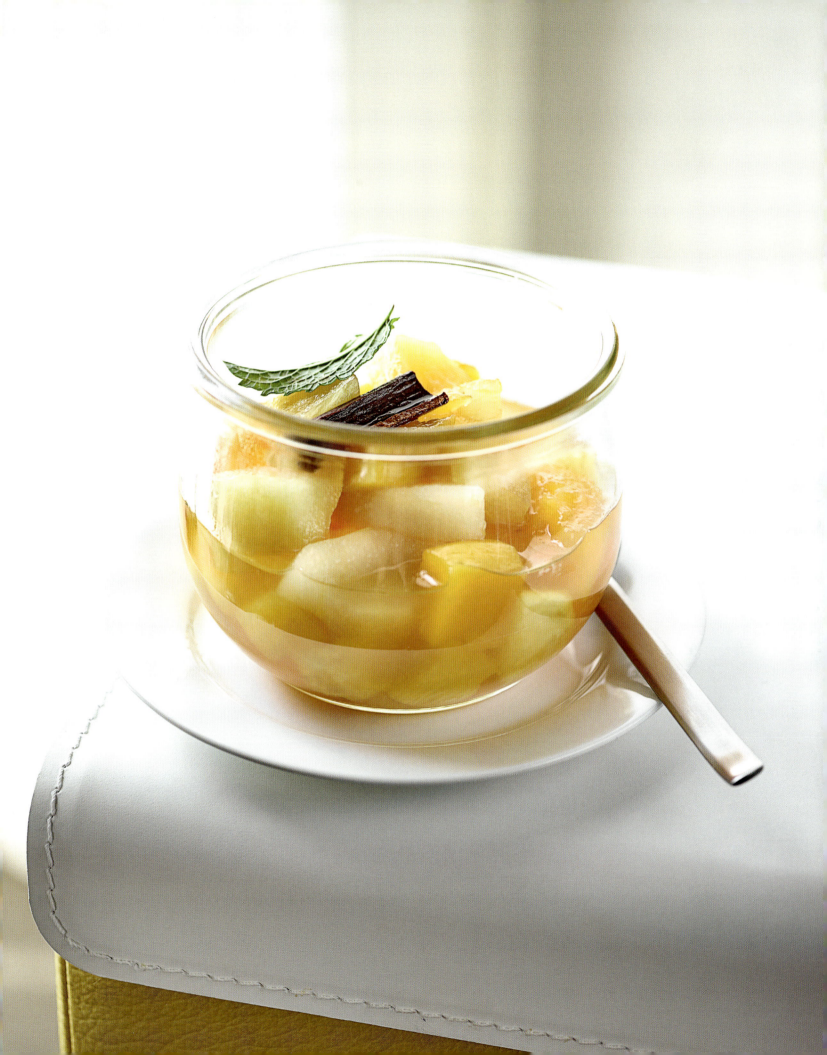

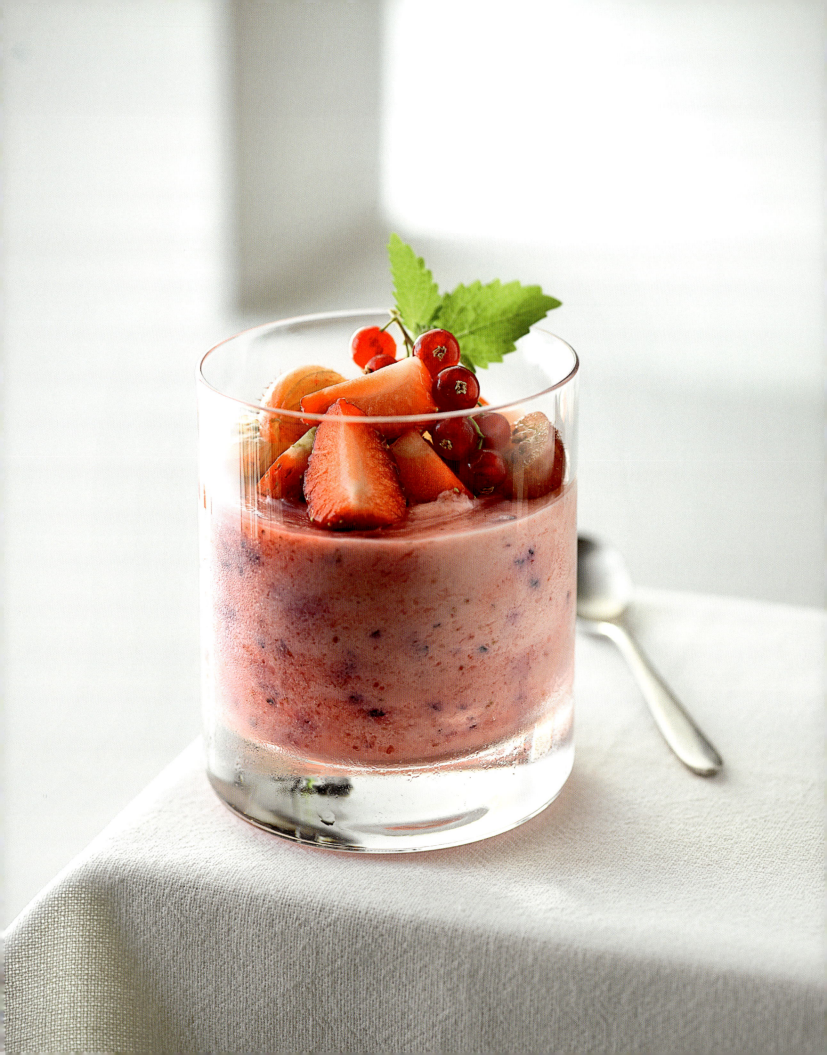

Vitamincreme aus Früchten der Saison

ZUBEREITUNGSZEIT:
ca. 35 Minuten plus 2–3 Stunden Kühlzeit

Für 2 Portionen

2 Blatt Gelatine

125 g Früchte der Saison (geputzt und
geschält gewogen, z. B. Erdbeeren,
Mangos, Aprikosen oder Himbeeren)

50 g Sahne

½ TL Vanillezucker

75 g Naturjoghurt

frisch gepresster Zitronensaft
nach Geschmack

Honig nach Bedarf

Früchte, Beeren und Zitronenminze zum Garnieren

Die **Gelatine** in kaltem Wasser 10 Minuten einweichen. Währenddessen die **Früchte** bei Bedarf
schälen, putzen, in kleine Stücke schneiden und im
Mixglas zu einem dicken Fruchtpüree mixen. Die
Sahne mit dem **Vanillezucker** steif schlagen.
Die Gelatine aus dem Wasser nehmen, ausdrücken
und in einem kleinen Topf bei schwacher Hitze
auflösen. Die Hälfte des **Joghurts** klümpchenfrei
in die **Gelatine** einrühren. Dann diese Masse mit
dem restlichen **Joghurt** und der geschlagene Sahne
unter das Fruchtpüree heben. Mit **Zitronensaft**
und nach Bedarf etwas **Honig** abschmecken. In
Gläser oder Tassen füllen.
Die Creme mit Frischhaltefolie abdecken und im
Kühlschrank 2–3 Stunden kalt stellen. Mit frischen
Früchten oder **Beeren** und **Zitronenminze**
garniert servieren.

Früchtesülzchen mit Kakao-Minz-Soße

ZUBEREITUNGSZEIT:
ca. 35 Minuten

Für 6 Portionen
5 Nektarinen
1 säuerlicher Apfel
150 ml reiner Apfel- oder Orangensaft
ohne Zuckerzusatz
frisch gepresster Saft von 1 Zitrone
2–3 TL Agar-Agar
Für die Kakao-Minz-Soße:
50 g Zartbitterschokolade
(mind. 50 % Kakaogehalt)
100 ml gesüßte Sojamilch
5 Pfefferminzblätter
1 TL Kakaopulver nach Geschmack
Ahornsirup nach Bedarf

Nektarinen und **Apfel** schälen, Steine bzw. Kerngehäuse entfernen und das Fruchtfleisch in ca. 5 mm dicke Scheiben schneiden. Mit **Apfel-** bzw. **Orangensaft** und **Zitronensaft** in einem Topf weich dünsten. Anschließend durch ein Sieb passieren oder im Mixglas fein mixen.

Agar-Agar mit einem Schneebesen einrühren, die Masse in eine Terrine füllen und ca. 2 Stunden im Kühlschrank kalt stellen.

Für die Kakao-Minz-Soße die **Zartbitterschokolade** zerkleinern und zusammen mit der **Sojamilch** und den **Pfefferminzblättern** leicht erwärmen.

Kakaopulver nach Geschmack einrühren und vor dem Servieren die Minze aus der Soße entfernen. Nach Bedarf mit **Ahornsirup** nachsüßen.

Tipp: Statt mit Nektarinen schmeckt das Dessert auch mit Äpfeln, Birnen, Pfirsichen, Zwetschgen oder Mangos.

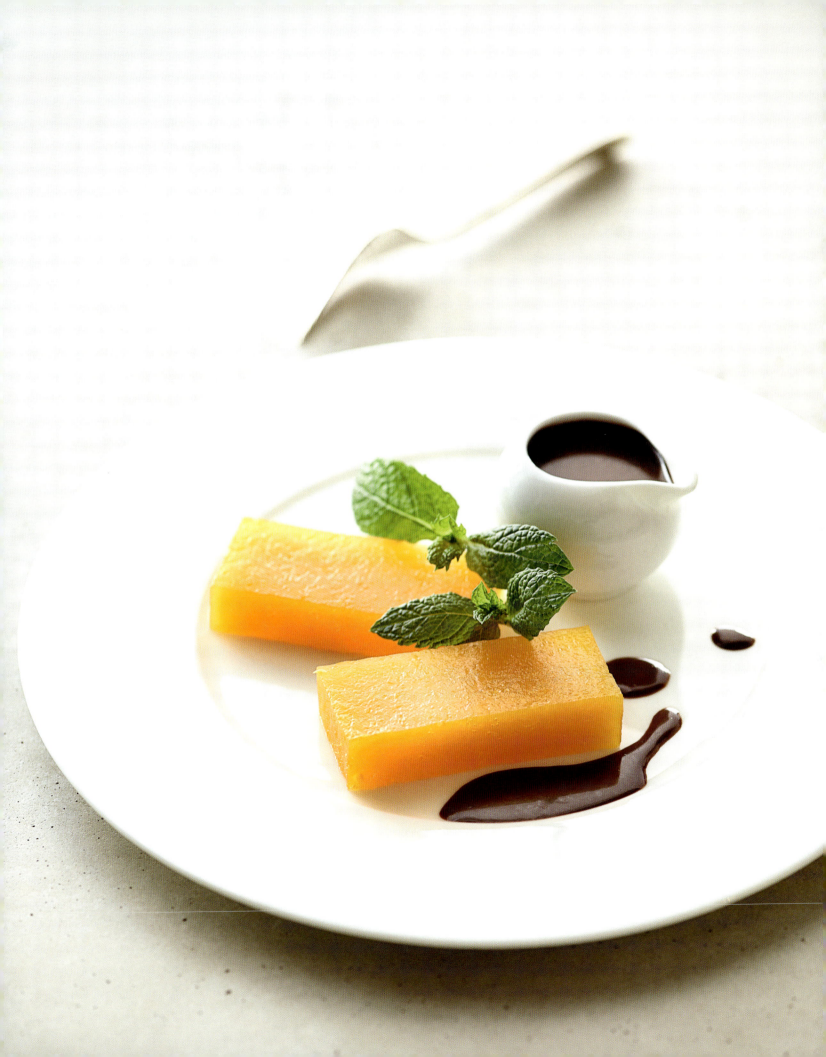

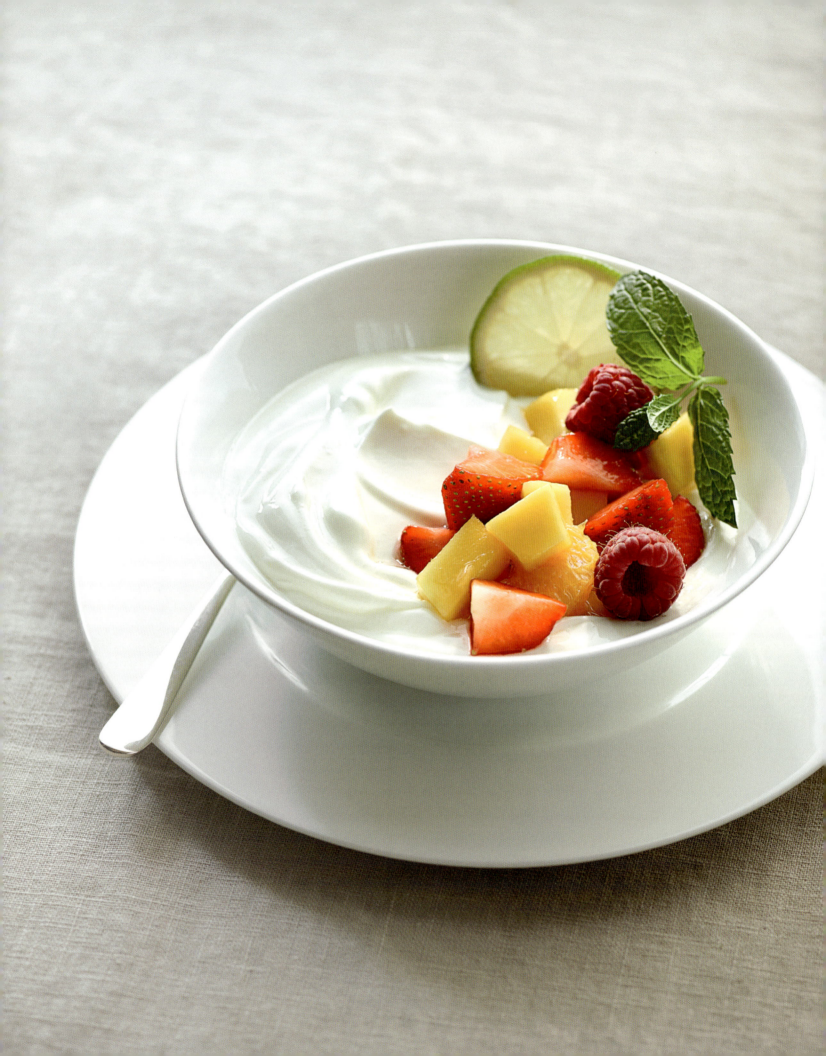

Limettencreme mit Früchten

ZUBEREITUNGSZEIT:

ca. 20 Minuten

Für 2 Portionen

125 g Magerquark

1 EL Naturjoghurt

frisch gepresster Saft von 1–1 ½ Limetten

½ TL Vanillezucker

Ahornsirup oder heller Honig nach Geschmack

50 g Sahne

200 g frische Früchte und Beeren der Saison

Pfefferminze

Quark und **Joghurt** zusammen mit dem Mixer schaumig rühren. **Limettensaft, Vanillezucker** und **Ahornsirup** oder **Honig** nach Geschmack in die Masse rühren und kühl stellen.

Kurz vor dem Servieren die **Sahne** steif schlagen und unterheben. Auf diese Weise ist keine Gelatine für die Festigkeit notwendig.

Die **Früchte** oder **Beeren** nach Bedarf schälen, waschen und zusammen mit der Limettencreme mit **Pfefferminze** garniert servieren.

Malzkaffeecreme

Für 2 Portionen

1 Blatt Gelatine

200 ml Sojamilch

etwas Mark aus 1 Vanilleschote

½ EL Instant-Malzkaffeepulver

60 g Sahne

½ EL Ahornsirup

Die **Gelatine** 10 Minuten in kaltem Wasser einweichen. Währenddessen 150 ml **Sojamilch** mit dem **Vanillemark** auf ca. 50 °C erwärmen. Die eingeweichte Gelatine aus dem Wasser nehmen, ausdrücken und zusammen mit dem **Malzkaffeepulver** in die Sojamilch rühren.

Die Soja-Kaffee-Milch auskühlen lassen. Die **Sahne** steif schlagen und vor dem Stocken der Creme unterheben. Im Kühlschrank 1 Stunde kühl stellen. Vor dem Servieren die restliche **Sojamilch** in einer kleinen Schüssel über kochendem Wasserdampf mit einem Schneebesen zu Schaum schlagen. Die Creme mit Sojamilchschaum dekorieren und mit etwas **Ahornsirup** beträufelt servieren.

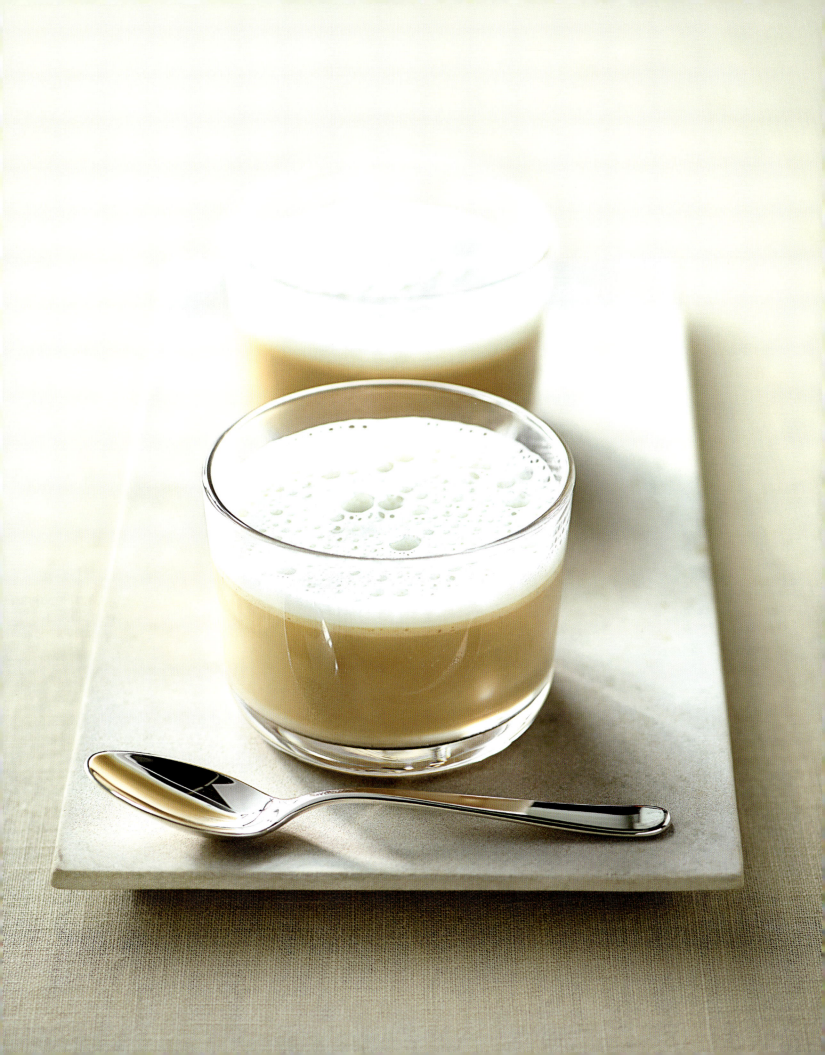

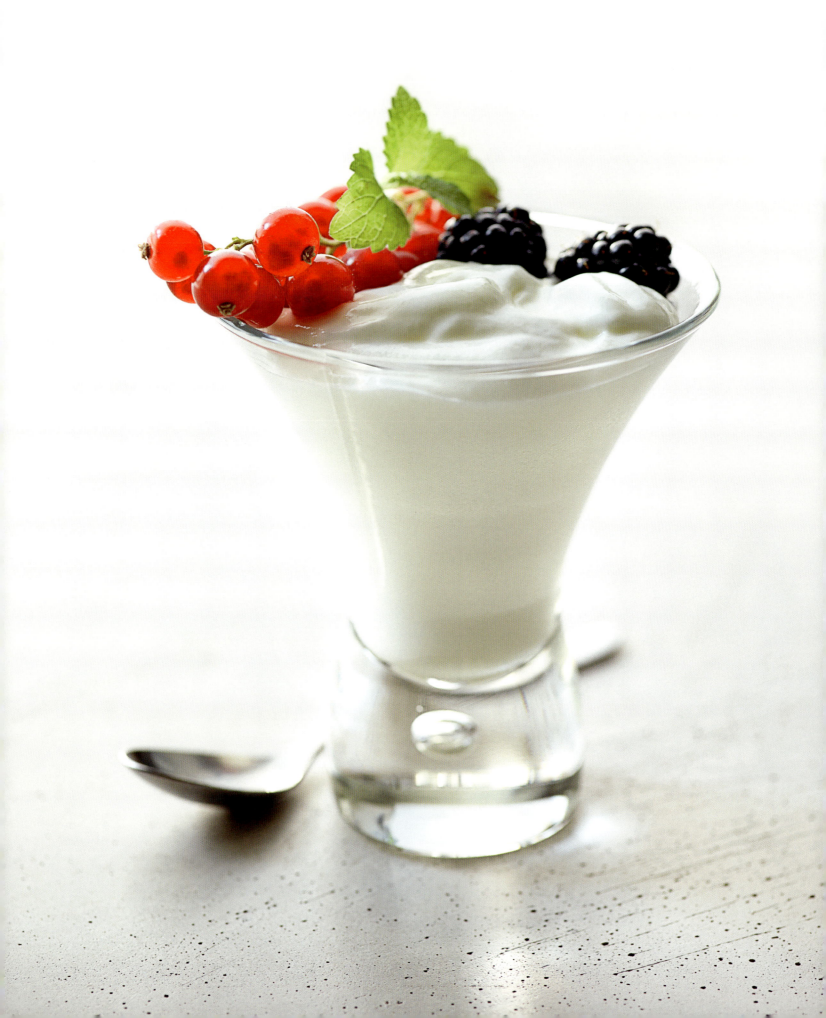

Holunder-Zitronen-Espuma

ZUBEREITUNGSZEIT:

ca. 15 Minuten

Für 2 Portionen

125 g Schafsjoghurt

50 g Sahne

frisch gepresster Saft von 2 Zitronen

ca. 30 ml Holundersirup nach

Geschmack

frische Früchte der Saison und

Zitronenmelisse zum Garnieren

Joghurt, Sahne, Zitronensaft und **Holundersirup** miteinander verrühren und in eine Siphonflasche füllen. Die Sahnekapsel daraufschrauben und die Flasche kalt stellen.

Vor dem Servieren gut schütteln, in Gläser dressieren und mit frischen **Früchten** und **Zitronenmelisse** garniert servieren.

Nuss-Vanille-Parfait

ZUBEREITUNGSZEIT:

ca. 35 Minuten plus 4 Stunden Gefrierzeit

Für 10 Portionen

2 Eigelb

1 Ei

40 g Zucker oder Honig

60 g weiße Schokolade

1 TL Vanillezucker

35 g Haselnusskrokant

etwas Rum nach Geschmack

200 g Sahne

neutrales Pflanzenöl für die Terrine

frische Früchte der Saison und

Pfefferminze zum Garnieren

Eigelbe und **Ei** mit **Zucker** oder **Honig** in einer Schlag-schüssel über kochendem Wasserdampf dick-schaumig aufschlagen. Die Schüssel vom Dampf nehmen und die Masse schlagen, bis sie ganz abgekühlt ist.

Die **Schokolade** zerkleinern, im Wasserbad schmelzen und darunterheben. **Vanillezucker, Krokant** und **Rum** nach Geschmack einrühren. Die **Sahne** steif schlagen und unterheben.

Eine Terrine mit etwas **Öl** ausstreichen und mit Frisch-haltefolie auskleiden. Die Parfaitmasse einfüllen, glatt streichen und mindestens 4 Stunden gefrieren.

Mit frischen **Früchten** der Saison und **Pfefferminze** garniert servieren.

Tipp: Die Parfaitmasse kann auch schon vor dem Gefrieren portionsweise in Gläser oder Tassen gefüllt werden.

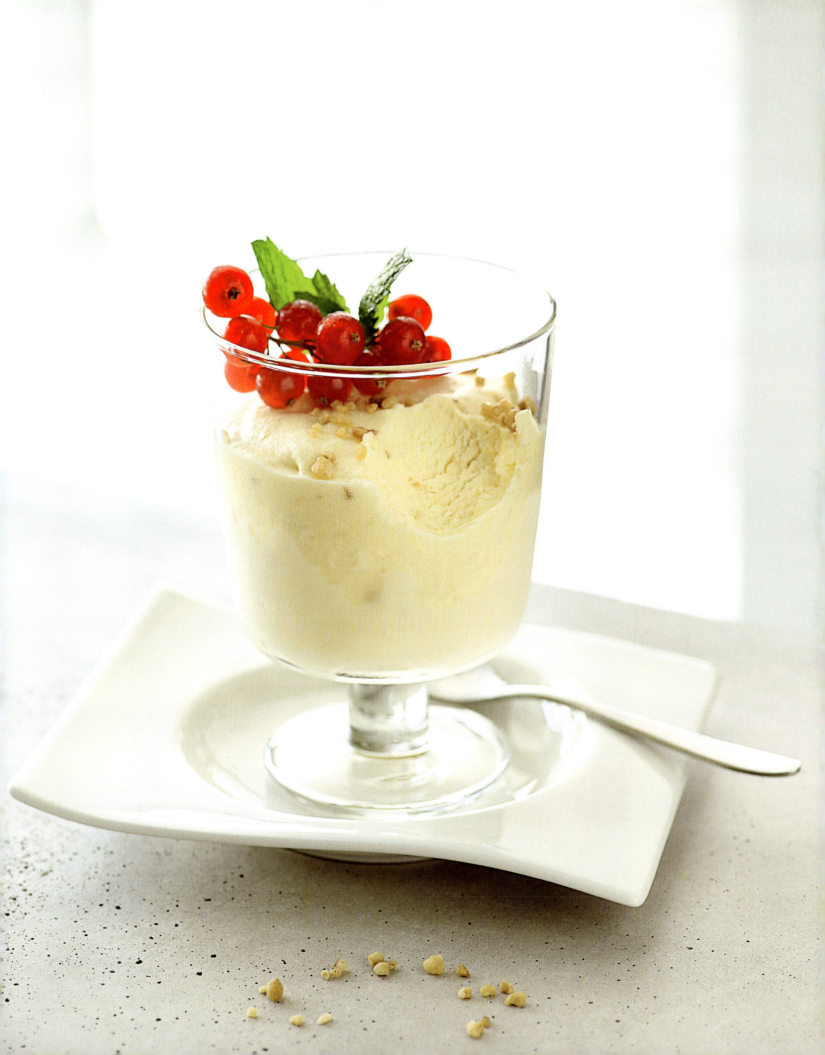

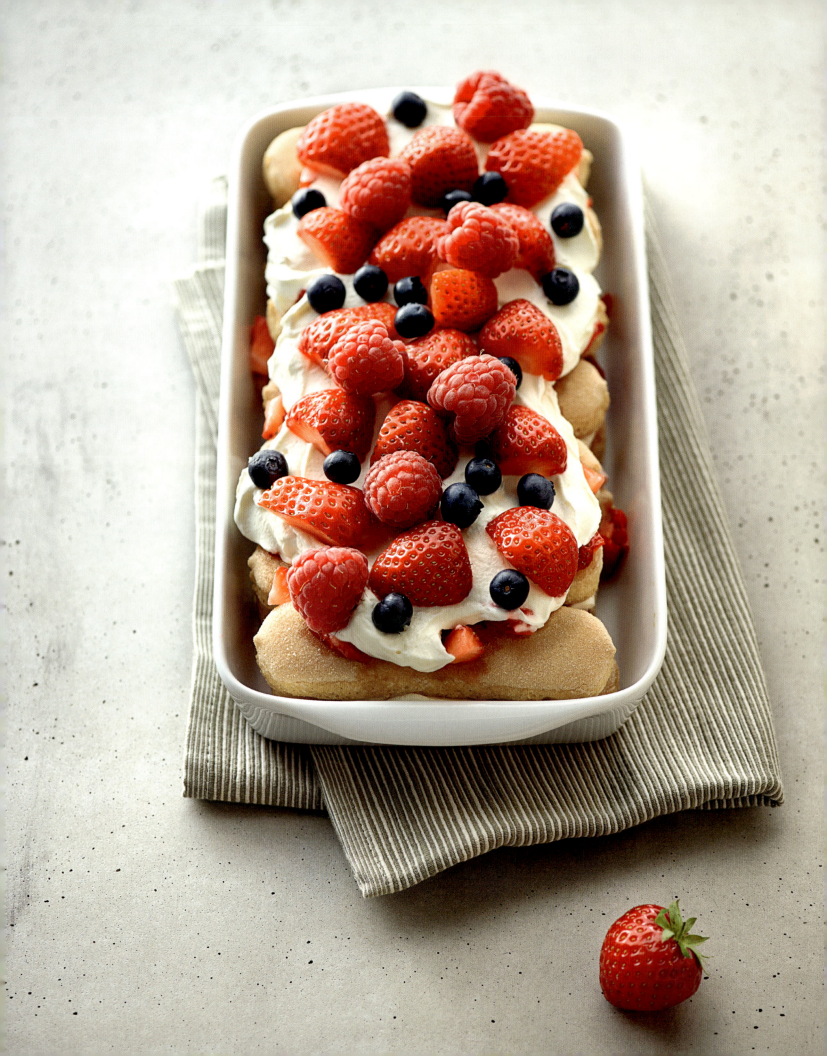

Beeren-Tiramisu

ZUBEREITUNGSZEIT:

ca. 40 Minuten

Für 10 Portionen

300 g Erdbeeren

100 g Heidelbeeren

100 g Himbeeren

3 EL Ahornsirup

frisch gepresster Saft von 1 Zitrone

250 g Mascarpone

200 g Naturjoghurt

60 g Puderzucker

1 TL Vanillezucker

100 g Sahne

6 EL Orangenlikör

200 g Vollwert-Löffelbiskuits

Die **Beeren** putzen und vorsichtig waschen. Zwei Drittel der Erdbeeren fein würfeln und mit den restlichen Beeren mischen. Mit etwas **Ahornsirup** und **Zitronensaft** marinieren.

Für die Creme **Mascarpone, Joghurt, Puderzucker** und **Vanillezucker** zusammen schaumig rühren. Die **Sahne** steif schlagen, unterheben und alles mit **Orangenlikör** abschmecken.

Eine Auflaufform zuerst mit der Hälfte der **Löffelbiskuits** auslegen, dann die Hälfte der Beeren daraufgeben und zum Schluss die Hälfte der Creme. Diese Schichtung noch einmal wiederholen. Zum Schluss mit den restlichen Erdbeeren garnieren. Mit Frischhaltefolie abdecken und 2 Stunden kalt stellen.

Tipp: Das Tiramisu kann auch portionsweise in Glasschüsseln oder Gläser geschichtet werden.

Schokoküchlein mit Banane

ZUBEREITUNGSZEIT:

ca. 35 Minuten

Für 2 Portionen

20 g Butter und etwas für die Förmchen

20 g Zartbitterschokolade (mind. 50 % Kakaogehalt)

½ EL Kakaopulver

2 Eier

10 g brauner Zucker

Mark von ¼ Vanilleschote

1 Prise Salz

½ EL Dinkelmehl

½ EL Kakaolikör

30 g gemahlene Haselnüsse

1–1 ½ Bananen

½ EL frisch gepresster Zitronensaft

½ EL Honig

2 Erdbeeren oder Himbeeren zum Garnieren

Butter und **Schokolade** in Stücke schneiden, zusammen bei schwacher Hitze in einem kleinen Topf zerlassen. Das **Kakaopulver** unterrühren.

Eier, Zucker, Vanillemark und **Salz** in einer Schüssel schaumig schlagen und vorsichtig das **Mehl** unterheben. Die flüssige Schokoladen-Butter-Masse einrühren und mit dem **Kakaolikör** verfeinern.

Den Backofen auf 180 °C Umluft vorheizen. 2 ofenfeste Förmchen mit flüssiger **Butter** bestreichen und mit den gemahlenen **Nüssen** auskleiden. Die Masse in den Förmchen verteilen, in ein Wasserbad stellen und im Ofen ca. 9 Minuten backen. Dann die Küchlein aus den Förmchen stürzen.

In der Zwischenzeit die **Bananen** schälen und in Scheiben schneiden. **Zitronensaft** und **Honig** verrühren und die Bananenscheiben unterheben. Die Bananenscheiben in Schälchen verteilen und die Küchlein darauf mit den **Beeren** garniert servieren.

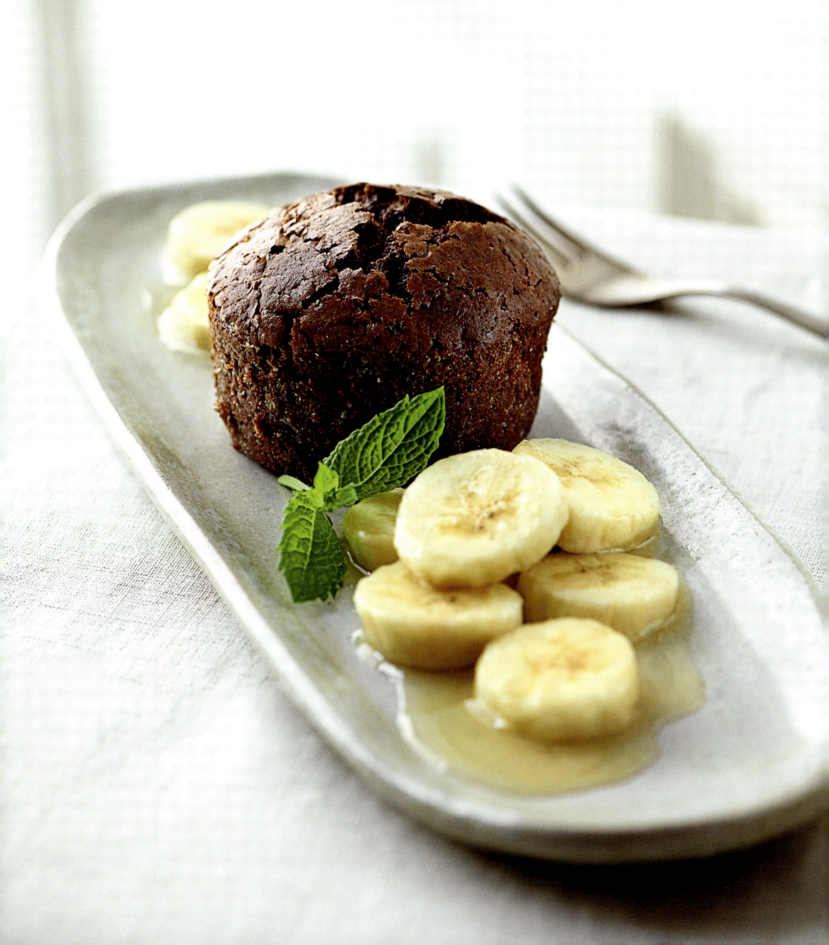

„Um rasche und häufige Blutzuckerspitzen zu meiden, empfiehlt es sich, süße und fettreiche Zwischenmahlzeiten wie den Nachmittagskuchen als genussvolle Ausnahme auf einen Tag in der Woche zu beschränken. Die Energy Cuisine bevorzugt die ‚richtigen‘, komplexen Kohlenhydrate, die einen langsamen Blutzuckeranstieg bewirken und starken Schwankungen vorbeugen, wie Beeren oder Vollkorngetreide.“

Kuchen

Mit Tartes, Obst- und Quarkkuchen werden

aus Beeren, Früchte, Vollkorngetreide oder

glutenfreien Alternativen hin und wieder

erlaubte Naschereien

Früchtetarte

ca. 40 Minuten plus 1 Stunde Ruhezeit
und 15 Minuten Backzeit

Für 12 Stücke/1 Springform
mit 26 cm Durchmesser
Für den Mürbteig:
210 g fein gemahlener Dinkel oder
Vollkorn-Dinkelmehl
140 g kalte Butter
70 g Puderzucker
1 Ei
etwas Vanillezucker
etwas abgeriebene Schale
von 1 Bio-Zitrone
1 Prise Salz
Für die Quarkcreme:
250 g Quark (20 % Fett)
3 EL Naturjoghurt
4 EL Ahornsirup
etwas Vanillezucker
etwas frisch gepresster Zitronensaft
Außerdem:
100 g Erdbeerkonfitüre
500 g Beeren oder Früchte der Saison

Die Springform mit Backpapier auslegen. Für den Mürbteig alle **Zutaten** rasch verkneten, zu einer Kugel formen und in Frischhaltefolie gewickelt 1 Stunde kalt stellen.

Dann den Backofen auf 170 °C Umluft vorheizen. Zwei Drittel des Teiges zu einem Kreis in Springformgröße ausrollen und in die Form legen. Aus dem restlichen Teig eine Rolle formen, am Rand der Springform flach drücken und zum Boden hin fest andrücken. Den Boden des Teigs mit einer Gabel gleichmäßig einstechen. Im Ofen 12–15 Minuten goldbraun backen, dann auskühlen lassen.

Für die Quarkcreme **Quark, Joghurt, Ahornsirup, Vanillezucker** und **Zitronensaft** zu einer glatten Masse rühren. Den ausgekühlten Mürbteigboden mit **Erdbeerkonfitüre** bestreichen und die Quarkcreme darauf verteilen.

Beeren oder **Früchte** waschen, wenn nötig schälen, putzen und den Mürbteigboden damit belegen.

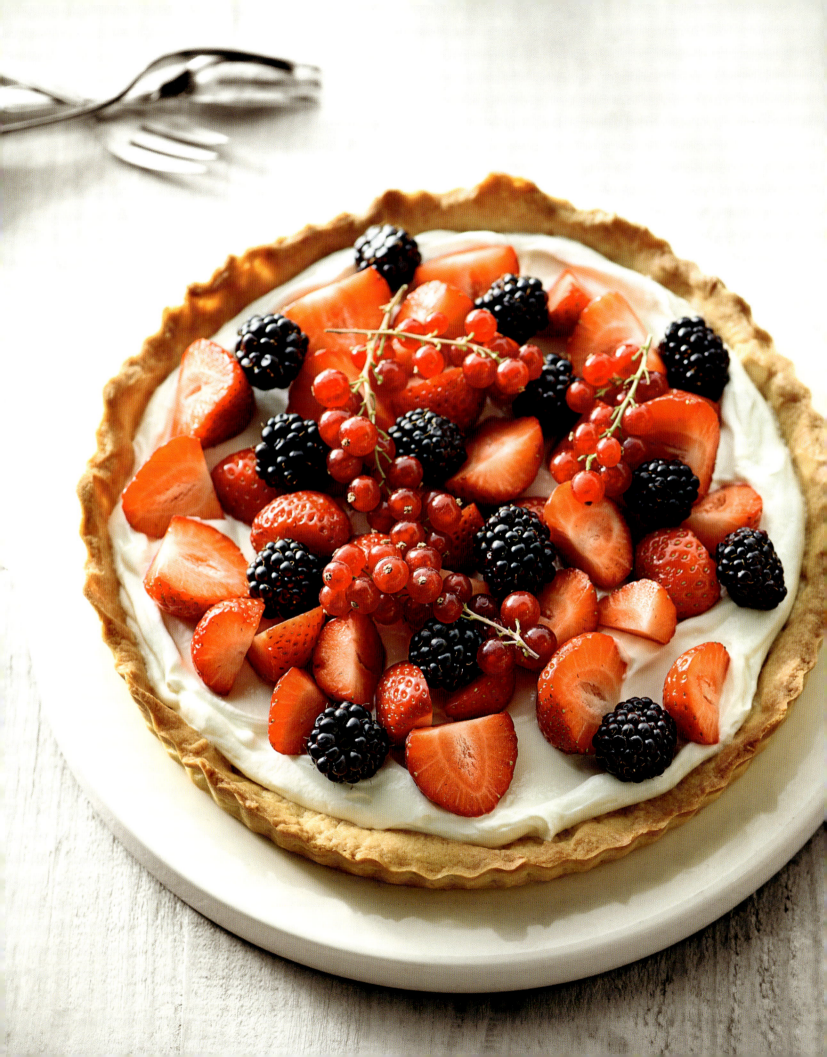

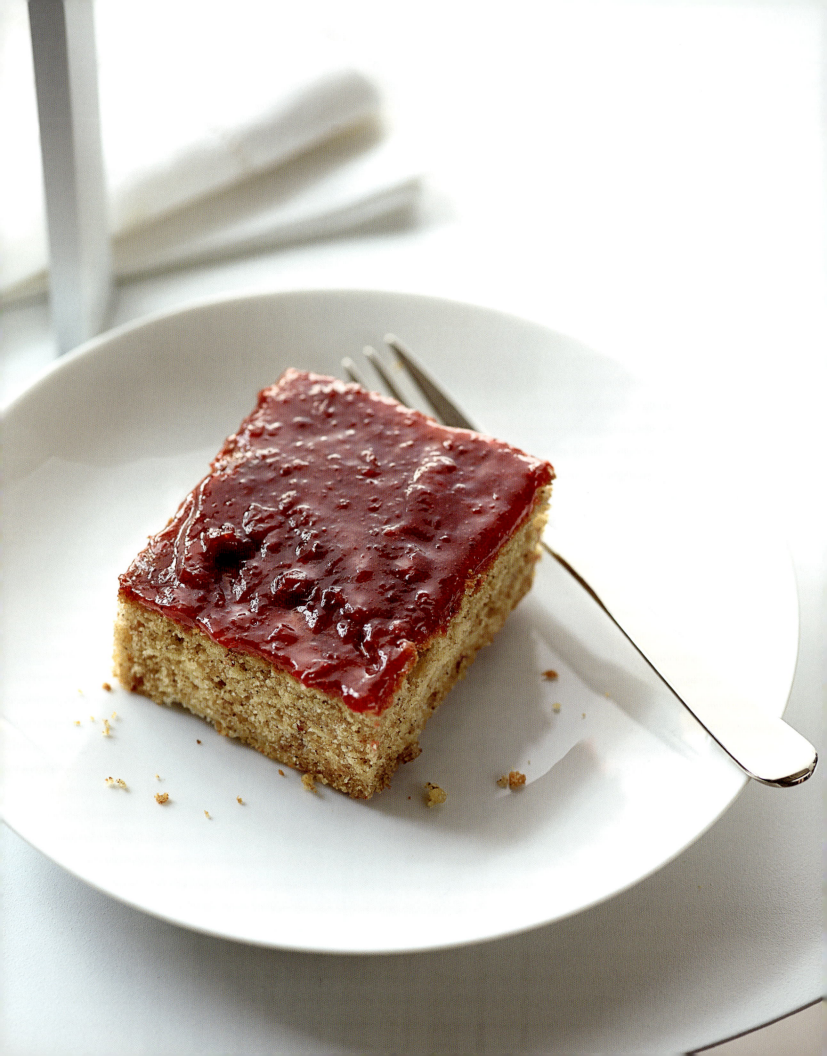

Buchweizenkuchen mit Preiselbeeren

Für 20 Stücke

6 Eier

250 g Butter oder pflanzliche Margarine

125 g Honig

3 mittelgroße Äpfel (z. B. Boskop)

250 g Buchweizenmehl

250 g gemahlene Haselnüsse

Zimt

1 TL Vanillezucker

1 gehäufter TL Weinsteinbackpulver

125 g brauner Zucker

125 g Preiselbeerkonfitüre

Den Ofen auf 160 °C Umluft vorheizen. Die **Eier** trennen. Die Eigelbe mit **Butter** bzw. **Margarine** und **Honig** schaumig rühren und die **Äpfel** schälen und fein reiben. Äpfel, **Buchweizenmehl, Haselnüsse, Zimt, Vanillezucker** und **Backpulver** unter die Eigelb-Butter-Masse heben.

Die Eiweiße mit dem **Zucker** steif schlagen und ebenfalls unter die Masse heben. Den Teig auf ein mit Backpapier belegtes Blech streichen und ca. 35 Minuten backen.

Nach dem Backen abkühlen lassen. Die **Preiselbeerkonfitüre** im Mixglas fein pürieren und den Kuchen damit bestreichen.

Apfelkuchen

ZUBEREITUNGSZEIT:
ca. 30 Minuten plus 30 Minuten Ruhezeit
und 1 Stunde Backzeit

**Für 12 Stücke/1 antihaftbeschichtete
Springform mit 26 cm Durchmesser
Für den Teig:**

100 g Butter oder Margarine und
etwas für die Form
50 g gemahlene Mandeln
130 g fein gemahlener Dinkel oder
Dinkel-Vollkornmehl
50 g Puderzucker
1 Ei
1 Msp. Zimt
1 TL Vanillezucker

Für den Belag:

1 kg Äpfel (Gravensteiner oder Boskop)
1 EL frisch gepresster Zitronensaft
4 Eier
50 g weiche Butter
2 EL Honig
1 TL Vanillezucker
3 EL brauner Zucker
1 Prise Salz
100 g gemahlene Mandeln

Außerdem:

Zimt und Zucker zum Bestreuen

Für den Mürbteig alle **Zutaten** rasch verkneten, zu einer Kugel formen und in Frischhaltefolie gewickelt 30 Minuten kalt stellen. Die Springform leicht mit **Butter** oder **Margarine** einfetten.

Zwei Drittel des Teiges zu einem Kreis in Springform-größe 4 mm dick ausrollen und in die Form legen. Aus dem restlichen Teig eine Rolle formen, am Rand der Springform flachdrücken und zum Boden hin fest andrücken. Den Boden des Teigs mit einer Gabel gleichmäßig einstechen. Den Backofen auf 170 °C Umluft vorheizen.

Die **Äpfel** schälen, vierteln, die Kerngehäuse ent-fernen, die Äpfel in schmale Spalten schneiden und mit dem **Zitronensaft** beträufeln. Die **Eier** trennen und die Eigelbe mit **Butter, Honig** und **Vanillezucker** schaumig rühren. Die Eiweiße getrennt davon mit dem braunen **Zucker** und dem **Salz** steif schlagen. Dann die gemahlenen **Mandeln** unter die Eigelb-Butter-Masse rühren und das steif geschlagene Eiweiß mit unterheben.

Die Masse auf dem Mürbteigboden gleichmäßig verteilen und die Apfelspalten darauflegen. Den Kuchen ca. 1 Stunde backen. Nach dem Backen auskühlen lassen und mit **Zimtzucker** bestreuen.

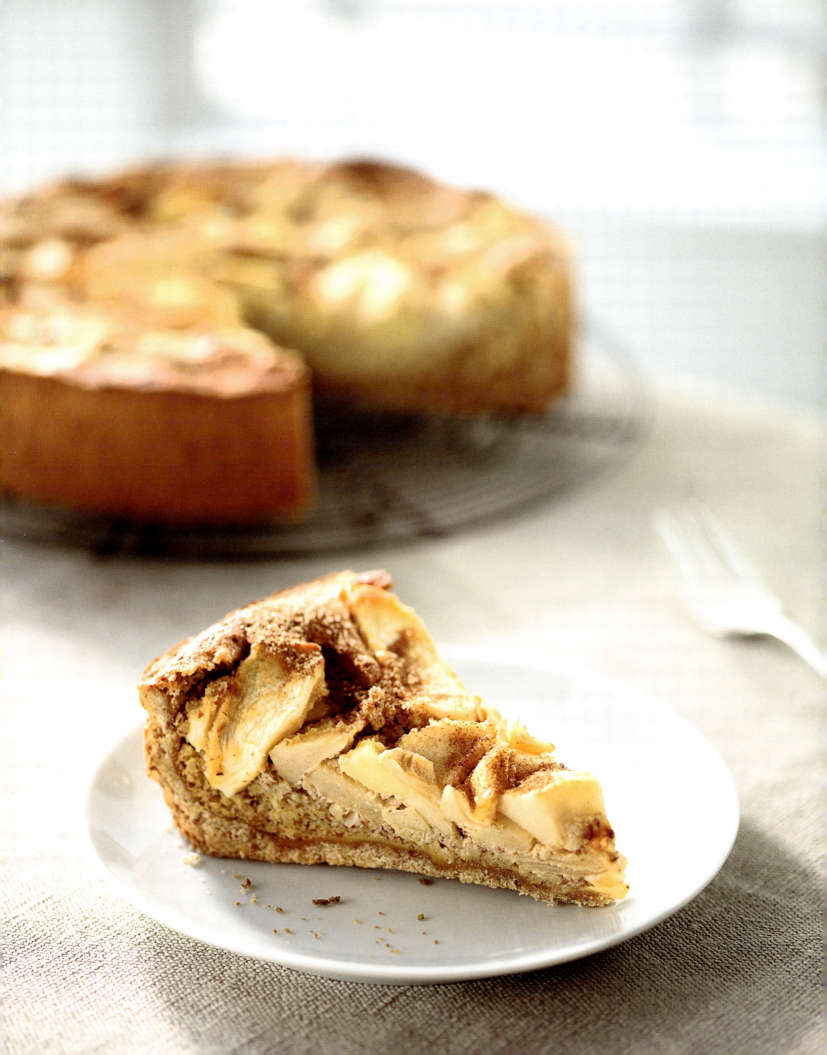

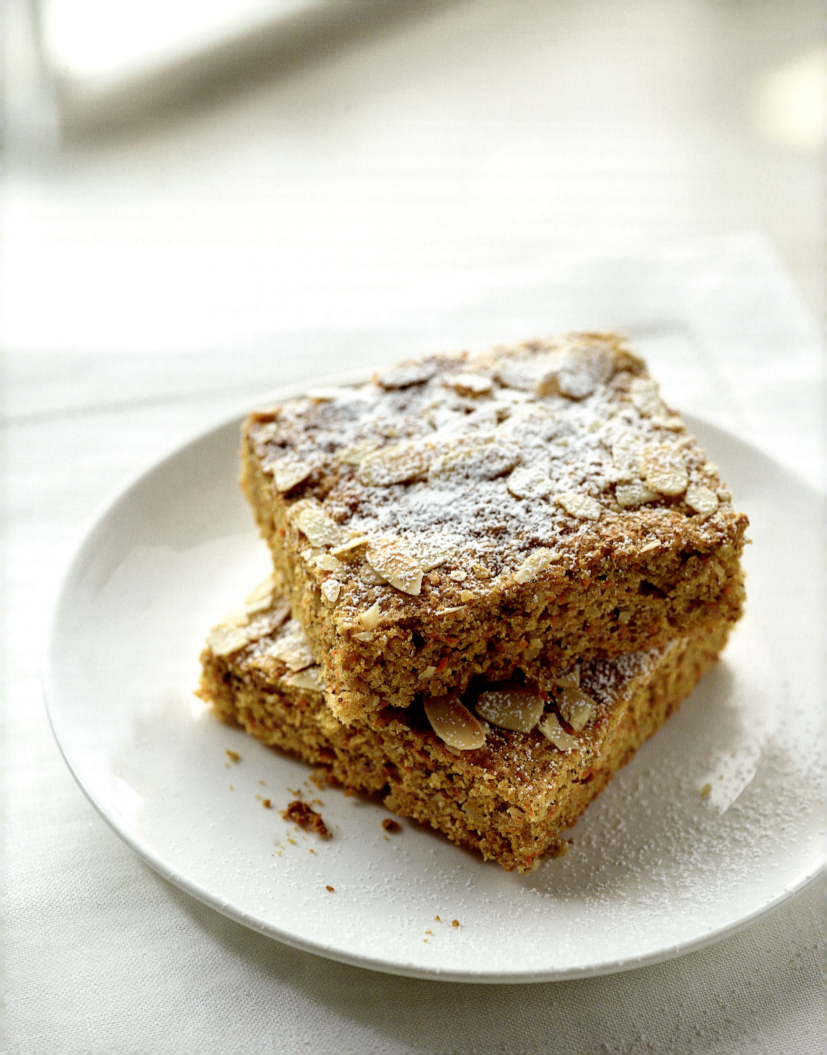

Möhrenkuchen

ZUBEREITUNGSZEIT:
ca. 30 Minuten plus 40 Minuten Backzeit

**Für 25 Stücke als Dessert oder
12 Kuchenstücke**

5 Eier

160 g brauner Zucker oder 80 g brauner
Zucker und 80 g Honig

300 g Möhren

250 g gemahlene geröstete Haselnüsse

70 g Semmelbrösel

½ TL Weinsteinbackpulver

1 EL Rum

½ TL Zimt

1 TL Vanillezucker

abgeriebene Schale von 1 Bio-Zitrone

25 g Mandelblättchen

Puderzucker zum Bestäuben

Die **Eier** trennen und die Eigelbe mit 80 g **Zucker** oder **Honig** und 4 EL heißem Wasser schaumig rühren. Die Eiweiße separat mit 80 g **braunem Zucker** steif schlagen. Die **Möhren** schälen und fein raspeln. Mit **Haselnüssen, Semmelbröseln, Backpulver, Rum, Zimt, Vanillezucker** und abgeriebener **Zitronenschale** abwechselnd mit dem steif geschlagenen Eiweiß unter die Eiermasse heben. Den Backofen auf 160 °C Umluft vorheizen.
Ein Backblech mit Backpapier auslegen und die Masse darauf verteilen und glatt streichen. Mit **Mandelblättchen** bestreuen und 30–40 Minuten backen. Vor dem Servieren mit **Puderzucker** bestäuben.

Gebackene Quarktorte

ZUBEREITUNGSZEIT:
ca. 40 Minuten plus 50 Minuten Backzeit

Für 12 Stücke/1 antihaftbeschichtete
Springform mit 26 cm Durchmesser
Für den Mürbteig:

120 g Butter (Zimmertemperatur) plus
etwas für die Form

250 g fein gemahlener Dinkel oder
Vollkorn-Dinkelmehl

100 g Puderzucker

1 Ei

1 TL Vanillezucker

1 Prise Salz

Für den Quarkbelag:

500 g Magerquark

3 Eier

2 Eigelb

160 g Zucker

500 ml Milch

40 g Maisstärke

Mark von 1 Vanilleschote

Saft von 1 Zitrone

1 Prise Salz

Für den Mürbteig alle **Zutaten** rasch verkneten, zu einer Kugel formen und in Frischhaltefolie gewickelt 1 Stunde kühl stellen. Die Springform leicht mit **Butter** einfetten.

Zwei Drittel des Teiges zu einem Kreis in Springform-größe 4 mm dick ausrollen und in die Form legen. Aus dem restlichen Teig eine Rolle formen, am Rand der Springform flach drücken und zum Boden hin fest andrücken. Den Boden des Teigs mit einer Gabel gleichmäßig einstechen. Den Backofen auf 160 °C Umluft vorheizen.

Für den Quarkbelag alle **Zutaten** in einer Schüssel miteinander gut vermischen und glatt rühren. Die Quarkmasse in die mit Mürbteig ausgelegte Torten-form füllen und 50 Minuten backen. Vor dem Ser-vieren 2 Stunden auskühlen lassen.

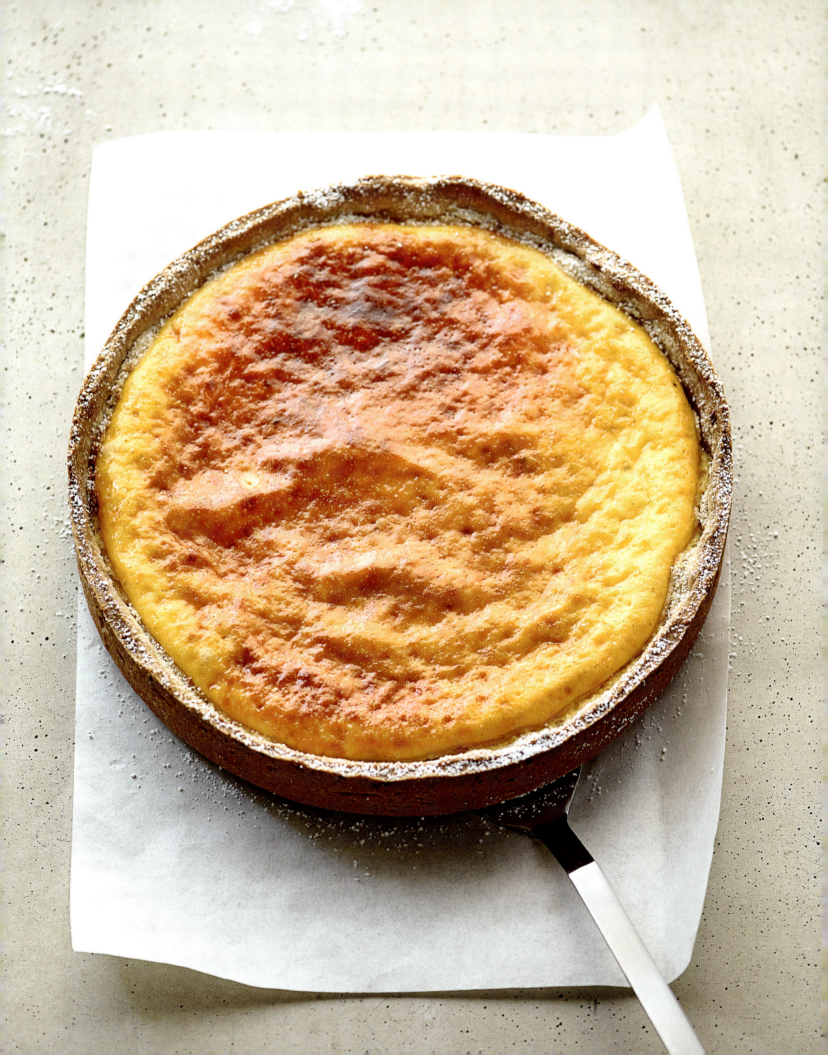

„Ein gesunder Darm ist dankbar für Vielfalt, auch in Sachen Brot und Getreide. Einfacher Tipp: Im Alltag auch anstatt auf gängige Getreidesorten wie Weizen, Gerste oder Roggen auf andere Getreidearten wie Reis, Mais und Hirse und die sogenannten Pseudogetreide wie Quinoa, Buchweizen und Amaranth setzen."

Backwaren

Auch für Allergiker und Glutensensitive:

Vollkorn-Backwaren mit gut verträglichem

Dinkel oder ganz ohne „echtes" Getreide

Dinkel-Hafer-Brötchen

ZUBEREITUNGSZEIT:

ca. 30 Minuten plus 50 Minuten Gehzeit

und 25 Minuten Backzeit

Für 20 Brötchen à 70 g

400 g Dinkel

1 TL Kümmelsamen

1 TL Anissamen

1 TL Koriandersamen

2 gestrichene TL Salz

100 g Haferflocken

250 g Dinkelmehl (Type 630)

2 Tütchen Trockenhefe oder

1 Würfel frische Hefe (42 g)

250 g Naturjoghurt

1 TL Honig

Dinkel zusammen mit **Kümmel-, Anis-** und **Koriandersamen** fein mahlen. Die restlichen **Zutaten** zusammen mit 500 ml Wasser zugeben, mithilfe eines Kochlöffels gut durchmischen und den Teig ca. 30 Minuten an einem warmen Ort gehen lassen. 20 jeweils etwa 70 g schwere Brötchen formen.

Mit genügend Abstand zueinander auf ein mit Backpapier belegtes Blech legen und nochmals 20 Minuten gehen lassen. Den Backofen auf 190 °C Umluft vorheizen und die Brötchen 20–25 Minuten goldbraun backen.

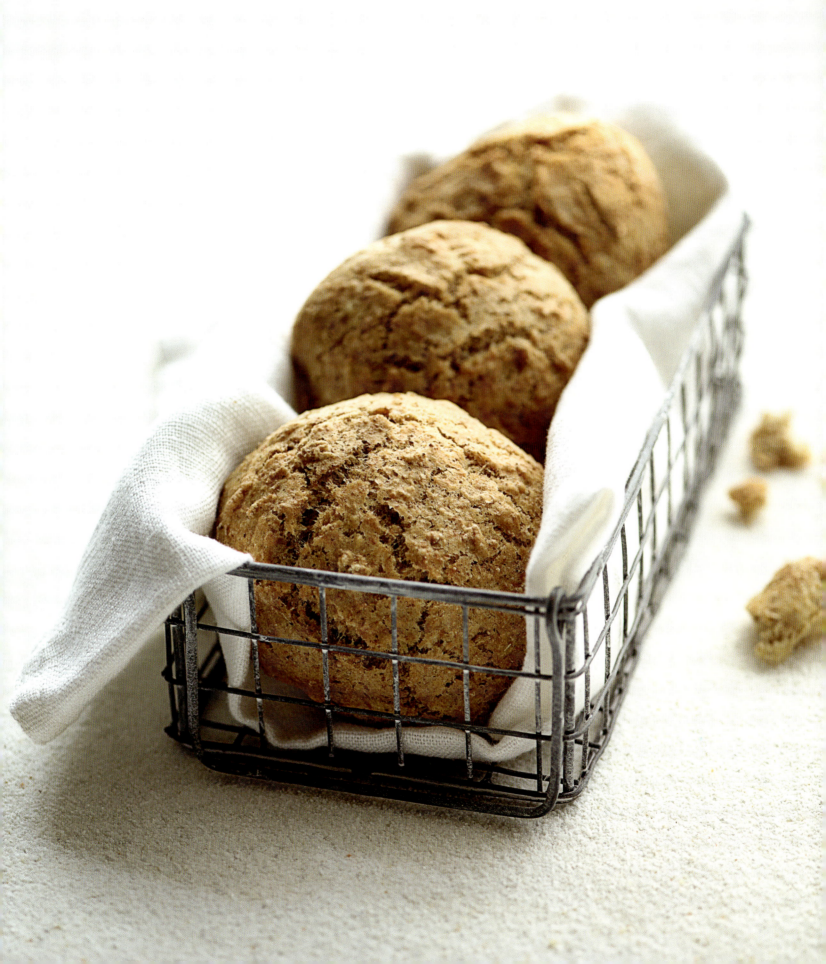

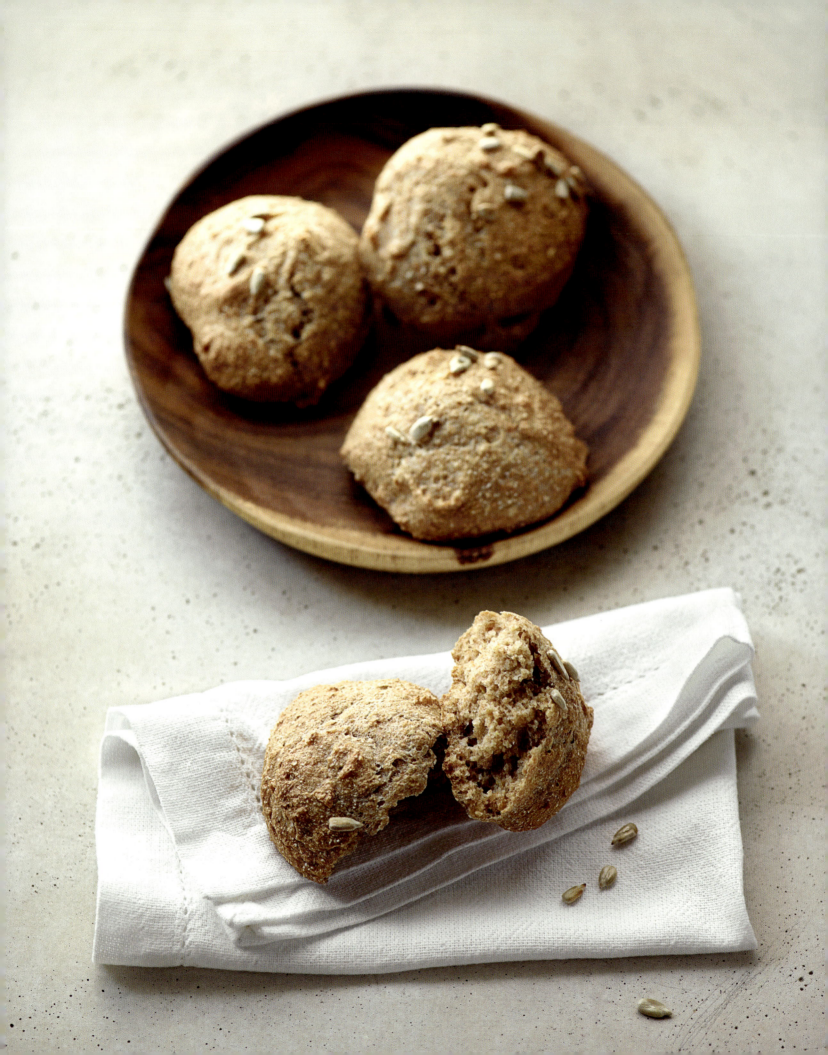

Dinkelbrötchen ohne Hefe

ZUBEREITUNGSZEIT:

ca. 15 Minuten plus 20 Minuten Backzeit

Für 15 Brötchen à 70 g

400 g Dinkel

1 TL Fenchelsamen

1 TL Koriandersamen

1 TL Kümmelsamen

100 g Dinkelmehl (Type 630)

200 g Schafs- oder Naturjoghurt

4 TL Weinstein-Backpulver (16 g)

1 gehäufter TL Salz

Den Backofen auf 190 °C Umluft vorheizen. Den ganzen **Dinkel** zusammen mit **Fenchel-, Koriander-** und **Kümmelsamen** zu feinem Mehl mahlen. Die restlichen **Zutaten** zusammen mit 290 ml Wasser zugeben und mit einem Kochlöffel gut durchrühren.

Aus dem Teig mit einem Löffel oder Eisportionierer 15 ca. 70 g schwere Brötchen formen, mit genügend Abstand zueinander auf ein mit Backpapier belegtes Blech legen und ca. 20 Minuten backen.

Tipp: Probieren Sie als Gewürze auch einmal Rosmarin, Anis oder Kreuzkümmel aus. In den Brötchenteig können zur Abwechslung auch Kürbis- oder Sonnenblumenkerne gegeben werden.

Buchweizen- oder Maisbrot

ZUBEREITUNGSZEIT:
ca. 10 Minuten plus 30 Minuten Gehzeit
und 40 Minuten Backzeit

Für 1 Kastenform

500 g ganzer Buchweizen oder
Maismehl

20 g Brotgewürz (siehe Tipp)

1 TL Salz

4 TL Weinstein-Backpulver (16 g)

20 ml Sesamöl

Den **Buchweizen** fein mahlen, Buchweizen oder **Maismehl** mit allen anderen **Zutaten** sowie 500 ml lauwarmem Waser vermengen und in eine passende Silikon-Kastenform füllen. Den Teig in der Form ca. 30 Minuten gehen lassen.

Den Backofen auf 175 °C Umluft vorheizen und das Brot ca. 40 Minuten backen. Nach dem Backen aus der Form stürzen und auf einem Gitterrost auskühlen lassen.

Tipp: In den Brotteig können auch zur Abwechslung Kürbis- oder Sonnenblumenkerne gegeben werden. Auch getoastet schmeckt es ganz wunderbar. Das Brotgewürz mischen Sie aus jeweils 30 g Fenchel-, Kümmel-, Anis- und Koriandersamen sowie nach Geschmack etwas Kreuzkümmel. Einfach im Mörser oder in der Küchen- maschine grob mahlen oder die entsprechende Menge gleich mit dem Buchweizen mitmahlen.

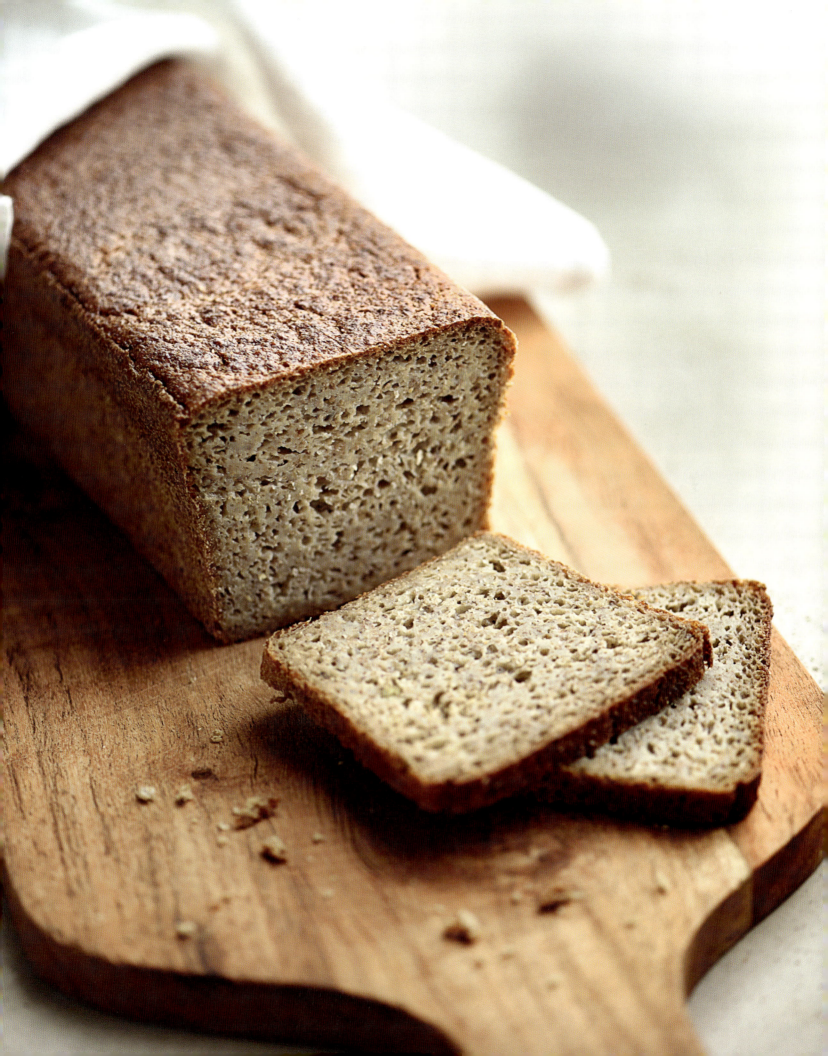

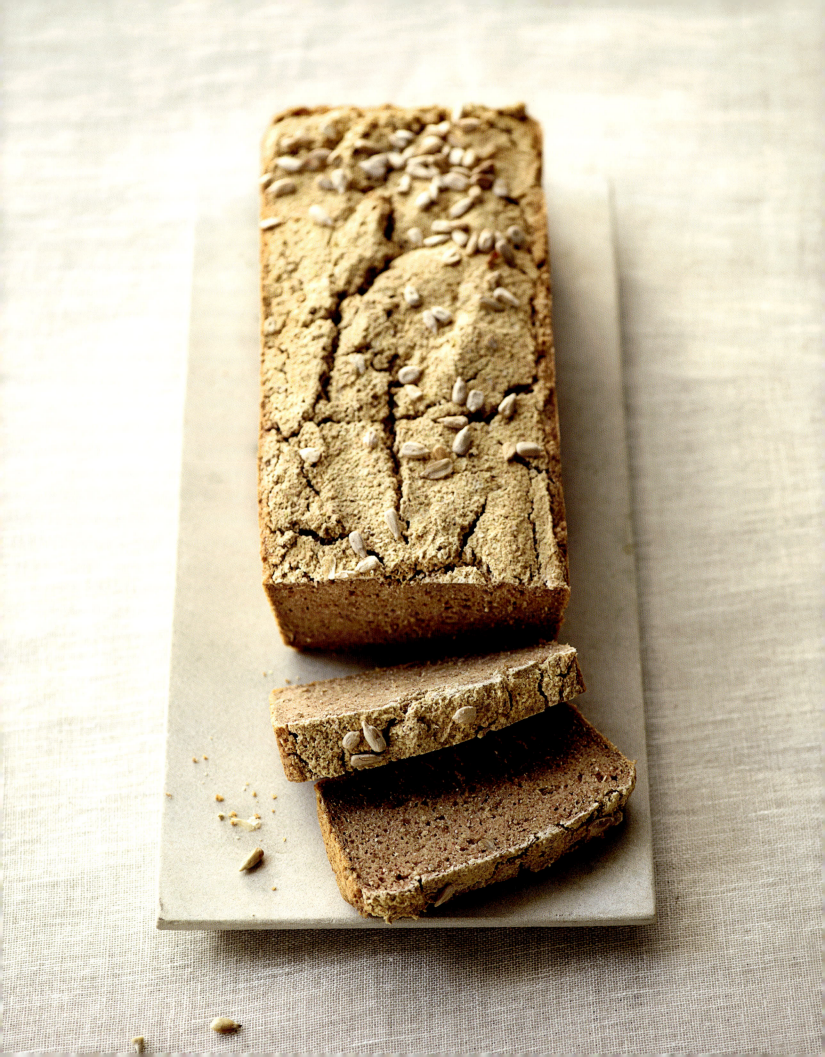

Glutenfreies Mischbrot

ZUBEREITUNGSZEIT:
ca. 10 Minuten plus 30 Minuten Gehzeit und
40 Minuten Backzeit

Für 1 Kastenform

250 g Maisgrieß
250 g Sojamehl
250 g glutenfreie Mehlmischung
20 g Meersalz
20 g Brotgewürz (siehe Tipp Seite 240)
1 Tütchen Trockenhefe
30 ml Olivenöl
evtl. Sonnenblumenkerne oder
Kürbiskerne

Alle **Zutaten** mit 750 ml lauwarmem Wasser vermengen. Der Teig ist etwas weicher als ein normaler Brotteig. Den Teig in eine passende Silikon-Kastenform füllen und in der Form ca. 30 Minuten gehen lassen.

Den Backofen auf 175 °C Umluft vorheizen und das Brot ca. 40 Minuten backen. Nach dem Backen aus der Form stürzen und auf einem Backrost auskühlen lassen.

Tipp: Der Teig eignet sich auch für Fladenbrote, dann verkürzt sich die Backzeit auf 15–20 Minuten.

Der Weg zum Ziel: Wie wir besser essen

Ein probates Mittel, damit nicht jeder verfügbare Bissen gedankenlos verschlungen wird, ist ein kurzer Gedankenstopp – ein minimales Zeitinvestment mit der simplen Frage: „Willst du das essen?"

Es geht nicht darum, mehr Unsicherheiten zu säen, als es sie im Themenfeld Ernährung schon gibt – es geht darum, sich des Essens als bewussten Teil des Lebens, als bedeutsamen Schritt, als mündige Entscheidung vor Augen zu halten. Appetit und Genuss gehören unbedingt dazu! Aber oft wollen wir Dinge gar nicht wirklich essen oder noch weniger genießen. Viel häufiger stecken wir in der Falle der Gefühle von Langeweile oder Frust, die zu dem Irrglauben verführen, man müsse sich nun etwas gönnen. Oder in der Falle der ständigen Verfügbarkeit des Essens, immer und überall, die Gummibärchen auf dem Schreibtisch der netten Kollegin inklusive. Es geht um die Entscheidung, sich wieder wahrzunehmen und sich mit mehr Aufmerksamkeit und vor allem auch Dankbarkeit dem Essen zu widmen. Essen sollte eine grundsätzliche Entscheidung für die Gesundheit und den Genuss werden. Damit dies ein langfristiges Ziel wird, hilft diese Frage entscheidend weiter! Versuchen Sie es!

Die Qualität unserer Lebensmittel

Wir neigen dazu, die Vergangenheit zu verklären. Früher war vermeintlich alles besser. Betrachten wir das unter dem Aspekt der optimalen Ernährung, so kamen zu Zeiten unserer Großeltern viele Lebensmittel aus natürlichem Anbau und ohne Zusätze auf den Teller. Das klingt zunächst danach, als wäre das eine sehr gesunde Zeit gewesen.

Die Realität war jedoch eine andere. Häufig bestimmte Nahrungsmittelknappheit das Leben, Mangelerscheinungen und Krankheiten wegen einseitiger Ernährung oder durch verdorbene Speisen waren verbreitet. Ursachen waren vor allem fehlende Schädlingsbekämpfung, schlechte Konservierung und Probleme beim Frischhalten von Nahrung. Die „gute alte Zeit" hatte also auch ihre Mängel und die aktuell verfügbare Vielfalt an gesunden Produkten war weit entfernt.

Fertigprodukte

Die Menschheit wächst zunächst weiter und eines unserer höheren Ziele muss sein, dass in Zukunft alle Menschen überhaupt ernährt werden können, um zu überleben. Unsere Gesellschaft des Überflusses denkt bei industriell hergestellten Lebensmitteln meist, dass diese Produkte unnatürlich sind und Schaden anrichten. Wir brauchen die Industrie aber auch für vielfältige, gesunde Produkte, die erst dank ihr in unseren Regalen landen. Worum es hier geht, ist ein kritischer Blick auf Lebensmittel, die als Fertigprodukte mit Zusatzstoffen auf den Markt kommen. In den aktuellen EU-Richtlinien wird verbindlich festgelegt, welche Zusatzstoffe in welchen Mengen den Lebensmitteln zugesetzt werden dürfen. Dank aufwendiger Prüfung kann man heute als Konsument davon ausgehen, dass die in der Zutatenliste auftauchenden Stoffe für gesunde Menschen in den meisten Fällen ohne große Bedenken sind. Limitationen kann es jedoch individuell und bei bestimmten Vorbelastungen sowie bei häufigem routinemäßigem Verzehr von Fertigprodukten geben.

Plädoyer für das Kochen mit einfachen, frischen Zutaten

Gesunder Genuss ist in seiner ursprünglichsten Form in den natürlichen, unverarbeiteten Lebensmitteln zu finden. Es muss nicht das Sternenmenü sein. Es kann ein einfaches Gericht mit frischen, preiswerten Zutaten sein, das den alltäglichen Trott und die Gesundheit verändert. Wer die Wahl hat, sollte sich also für möglichst frische Produkte statt für Fertigprodukte oder für vermeintlichen Luxus aus der Convenience-Verpackung entscheiden. Hier einige Gründe:

Zusatz- und Konservierungsstoffe als unberechenbare Größe

In der heutigen Zeit finden sich gerade bei Fertigprodukten zahlreiche Stoffe aus der Liste der zugelassenen Zusatz- und Konservierungsmittel. Je nach individueller Verträglichkeit können sie körperliche Symptome auslösen oder verstärken, unter anderem Kopfschmerzen, Allergien und Unwohlsein. Einige Zusatzstoffe müssen außerdem in der heutigen Zeit nicht deklariert werden, vor allem dann nicht, wenn es sich um sogenannte Maschinenpflegezusätze handelt. Die Liste der Klassen, in die diese industriellen Hilfsstoffe eingeteilt werden, lässt die meisten von uns ein wenig erschaudern. Hier ein Auszug: Antioxidationsmittel, Backtriebmittel, Emulgatoren, Farbstoffe, Farbstabilisatoren, Festigungsmittel, Geliermittel, Geschmacksverstärker, Konservierungsmittel, Säuerungsmittel, Schmelzsalze, Stabilisatoren, Süßungsmittel, Treibgase, Verdickungsmittel, vitaminwirksame Stoffe … Dazu kommen unzählige chemische Stoffe, die aus den Verpackungen ins Essen wandern können, beispielsweise aus den Beschichtungen in Dosen, Deckeln und Tüten.

In der Praxis ist es dank dieser Chemiecocktails möglich, eine fertige Mahlzeit so herzustellen, dass sie selbst nach Monaten noch genauso aussieht und schmeckt, wie sie abgefüllt wurde. Es bildet sich keine Kruste, die Flüssigkeiten trennen sich nicht, es schimmelt nicht und selbst die Farbe

bleibt stabil. Das gleiche Gericht wäre nach vier Tagen im Kühlschrank ungenießbar. Auch bei genauester Prüfung kann niemand sagen, ob ein individueller Organismus auf ein Mittel aus diesen Gruppen oder auf eine Kombination reagieren wird. Zudem treten Wirkungen auf die Gesundheit meist stark zeitverzögert auf, manchmal erst nach Jahren, und niemand kann dann noch den Zusammenhang zwischen Ursache und Wirkung erkennen. Danach dauert es meist noch recht lang, bis der Gesetzgeber reagiert oder die breite

Es kann ein einfaches Gericht mit frischen, preiswerten Zutaten sein, das den alltäglichen Trott und die Gesundheit verändert.

Öffentlichkeit informiert ist. Das gilt selbst für banale Zusammenhänge. So hat es Jahrzehnte gedauert, bis klar war, dass gesüßte Tees die Zähne von Kindern nachhaltig schädigen.

Fertigprodukte sind teuer

Ein Essen aus frischen Zutaten ist immer eine exzellente Wahl. Oft bleibt es sogar die preiswertere Alternative. Nach Aussagen der Verbraucherzentralen wurde ermittelt, dass ein Convenience-Produkt oder Fertiggericht bis zu sechsmal teurer sein kann als eine Mahlzeit, die aus frischen Zutaten gekocht wird.

Fatale Mischung: Zucker und Fett

Eine hochkonzentrierte Mischung aus Zucker und Fett wie bei einem Stück Sahnetorte oder Schokolade kommt in der Natur nicht vor. Neueste Studien haben ergeben, dass genau diese Kombination am ehesten zu Übergewicht führt, während Mahlzeiten, die nur fett- oder kohlenhydratreich sind, nicht in ähnlicher Form dick machen. Gerade Fertigprodukte bestehen aber oft zu sehr großen Anteilen aus Fett, Zucker und chemischen Aromastoffen. Die langfristigen

Folgen des regelmäßigen und zu starken Konsums von Zucker und Fett sind Übergewicht, Diabetes mellitus sowie Herz-Kreislauf-Erkrankungen. Die enthaltenen Aromastoffe oder Süßstoffe sind dabei vor allem auch für ein potenziell gestörtes Geschmacksempfinden verantwortlich. Das Verlangen nach mehr Süße wird auf diese Weise programmiert. Viele junge Menschen, die vor allem fertige Convenience-Produkte oder Fast Food als Nahrungsquelle kennen, verlernen so den Geschmack von natürlichen Lebensmitteln.

Wer selbst kocht, kann bereits beim Einkaufen mit gesundem Menschenverstand über die Qualität der Lebensmittel entscheiden.

Qualität der Zutaten

Wer selbst kocht und seine Zutaten mit Blick auf Ursprung und Zusatzstoffe frisch kauft, der kann bereits beim Einkaufen mit gesundem Menschenverstand über die Qualität der Lebensmittel entscheiden. Oft werden bei Fertigprodukten Zutaten verwendet, die im Einkauf für die Industrie möglichst günstig sind. Hier kommen bevorzugt preiswertere, nicht biologisch erzeugte Zutaten zum Zuge. Es muss zwar nicht alles „bio" sein, damit man insgesamt gesünder lebt, aber eine sorgsame Auswahl, die Entscheidung zu Abwechslung, Vielfalt und für natürliches Kochen ist immer zu begrüßen.

Frische und Auswahl von Lebensmitteln: Biophotonen

Zum Thema Frische von Lebensmitteln wissen wir heute nicht nur, dass sich eine längere Zeit der Lagerung nachteilig auf den Vitamingehalt der Lebensmittel auswirkt, sondern auch auf die in den Lebensmitteln gespeicherte Lichtenergie, die Biophotonen.

Ohne Lichtenergie ist ein Wachstum bei Pflanzen nicht möglich, aber auch tierische Produkte wie Eier können Lichtenergie speichern.

Dass überhaupt Lichtenergie in Form von Biophotonen gespeichert wird, ist aber weitgehend unbekannt. Diese Biophotonen lassen sich mit wissenschaftlichen Mitteln so weit verstärken, dass sie sichtbar und damit messbar werden. Nach vorn gebracht wurde die Forschung dazu vor allem von dem Quantenphysiker und Nobelpreisträger Erwin Schrödinger. Frische Produkte weisen nach den Erkenntnissen dieser Forschung mehr Biophotonen auf als ältere Nahrungsmittel, frische Saatkörner sehr viel mehr als beispielsweise das Mehl daraus. Und Eier von Freilandhühnern weisen etwa doppelt so viel Biophotonenenergie auf wie Eier von Hühnern aus Käfighaltung bei Kunstlicht. Es gilt als sicher, dass die Menge der Biophotonen in Lebensmitteln mit der Menge an aufgenommenem Sonnenlicht korreliert. Es existiert jedoch bis heute keine gültige Formel, nach der sich die genaue Menge anhand fester Parameter berechnen ließe. Es gibt aber bereits viele nachgewiesene Einzelzusammenhänge. Inzwischen ist daraus ein großes Forschungsfeld entstanden, welches das Messen der Biophotonen zur schnellen Frische- und Qualitätsmessung von Lebensmitteln zukünftig nutzbar machen soll.

Per Inhaltsanalyse mit dem Gaschromatographen lassen sich die Biophotonen genauso wenig nachweisen wie zum Beispiel die Fähigkeit eines Saatkorns, zu keimen. Jüngste Studien lassen jedoch annehmen, dass biophotonenreiche Nahrungsmittel für uns Menschen besser sind als biophotonenarme Äquivalente.

Bis heute fehlt zwar noch der endgültige wissenschaftliche Nachweis, wie genau wir dieses Mehr an Energie als Mensch nutzen können. Sicher scheint aber, dass unser Organismus aus frischem, sonnengereiftem Obst und Gemüse sehr viel mehr gewinnen kann als aus künstlich nachgereiftem Gemüse, das lange unterwegs war. Und vergleicht man beispielsweise eine reif geerntete Tomate mit

Saisonales Gemüse aus der Region wird sonnengereift geerntet, ein entscheidender Vorzug im Geschmack und im Nährwert.

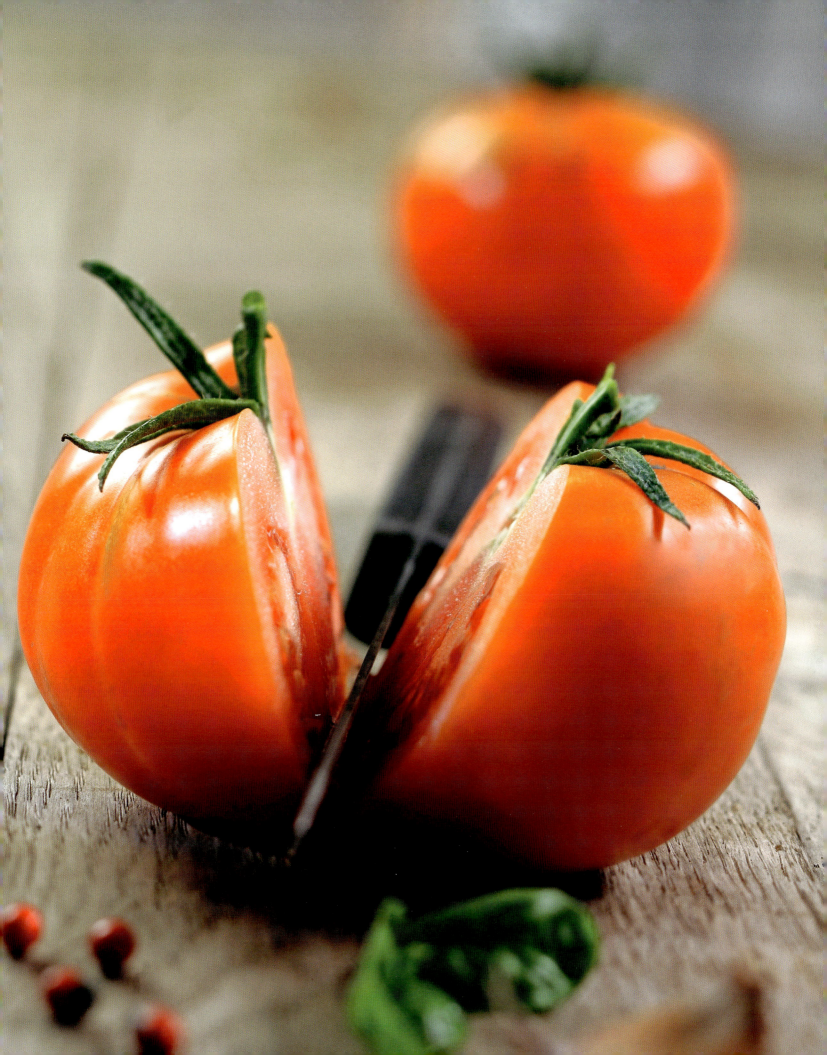

einer grün geernteten und künstlich nachgereiften Tomate, wird auch der Unterschied im Geschmack schnell deutlich. Und Genuss beim Essen ist ebenfalls entscheidend für eine positive gesundheitliche Wirkung.

Die Energy Cuisine greift diesen neuen Aspekt auf und berücksichtigt die Vorzüge sonnengereifter, energiereicher Pflanzen und Lebensmittel.

Die Energieräuber

Es ist uns nicht generell möglich, allen energieraubenden oder schädlichen Prozessen im Körper aus dem Weg zu gehen. Das ist auch nicht notwendig, weil unser Körper sehr gut auf die dauerhafte Abwehr solcher Maßnahmen vorbereitet ist. Ein entscheidender Hilfsfaktor sind dabei Antioxidanzien, die schädliche oxidative Prozesse neutralisieren. Diese Versorgung sicherzustellen, ist eine der wichtigsten Aufgaben einer gesunden Küche.

Oxidation

Am Beispiel einer Banane, einer Avocado oder eines Apfels wird dieser Prozess einfacher verständlich. Das Fruchtfleisch wird an der Luft durch Oxidation schnell braun, nämlich dann, wenn die Oxidation des Fruchtfleisches durch den Luftsauerstoff die meisten Antioxidanzien verbraucht hat. Träufelt man jedoch vorher Zitronensaft über das Fruchtfleisch, dauert der Prozess des Braunwerdens, also der Oxidation, deutlich länger, weil der Zitronensaft dann mit seinem hohem Antioxidanzienanteil das Fruchtfleisch eine Zeit lang schützt, so wie es vorher die antioxidanzienreiche und luftabsperrende Schale getan hat.

Oxidationsprozesse laufen in unseren Körper täglich ab, sie finden permanent in jeder Zelle statt, weil jeder Energiegewinnungs- und Verbrennungsvorgang immer nur mit Sauerstoff funktioniert, und der ist aggressiv im Sinne von reaktionsfreudig. Genauso verhält es sich bei unserer Atmung. Ohne Antioxidanzien werden permanent Millionen Zellen durch die Sauerstoffmoleküle geschädigt. Tatsächlich benötigt zum Beispiel ein Marathonläufer durch seine extrem gesteigerte Atmung besondere Puffer an Abwehrstoffen für seinen Extremsport, um nicht im Anschluss an einen solchen Lauf möglicherweise krankheitsanfälliger und damit schneller krank zu werden. Die Oxidation birgt also Risiken, die man beispielsweise bei einem Sonnenbrand, ebenfalls ein Schaden durch erhöhte Oxidation durch UV-Licht und Sauerstoff, deutlich spürt. Auch die Hautalterung hängt deswegen wesentlich vom Antioxidanzienstatus im Körper ab.

Weitere Faktoren

Aber auch viele andere Faktoren wirken als Energieräuber: Dazu zählen unter anderem Stress, Krankheiten, Medikamente, schlechte Umweltbedingungen, mangelnde Work-Life-Balance, Nahrungsunverträglichkeiten und zu säure- oder basenbetonte Nahrung.

Mit der Energy Cuisine sind Sie gegen nahrungsbedingte negative Einflüsse optimal geschützt und vorbereitet, was sich dann auch in Stresssituationen durch gute Stressresistenz einerseits und hohe Leistungsfähigkeit und besseres Immunsystem andererseits bemerkbar macht. Bei besonderen bestehenden Nahrungsunverträglichkeiten lassen sich die Rezepte gut anpassen.

Richtig trinken

Die Erkenntnisse über das Trinken haben sich in den letzten Jahren nicht radikal verändert. Lange ist bereits bekannt, wie wichtig Trinken ist und dass unser Körper dazu neigt, eher zu wenig Flüssigkeit zu fordern. Durst ist aber bereits ein Anzeichen einer Unterversorgung.

Neueren Datums sind jedoch viele Erkenntnisse über die Folgen dauerhafter Unterversorgung mit Flüssigkeit. Konzentrationsschwächen, Leistungseinbußen, Infektanfälligkeit bis hin zu völliger Verwirrtheit, all das können Zustände infolge einer Unterversorgung mit Flüssigkeiten sein. Gerade bei älteren Menschen wird immer häufiger ein Zusammenhang von Beschwerdebildern mit einer dauerhaft zu geringen Flüssigkeitszufuhr mit Wasser diagnostiziert. Der Durstreflex nimmt nämlich mit zunehmendem Alter ab.

Dabei ist die tägliche Zufuhr von Wasser absolut lebenswichtig. Dies darf uns nicht wundern, denn die Versorgung unserer Milliarden Körperzellen kann nur in einem sehr flüssigen Milieu funktionieren, da unsere Zellen nicht in der Lage sind, ungelöste Feststoffe zu transportieren. Deswegen hat ein 70 Kilogramm schwerer Mann zum Beispiel ca. 50 Liter Wasser im Körper gebunden. Überall geht Wasser verloren, beispielsweise beim Schwitzen, beim Atmen und bei der Verdauung.

Der Transport aller Nährstoffe sowie der Abtransport der Abfallprodukte in den Zellen, die Temperaturregelung des Körpers, der lebenserhaltende Blutfluss, die Aufnahme von Sauerstoff in der gut befeuchteten Lunge: All das sind Beispiele, bei denen größere Wasserverluste sofort fatal sind. Zu wenig Wasser, über den Tag aufgenommen, behindert auch die Konzentration merklich.

Richtig salzen

Das Thema Salz wird stark diskutiert. Salz ist in unserer Nahrung fast überall verfügbar, ist günstig und steht auf jedem Tisch. Dass ein Zuviel an Salz für die Gesundheit schädlich ist, hört man an jeder Ecke. Vor allem Fertiggerichte liefern eine große Menge Salz, aber auch viele Brotsorten, Wurstwaren und Käse. Wer also gezielt solche Lebensmittel nur in gesundem Maß genießt, kann seinen Salzkonsum wesentlich steuern. Aber ist Salz wirklich so schlecht wie sein Ruf? Bislang gibt es keine hinreichende Evidenz für einen klinisch relevanten Vorteil der strikten Salzreduktion. Im Bereich von drei bis sechs Gramm Natriumaufnahme pro Tag (das entspricht 7,5 bis 15 Gramm Kochsalz) besteht sogar das geringste Risiko für Herz-Kreislauf-Erkrankungen bzw. das Risiko, an diesen Krankheiten zu sterben, sowie die geringste Gesamtsterblichkeit.

Immer mehr Daten sprechen hingegen eindeutig dafür, dass moderates Salzen offensichtlich sinnvoller ist, als ganz auf strikte Salzarmut zu setzen. Salz ist wichtig, um den gesamten Wasserhaushalt in Balance zu halten, und als Signalstoff für die Nervenleitung essenziell. Vor allem ältere Menschen können in einen Natriummangel kommen, der gefürchtet und potenziell sehr gefährlich ist, da der gesamte Organismus aus dem Lot gerät.

Fisch und Fleisch guter Qualität, schonend zubereitet und nicht täglich verzehrt, sind der Gesundheit förderlich.

Fazit: Salz ist nur in zu großen Mengen und in schlechter Qualität tatsächlich ungesund. Jedoch gilt es, den hohen Salzanteil von bereits gewürzten Nahrungsmitteln zu berücksichtigen, beim Kochen allgemein weniger vorab zu salzen und stattdessen mit frischen oder getrockneten Kräutern würzen.

Wissenswertes zu Getreide

Getreide zählt zu den wichtigen Grundnahrungsmitteln weltweit. Je mehr vom Korn dabei verwendet wird, umso mehr Nährstoffe liefert es. Auszugsmehle, die man an den niedrigeren Typennummern erkennt, wie beispielsweise 405, 505 oder 630 werden nur aus Zellkernen gewonnen. Der mineralstoffreiche Rest mit gesunden ätherischen Ölen und wertvollen Fettsäuren wird nicht verarbeitet. Die Typennummern weisen den Mineralstoffgehalt in Milligramm je 100 Gramm Mehl aus. Vollkornmehle haben gar keine Typennummer, nur den Hinweis „Vollkorn", da ihr Mineralstoffgehalt sehr stark schwankt. Auszugsmehle haben den Vorteil, über ein Jahr haltbar zu sein, frisch gemahlenes Vollkornmehl wird bereits nach sechs Wochen ranzig. Am wertvollsten ist Vollkornmehl deswegen ganz frisch verarbeitet.

Allerdings ist das volle Korn, also Körner, die noch von der Kleie umgeben sind, im Vergleich zu den Zellkernen schwerer verdaulich, wenn es nicht vorher eingeweicht oder gekocht wird. Dabei werden beispielsweise Phytine abgebaut, Abwehrstoffe der Pflanze gegen Fressfeinde, was sie besser verdaulich macht.

Wissenswertes zu Fisch und Fleisch

Wie viel Fisch ist richtig, wie viel Fleisch ist richtig? Die Antworten auf diese Fragen, die jeder von uns bereits in seinem Leben gelesen hat, könnten wohl ganze Bücher füllen. Und konträrer können dabei die Antworten auf diese Fragen kaum ausfallen. Grund genug, einmal zu hinterfragen, wie es zu diesen unterschiedlichen Aussagen kommt, was eigentlich richtig ist und was davon Bestand hat.

Fisch

Wenn Sie ein Jodmangelland wie Deutschland nehmen und dort eine Untersuchung über das Fischessen machen, werden Sie bei einer Studie zu dem Ergebnis kommen, dass fetter, jodreicher Seefisch unter dem Aspekt des Jodmangels sehr gesund ist. Machen Sie eine Studie über die Belastung mit Schwermetallen, wie beispielsweise in gewissen küstennahen Weltregionen, oder über Antibiotika im Fisch aus nicht kontrollierten Fischfarmen, werden Sie vermutlich am Ende eine Warnung vor dem einen oder anderen Fisch erhalten. Im ersten Fall könnten Sie in der Zeitung in der verkürzten Form lesen, dass regelmäßiger Fischgenuss sehr gesund ist. Eine Woche später lesen Sie dann, dass vor übermäßigem und unkontrolliertem Fischverzehr gewarnt wird. So entstehen mit der Zeit viele Studien zu Detailfragen, die aber nie zusammengeführt werden können, weil die Ansätze zu unterschiedlich sind.

Beim Thema Fleisch verhält es sich im Übrigen nicht anders. Tatsächlich gibt es aber durchaus Aussagen, die von allgemeiner Aussagekraft sind: Fisch und Fleisch, in bester Qualität, kundig eingekauft, schonend zubereitet

und in einer begrenzten, also nicht täglich verzehrten Menge, ist für die Gesundheit sehr förderlich und empfehlenswert. Zudem bieten uns Fisch und Fleisch ein wirkliches Genusserlebnis und viel Abwechslung. Es gilt auch hier der Grundsatz: Die Dosis ist entscheidend.

Fisch ist eine hervorragende Eiweißquelle, aber auch Lieferant von Vitaminen, Spurenelementen und hochwertigen mehrfach ungesättigten Fettsäuren. Darüber hinaus ist Fischeiweiß sehr gut verdaulich für den Menschen, eine frische Qualität vorausgesetzt.

Beim Einkauf sind mehrere Faktoren besonders wichtig: Die Frische des Fischs, die Herkunft aus ökologischer oder regionaler Zucht oder auch Wildfang, sofern dieser nach den Regeln der Nachhaltigkeit betrieben wird. Heimische Süßwasserfische schneiden wegen kurzer Transporte, besonderer Frische und der Nachhaltigkeit durch Nachzucht in der Ökobilanz besonders gut ab. Salzwasserfische sind inzwischen oft durch Überfischung gefährdet und sollten dann besser nicht so oft auf dem Tisch landen, auch wenn sie geschmacklich oft hervorragend sind. Hier helfen auch die Bio- und Umweltsiegel von WWF, Fischerei MSC und Fischzucht ASC im Alltag weiter. Beim Einkauf gilt es, die Augen offenzuhalten und Fisch auch nicht länger als einen Tag im Kühlschrank (auf Eis) zu lagern.

Fleisch

Fleisch ist unser wichtigster Eisenlieferant, versorgt unseren Körper mit den lebenswichtigen B-Vitaminen und vor allem auch mit vielen Proteinen. Es leistet einen Beitrag zu unserer Gesundheit, vorausgesetzt, die Qualität und das gesunde Maß des Verzehrs stimmen. Grundsätzlich sollten Sie wissen, wo das Fleisch, das Sie verzehren, herkommt. Optimal ist es, Fleisch aus nachgewiesen biologischer Herkunft einzukaufen.

Fleisch sollte am besten zwei- oder dreimal in kleinen Portionen pro Woche auf den Teller kommen, möglichst schonend gegart, zum Beispiel durch Niedrigtemperaturgaren oder im Bratschlauch zubereitet. Kaufen Sie vorzugsweise Huhn, Pute, Kalbfleisch, Rindfleisch oder Wild. Geflügel wie Hühner- oder Putenfleisch muss dabei immer durchgegart sein. Kalbfleisch und Huhn sind nicht nur ernährungsphysiologisch wertvoll, sondern auch kalorienarm und aufgrund der Struktur des Eiweißes gut verdaulich. Achten Sie beim Kauf darauf, dass das Fleisch wenig sichtbares Fett enthält und sich dieses weiße Fett optisch deutlich vom Fleisch trennt.

Über den Umgang mit Kräutern

Es lohnt sich in vielerlei Hinsicht wirklich, sich dem Thema Kräuter und Wildkräuter einmal interessiert zu nähern. Kräuter sind nicht nur heilsam bei verschiedensten gesundheitlichen Beschwerden, sondern tragen richtig eingesetzt ganz wesentlich auch zum generellen Wohlbefinden bei. Sie enthalten unzählige Mikronährstoffe wie Vitamine, Spurenelemente sowie wertvolle ätherische Öle mit mehrfach ungesättigten Fettsäuren und wertvolle Antioxidanzien. Selbst sehr geringe Mengen an Kräutern können bereits ein Defizit eines essenziellen Nährstoffs ausgleichen und die Selbstheilungskräfte fördern.

Was die Wirkung angeht, sind ganz frisch geerntete und geschnittene Kräuter besonders wertvoll für unseren Körper. In Bioqualität sind sie noch empfehlenswerter, weil sie ohne Spritzgifte gezogen werden. Gefrorene Kräuter sind ebenfalls sehr gut verwertbar, getrocknete Kräuter verlieren aber bereits wichtige gesundheitsförderliche Substanzen. Nichtsdestotrotz sind viele getrocknete Kräuter äußerst aromatisch und aus dem modernen Alltag und aus der Gastronomie schwer wegzudenken.

Frisch geerntete Kräuter sollten nur kurz abgewaschen werden, trockengeschüttelt oder sanft trockengetupft, dann mit einem sehr scharfen Messer geschnitten und dann möglichst bald verzehrt werden, damit möglichst keine oder nur wenig ätherische Öle verloren gehen. Gefrorene und getrocknete Kräuter sind dagegen meist verzehrfertig vorbereitet.

Gewaschene Kräuter lassen sich auf vielfältige Weise konservieren. Sie können eingefroren, getrocknet, in Öl oder Essig konserviert oder mit konservierendem Salz gemischt und aufbewahrt werden.

Zum Trocken die Kräuter auf einem Backblech auslegen und bei 35 °C bei offener Ofentür schonend trocknen. Alternativ geht das auch draußen im trockenen Schatten luftig, als Strauß gebunden und kopfunter aufgehängt. Basilikum und Petersilie eignen sich nicht zum Trocknen, weil diese stark an Geschmack verlieren. Dafür sind Dill, Fenchel, Liebstöckel, Majoran, Minze, Oregano, Rosmarin, Thymian oder Zitronenmelisse sehr gut geeignet.

Gut einfrieren lassen sich Basilikum, Dill, Estragon, Fenchel, Koriander, Liebstöckel, Majoran, Minze, Oregano, Petersilie, Schnittlauch und Thymian.

Gleichermaßen konservierend ist das Einlegen. Dafür die frischen Kräuter mit einem hochwertigen Öl oder Essig bedecken. Bei Essig empfiehlt es sich, die Gläser anschließend zehn Tage in die Sonne zu stellen.

Auch Kräutersalze lassen sich einfach selbst herstellen. Die Kräuter dazu fein hacken und mit bestem Salz im Verhältnis eins zu vier (ein Teil Salz auf vier Teile Kräuter) vermischen. Die Energy Cuisine empfiehlt hochwertige Salze wegen des hohen Mineralgehaltes.

Sie werden sehen, dass dies wenig Aufwand, dafür aber viel Spaß und Muße bereitet und Ihrem Körper guttun wird. Gewöhnen Sie sich am besten an, bei jedem Essen und auch beim Trinken immer zu überlegen, welches frische Kraut passen würde, und fügen Sie es möglichst frisch hinzu.

Gemüse und Obst

Nicht die Optik zählt, vielmehr sollten Sie bei Gemüse und Obst den Inhaltsstoffen und der Herkunft Ihre Aufmerksamkeit widmen. Die makellose Pracht mancher bunter Gemüsestände ist nämlich dem massiven Einsatz von Pestiziden, übertriebenen Düngergaben und Reifebegasung nach der Ernte zu verdanken. Heimische, saisonale Obst

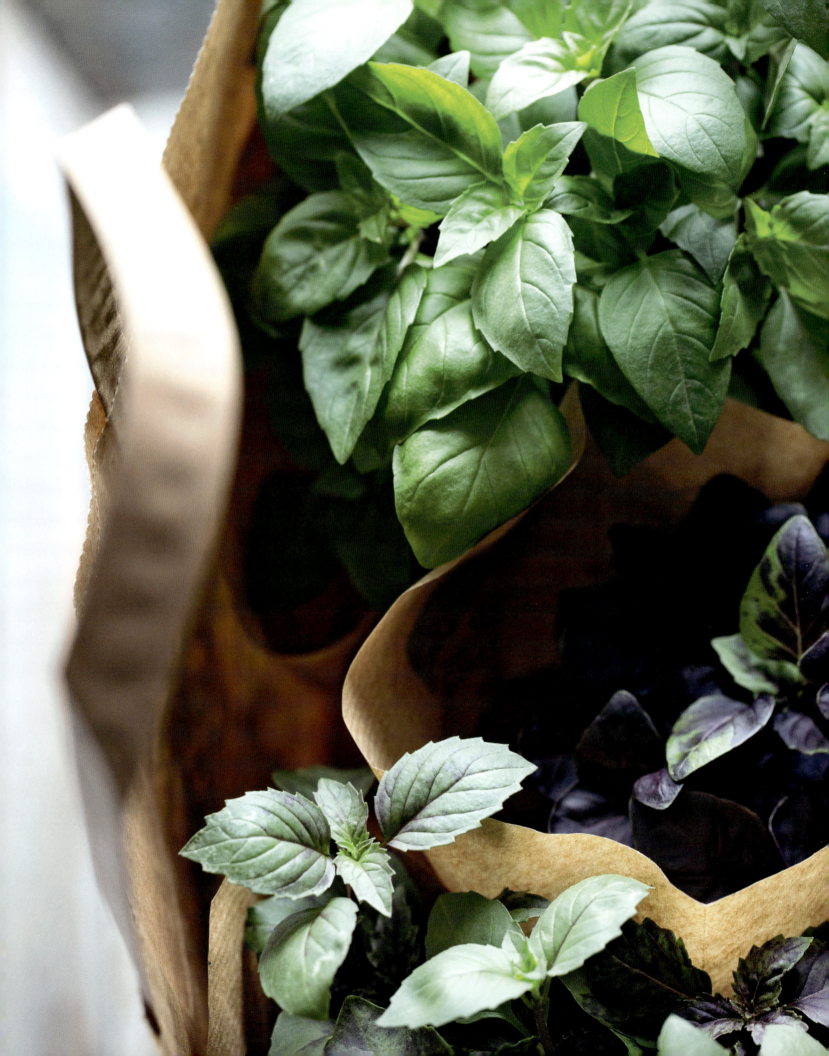

und Gemüsesorten aus bekannter Herkunft kommen ohne diese Einflüsse frisch und unverfälscht auf den Tisch. Sie wachsen idealerweise bis zur Genussreife mit viel Sonnenlicht und haben sehr kurze Wege von der Ernte auf den Teller, sodass noch fast das Maximum an Biovitalstoffen enthalten ist. Auch geschmacklich sind sie ihren schönen Pendants oft weit überlegen. Und so mancher heimische Apfel mit ein paar kleinen braunen Flecken ist um ein vielfaches aromatischer als die betörend schönen und immer gleich aussehenden Exoten oder Mainstreamsorten aus dem Obstregal im Supermarkt.

Suchen Sie sich am besten einen Gemüse- und Obsthändler Ihres Vertrauens, der Sie mit buntem Genuss in guter Qualität bedienen kann. In Regionen mit wenig Frischverkauf und langer Lagerzeit kann auch erntefrisch tiefgefrorenes Obst oder Gemüse eine Alternative sein.

Smoothies

Frische Smoothies aus Obst und aus Gemüse sind sehr en vogue. Achten Sie darauf, dass hier immer das ganze Fruchtfleisch verwendet wird, nicht nur die Säfte. Smoothies sind nämlich sehr nahrhaft und auch diese Kalorien zählen in der täglichen Bilanz mit. So sättigen sie dann auch und enthalten viel mehr nützliche Ballaststoffe und sekundäre Pflanzenstoffe. Geraten die Frucht- und Gemüsegetränke auf diese gesunde Weise zu dickflüssig, lassen sie sich sehr gut mit Wasser verdünnen.

Vor allem werden Smoothies nicht ausschließlich aus Obst empfohlen, da diese sehr zuckerhaltig sind. Trinken Sie diese sogenannten grünen Smoothies aus Obst und Gemüse unbedingt langsam und schluckweise. Denn bei aller Sympathie für das Thema Obst und Gemüse geht es auch hier um das gute Maß. Wird nämlich gegen die individuelle Verträglichkeit zu viel Obst und Gemüse verzehrt, vor allem Rohkost am Abend, und damit eine erhöhte Menge an schwer verdaulichen Ballaststoffen und Fruchtzucker aufgenommen, kann dies bekanntermaßen zu Verdauungsproblemen führen.

Vitamine und Mineralstoffe

Der moderne Lebenswandel verlangt viel von unserem Körper. Stress, Rauchen, Alkohol, Lärm, Abgase und Feinstaub sind für viele Menschen tägliche Begleiter in unseren urbanen Lebensräumen. Umso mehr bedarf es an Vital-, vor allem Mikronährstoffen aus Gemüse, Obst und Getreide. Mikronährstoffe liefern dem menschlichen Körper bei der Verdauung keine Energie, aber der Körper kann ohne sie die Makronährstoffe Protein, Fett und Kohlenhydrate nicht richtig verarbeiten. Viele Mikronährstoffe sind deswegen essenziell, das heißt, sie sind lebenswichtig, aber der Körper kann sie nicht selbst, zum Beispiel aus anderen Stoffen, herstellen. Zu den Mikronährstoffen zählen die Vitamine A, B, C, D, E und K, Mineralstoffe wie Kalzium, Kalium und Magnesium, Spurenelemente wie Eisen, Zink, Selen und Mangan, sekundäre Pflanzenstoffe wie Carotinoide und Flavonoide, essenzielle Fettsäuren und Aminosäuren. Einzelne Nährstoffe wie beispielsweise Vitamin B_{12} können viele Monate gespeichert werden, andere müssen beinahe täglich zugeführt werden.

Die makellose Pracht mancher bunter Gemüsestände ist Pestiziden, übertriebenen Düngergaben und Reifebegasung zu verdanken.

Wachstum, Zellerneuerung oder Energieproduktion könnten ohne Mikronährstoffe nicht oder nur eingeschränkt stattfinden. Bereits das Fehlen oder die Unterversorgung mit einem einzigen essenziellen Mikronährstoff bringt den Körper aus dem Gleichgewicht. Dies gilt umso mehr, wenn man einen erhöhten Bedarf durch Krankheit oder besondere Belastung hat. Wissenschaftlich ist zu diesem Thema längst nicht alles erforscht, aber

Bereits kleine Mengen an frischen Kräutern können ein vorhandenes Nährstoff-Defizit ausgleichen.

es scheint doch möglich, eine gute Versorgung durch bewusste, abwechslungsreiche Ernährung zu erreichen.

Eine Überdosierung ist bei einer ausgewogenen Ernährung durch die Nahrung nahezu unmöglich. Bei der unkontrollierten Einnahme von Vitamintabletten und anderen Nahrungsergänzungsmitteln besteht im Gegensatz dazu potenziell die Gefahr einer Überversorgung mit einzelnen Mikronährstoffen, was beispielsweise bei den Vitaminen A oder D auch Schäden nach sich ziehen kann. Daher gehört eine Nahrungsergänzung in die Hände eines erfahrenen Arztes.

Wer aber ausreichend und aus guten biologischen Quellen Vollkorn, Gemüse, Obst, Salate, Hülsenfrüchte, Getreide, hochwertige Öle, Nüsse, Samen, Keimlinge, Gewürze und Kräuter zu sich nimmt und gemäßigt Milchprodukte, Eier, Fleisch und Fisch verzehrt, braucht sich um eine gute Basisversorgung keine Sorgen zu machen. Im Einzelfall und bei höherem Bedarf ist durch einen erfahrenen Arzt der Bedarf an Mikronährstoffen zu analysieren und entsprechende Maßnahmen durchaus zu empfehlen.

Eine Ausnahme ist das Beispiel Vitamin D. Hier zeigen sich die Grenzen der adäquaten Versorgung durch die Ernährung allein, daher ist dieser Fall gesondert zu betrachten und eine tägliche Substitution in moderater Dosis ohne Gefahr der Überdosierung empfohlen. Da die Aufnahme von Vitamin D die Anwesenheit von Fett erfordert, sind Präparate mit Ölen besonders sinnvoll.

Die Energy Cuisine und die Rezepte in diesem Buch sind darauf ausgerichtet, alle wichtigen Nährstoffe zu liefern, wenn man ein großes Spektrum aus der Rezeptauswahl nutzt und abwechslungsreich daraus isst.

Beim Dämpfen von Gemüse bleiben gesunde Mikronährstoffe und der Geschmack optimal erhalten.

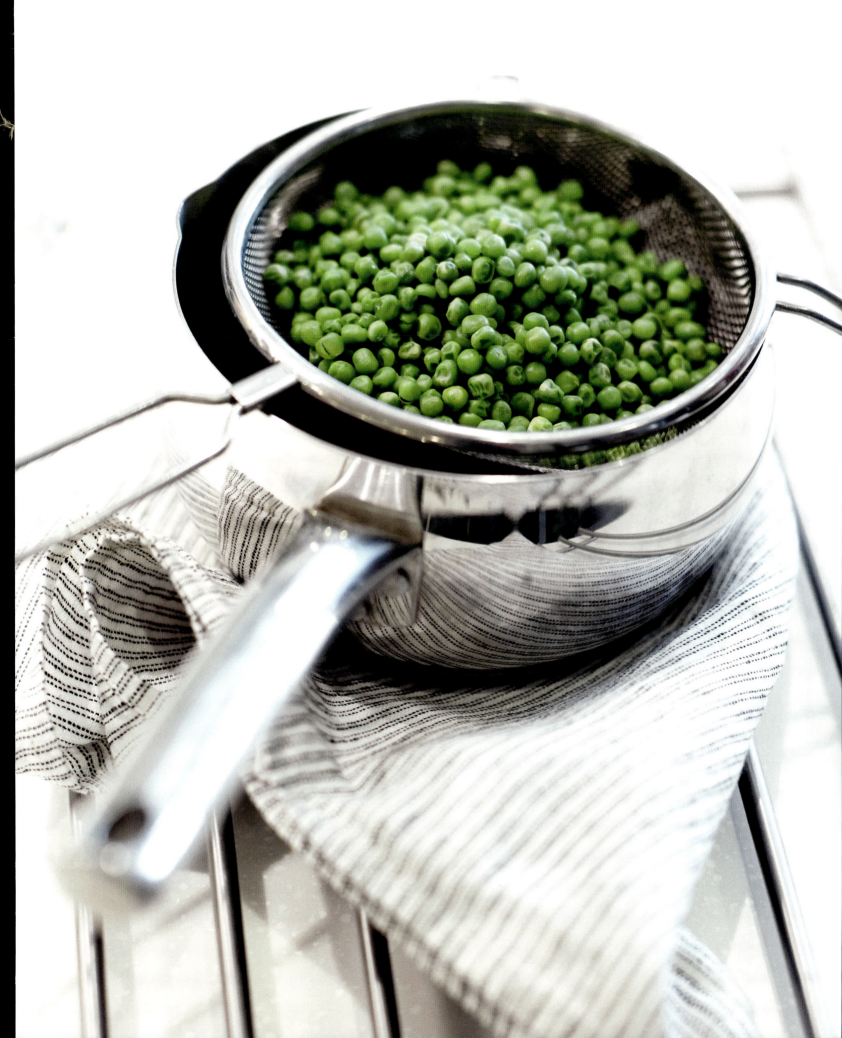

So stellen Sie Ihre Ernährung und Ihren Haushalt um

Einkaufen ist für manche eine Qual, gerade unter Zeitdruck. Es kann aber auch zum Vergnügen werden, das ist eine Frage der persönlichen Einstellung. Seien Sie neugierig beim Einkaufen, lassen Sie sich beraten, lesen Sie Etiketten und verzichten Sie einfach auf Bequemlichkeitsprodukte. Tatsächlich bedarf es einer kurzen Umgewöhnung bei den Einkaufsgewohnheiten, die sich aber lohnt.

Beginnen Sie, möglichst vieles selbst frisch herzustellen. Selbst gemachte Soßen und Dressings zum Beispiel, ganz einfach aus besten Ölen und frischen Kräutern hergestellt, sind wertvolle, wohlschmeckende Energiequellen. Als Gegenpol zu Konservierungsstoffen, Geschmacksverstärkern, Säureregulatoren, Emulgatoren und minderwertigen, nährstoffarmen Ölen empfiehlt es sich, ein paar haltbare hochwertige Öle, Gewürze, frische Kräuter (optional auch Tiefkühlkräuter) Vollkornprodukte und Grundnahrungsmittel einzusetzen, immer mit dem Blick auf die bestmögliche Qualität für den Körper.

Versuchen Sie dann, täglich die folgenden Tipps zu beachten. Beste Qualität von Lebensmitteln, optimale Zubereitung und maximaler Genuss sind das Ziel!

Beim Einkaufen

- Kaufen Sie möglichst oft Frisches als Ergänzung zu Lebensmitteln vom Bauern- oder Wochenmarkt wie Gemüse, Obst und Salate, frische Kräuter.
- Kaufen Sie bevorzugt regionale, frische Zutaten, die reif geerntet wurden, wann immer es möglich ist. Importierte Ware hat oft wochenlange Reisen hinter sich und dabei viele Vitamine und Nährstoffe eingebüßt. Achten Sie sorgfältig auf die Qualität der Produkte und die Herkunft, waschen Sie die Produkte gründlich vor dem Verzehr. Qualitativ gute Produkte sind weniger mit Spritzmitteln und Pestiziden belastet, daher ist die sorgfältige Reinigung besonders für Lebensmittel, deren Schalen mitverzehrt werden, empfohlen. Tiefkühlkost ist eine Alternative für Menschen mit wenig Zeit.

- Fleisch, Milchprodukte und Eier am besten aus Bio-Landwirtschaft wählen.
- Frischer Fisch hat klare Augen, rote Kiemen, festsitzende Schuppen und ist elastisch (siehe Tabelle Seite 169). Auch ihre Fütterung ist entscheidend.
- Nach dem Einkauf auf den richtigen und vor allem temperaturgerechten Transport (vor allem von Fisch und Fleisch) und die Lagerung im Kühlschrank achten.
- Hochwertige Vollkornprodukte sind Produkten aus Auszugsmehlen vorzuziehen, denn sie sättigen besser und verhindern Heißhungerattacken.
- Bio-Tees und Wasser sollten gesüßte Getränke und Limonaden ersetzen.
- Smoothies sollten aus frischen, regionalen und saisonalen Früchten und Gemüse und erst kurz vor dem Genuss zubereitet werden. Dabei ganze Früchte verwenden, nicht nur den Saft!
- Produkte wie Öle, Essig, Nüsse, Samen, solche aus Getreide, Schokolade, Käse, Sahne, Milch, Milchersatzprodukte wie Reismilch oder Mandelmilch am besten im gut sortierten Fachhandel in frischer

Qualität kaufen (Bioläden, Reformhäuser oder Super-
märkte) mit gutem Warenabsatz, also kurze Lagerzeit
vorausgesetzt.

- Salate, Kräuter und Gewürze bekommen Sie heute oft
auch in Bio-Qualität.

Bei der Zubereitung

- Verwenden Sie hochwertige beschichtete Pfannen, um
weniger Fett zum Braten zu benötigen. Achten Sie auf
unbeschädigte Beschichtungen aus Teflon, Titan oder
Keramik.
- Verwenden Sie nur beste Öle. Öle, die reich an ungesättig-
ten Fettsäuren sind, sollten kalt gepresst und unter
Ausschluss von Licht, Hitze und Sauerstoff hergestellt
sein und nur kalt verzehrt werden. Hochwertig kalt
gepresste Öle sollten Sie nicht zum Erhitzen verwenden,
sondern nur für kalte Speisen, Salate, Soßen und zum
Anreichern von gekochten Speisen.
- Öle mit hohem Rauchpunkt eignen sich dagegen zum
Kochen, Braten und Backen. Olivenöl ist bis zu einer
Temperatur von nur etwa 180 °C unbedenklich erhitzbar.
Zum scharfen Anbraten bei höherem Rauchpunkt sind
beispielsweise Kokosfette oder bedingt auch Rapsöle gut
geeignet.
- Sensible Omega-3-reiche Öle wie Leinöl sollten bevorzugt
im Kühlschrank gelagert werden.
- Getreide verliert nach dem Mahlen an Qualität, vor
allem auch an den gesunden ätherischen Ölen. Für
Vollwertrezepte ist eine Getreidemühle ein nützlicher
Alltagshelfer. Für viele Küchenmaschinen gibt es
Mahl-Aufsätze.

- Frische Kräuter immer erst am Ende der Zubereitung
zugeben, getrocknete Kräuter werden mitgekocht.
- Mit bestem Öl und Meersalz gemischt, halten frische
Kräuter einige Tage im Kühlschrank (in Alufolie ein-
schlagen und im Gemüsefach aufbewahren).
- Als Hauptgetränke eignet sich Tee oder ein Krug
mit gutem Leitungswasser, das mit ganzen Stängeln
von Zitronenmelisse oder Minze oder mit zwei bis
drei Orangen- oder Zitronenscheiben aromatisiert
werden kann.
- Dampfgarer oder Dünstsiebe helfen, die wertvollen
Inhaltsstoffe vor allem von Gemüse schonend zu
erhitzen und weitgehend zu erhalten. Zudem behält
Gemüse den Geschmack und auch die Farbe.

*Das Einkaufen kann auch zum
Vergnügen werden, das ist eine
Frage der persönlichen Einstellung.*

- Wenn Sie Essen aufwärmen wollen, machen Sie das am
besten ebenfalls im Dampfgarer.
- Binden Sie Suppen und Soßen nicht immer mit Sahne
oder Mehl. Gute Bindemittel können auch wertvolle Öle
sein, aber auch Kartoffeln oder püriertes Vollkornbrot.
- Frische Gewürze, am besten direkt aus dem eigenen
Garten oder vom Balkon, geben Geschmack und sparen

Salz. Für den eigenen Garten oder Balkon lohnt es sich, Bio-Pflanzen für den Verzehr zu kaufen. Um möglichst wenig ätherische Öle beim Schneiden zu verlieren, lohnt sich der Einsatz eines wirklich scharfen Messers, am besten eines Porzellanmessers.

- Süßen sollten Sie nur möglichst wenig, denn auch Honig, Ahornsirup oder Agavensirup sind zuckerlastig. Agavensirup sollte wegen des hohen Fruchtzucker-gehaltes besonders sparsam verwendet werden.

Beim Essen

- Das tägliche gemeinsame Essen am Tisch gehört zu den wichtigsten Ritualen des Menschen. Leider reduzieren sich diese Rituale aufgrund der stark veränderten Lebensbedingungen immer mehr auf das Wochenende oder das Abendessen. Dabei bergen gemeinsame Mahlzeiten eine Menge Vorteile: Neben der sozialen Komponente fördern sie einen bewussteren Umgang mit Nahrungsmitteln, sorgen für mehr Spaß am Essen und beugen bei Kindern und Jugendlichen Übergewicht und Verhaltensstörungen vor.
- Gutes Kauen hilft, die Essenz und die besten Nährstoffe aus den Lebensmitteln zu extrahieren, denn die Verdau-ung beginnt bereits im Mund. „Gut gekaut ist halb verdaut!" (siehe auch Seite 45).

Unterwegs

Es ist gar nicht so einfach, sich unterwegs hochwertig zu ernähren. Am besten schauen Sie sich bereits vorher nach guten Restaurants an der Strecke um. Ausgewiesene Bio-Restaurants und Saftbars mit grünen Smoothies sind oft eine gute Möglichkeit, da sie in der Regel sehr hochwertige und frische Zutaten verarbeiten. Vollwertbäckereien, Reformhäuser und Bioläden bieten ebenfalls Snacks an, die für unterwegs dann geeignet sind, wenn sie mit Bedacht ausgewählt werden, das heißt, auf die Kohlenhydrat- bzw. Zuckerbilanz sollte insgesamt geachtet werden. Und wenn alle Stricke reißen, ist es auch nicht so schlimm, einfach mal fünf gerade sein zu lassen. Am Schluss zählt nur die Gesamtbilanz, nicht die einzelne Mahlzeit. Und bevor die gesunde neue Lebensweise in permanenten Überlebens-stress ausartet oder bei Einladungen zum Dauerthema wird, ist es besser, entspannt zu bleiben, und sich dann am nächsten Tag wieder auf die selbst gewählten Qualitätsan-sprüche und den gesunden Genuss zu besinnen.

Einkaufen sollte mit Augen, Nase und Händen stattfinden. Achten Sie möglichst immer auf kontrollierten Anbau.

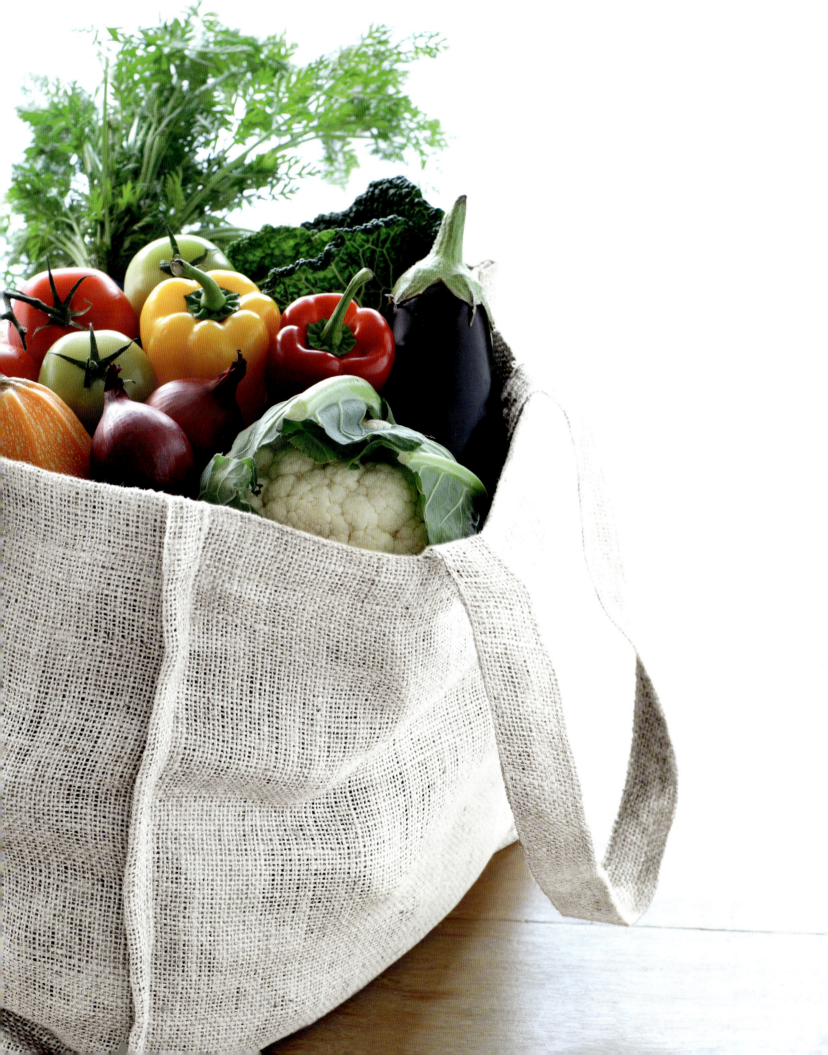

Index

Impressum

Originalausgabe Becker Joest Volk Verlag GmbH & Co. KG
Bahnhofsallee 5, 40721 Hilden, Deutschland
© 2015 – alle Rechte vorbehalten
3. Auflage April 2016
ISBN 978-3-95453-092-2

Herausgeber: Dr. Christian Harisch
Texte: Dr. med. Anne Fleck, Ralf Joest
Rezepte: Claus Jenewein, Karsten Wolf
Food-Fotos: Hubertus Schüler
Food-Styling: Stefan Mungenast
Projektleitung: Johanna Hänichen
Projektmanagement: Katerina Stegemann
Layout: Dipl.-Des. Katharina Staal
Buchsatz: Johannes Steil, Dipl.-Des. Anne Krause
Illustrationen: Dipl.-Des. Melanie C. Müller-Illigen
Bildbearbeitung und Lithografie:
Ellen Schlüter und Makro Chroma Joest & Volk OHG,
Werbeagentur
Lektorat: Bettina Snowdon
Druck: Firmengruppe Appl, aprinta druck GmbH

Der Becker Joest Volk Verlag dankt der Firma Dibbern für die Unterstützung bei der Porzellanausstattung. Vielen Dank auch für die freundliche Bereitstellung des Bestecks durch die Firma Robbe & Berking Silbermanufaktur.

Bildcredits Alexander Haiden S. 16–17 gettyimages/Burke/Triolo Productions S. 27 gettyimages/Harrison Eastwood S. 259 getty-images/Chris Gramly S. 137 gettyimages/Jan Greune/LOOK-foto S. 46 gettyimages/VisualCommunications S. 28 Rolf Kaul S. 9 (rechts); S. 10, Nr.: 2, 3, 7, 9, 12, 16, 17, 18; S. 11, Nr.: 2, 3, 9, 10 Det Kempke S. 4; U4: Portrait von Dr. Christian Harisch Günter Kresser S. 9 (links); S. 10, Nr.: 4, 8, 10, 13, 14, 15; S. 11: Nr.: 1, 4, 5, 6, 7, 8, 14, 16, 17, 22 Lanserhof S. 11, Nr.: 2 Laurence Mouton/ZenShui/Corbis S. 34 Sebastian Schmidt S. 8; S. 10, Nr.: 1, 5, 6, 11; S. 11, Nr.: 11, 12, 13, 15, 18, 19, 21, 23, 24, 25; U4: Portrait von Dr. med. Anne Fleck StockFood/Klaus Arras S. 23 StockFood/Jean-Paul Chassenet S. 247 StockFood/PhotoCuisine/Jean-Claude Amiel S. 255 StockFood/Maskot Bildbyra AB S. 252

* Die Bilder auf den Seiten 10 und 11 sind in folgender Reihenfolge gelistet und durchnummeriert: von oben links nach unten rechts

**BECKER
JOEST
VOLK
VERLAG**

www.bjvv.de

Dank

Über 70 Ärzte, Köche, Therapeuten, Ökotrophologen und Sportwissenschaftler haben in den letzten 30 Jahren an der Weiterentwicklung des LANS Med Concepts und damit an der LANS Energy Cuisine mitgearbeitet. Ihnen allen, sowie den Gästen, die uns über die vielen Jahre begleitet haben, ein herzliches Danke!

Auf hervorragende Weise wurden Erkenntnisse des LANS Med Concepts von unserer Chefärztin des LANS Medicum in Hamburg, **Dr. med. Anne Fleck,** dargestellt und durch ihre herausragenden Kenntnisse zum neuesten Stand der Wissenschaft ergänzt. Das LANS Med Concept wird vor Ort gelebt, durch alle Mitarbeiter, die dieses Konzept an verschiedenen Standorten unterstützen:

Allen voran **Dr. Elke Benedetto-Reisch** (Lanserhof Tegernsee) mit **Dr. Jan Stritzke, Dr. Georg Kettenhuber** (Lanserhof Lans) mit **Dr. Katharina Sandtner** sowie **Dr. Philip Catalá-Lehnen** (LANS Medicum Hamburg). **Ken Berger** (Lanserhof Lans) möchte ich für seine wertvolle Mitarbeit bei der Nährwertberechnung danken.

Großartige Arbeit bei der Kreation der Rezepte leistete **Claus Jenewein,** der seit vielen Jahren einer unserer erfahrensten Mayr-Köche am Lanserhof in Lans ist. Weitere Impulse und Rezepte kamen von seinem Kollegen **Karsten Wolf,** dem Küchenchef des Lanserhof Tegernsee. Unterstützt wurde dies durch **Manfred Hormann,** unserem Chefkoch der ersten Stunde und Mitbegründer der LANS Energy Cuisine. Ihnen allen möchte ich von Herzen danken.

Um so viele herausragende Persönlichkeiten intern zu koordinieren und auch ein stückweit zu orchestrieren ist ein exzellentes Projektmanagement unverzichtbar, wofür ich mich bei **Nils Behrens** bedanken möchte, der dabei von **John Daehn, Johanna Hänichen, Katerina Stegemann** und **Bernhard Wimmer** viel Unterstützung erhielt.

Ein großer Dank geht auch an das Team des Becker Joest Volk Verlags, insbesondere **Ralf Joest,** der diesem Buch entscheidende Inspiration mitgegeben hat und zeitweise Tag und Nacht die Texte redigierte. Abschließend bedanke ich mich bei **Katharina Staal, Anne Krause, Justyna Krzyżanowska** und **Ellen Schlüter** für die schöne Optik, bei **Bettina Snowdon** für das sorgfältige Lektorat sowie bei **Hubertus Schüler** für die hervorragenden Rezeptfotos.

Dr. Christian Harisch